Onder redactie van:
N. de Haan
M. Spelt
R. Göbel

Leerboek obstetrie en gynaecologie verpleegkunde, voortplantingsgeneeskunde

De redactie van de boekenreeks *Leerboek obstetrie en gynaecologie verpleegkunde*:

Rob Göbel
O&G verpleegkundige, Kwaliteit en Onderwijs, OLVG, Amsterdam.
Docent en projectleider Vrouw & Zorg, Amsterdam.

Nicolette de Haan
Verpleegkundig hoofd IVF Centrum, Vrije Universiteit Medisch Centrum, Amsterdam.

Metty Spelt
Stafmedewerker zorg, divisie Perinatologie en Gynaecologie, Universitair Medisch Centrum, Utrecht.

Onder redactie van:
N. de Haan
M. Spelt
R. Göbel

Leerboek obstetrie en gynaecologie verpleegkunde, voortplantingsgeneeskunde

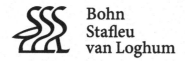

Bohn
Stafleu
van Loghum

Houten, 2016

Eerste druk, Elsevier gezondheidszorg, Maarssen 2006
Tweede, (ongewijzigde) druk, Bohn Stafleu van Loghum, Houten 2016

ISBN 978-90-368-1297-9   ISBN 978-90-368-1298-6 (eBook)
DOI 10.1007/978-90-368-1298-6

NUR 897
Omslagontwerp: Cube Vormgeving & Communicatie, Enschede.

Bohn Stafleu van Loghum
Het Spoor 2
Postbus 246
3990 GA Houten

www.bsl.nl

Redactie en auteurs

Redactie

R. Göbel (coördinator), O&G verpleegkundige Kwaliteit en Onderwijs OLVG te Amsterdam; docent en projectleider Vrouw & Zorg Amsterdam
Vrouw & Zorg, Amsterdam

mw. N. de Haan, Hoofd Zorgeenheid IVF Centrum
Vrije Universiteit Medisch Centrum, Amsterdam

mw. M. Spelt Ma ANP, stafmedewerker zorg, divisie Perinatologie en Gynaecologie
Universitair Medisch Centrum, Utrecht

Auteurs

mw. L. Blonk Ma ANP, nurse practitioner IVF, Afdeling Verloskunde en Gynaecologie
Universitair Medisch Centrum St Radboud, Nijmegen

mw. M. van den Boogaard, verpleegkundige Afdeling Voortplanting en Gynaecologie
Universitair Medisch Centrum, Utrecht

dr. F.J. Broekmans, gynaecoloog Afdeling Voortplanting en Gynaecologie
Universitair Medisch Centrum, Utrecht

drs. F. Derks, vakdocent en trainer ethiek
Amstel Academie Vrije Universiteit Medisch Centrum, Amsterdam

dr. W. Gianotten, medisch seksuoloog
Universitair Medisch Centrum, Utrecht

dr. P.M.M. Kastrop, embryoloog Afdeling Voortplanting en Gynaecologie
Universitair Medisch Centrum, Utrecht

drs. M. Kortman, gynaecoloog Afdeling Voortplanting en Gynaecologie
Universitair Medisch Centrum, Utrecht

mw. M. Kosterman, fertiliteit/researchverpleegkundige, afdeling Voortplanting en Gynaecologie
Universitair Medisch Centrum, Utrecht

dr. J.A.M. Kremer, gynaecoloog, universitair hoofddocent Fertiliteitsgeneeskunde FertEndo, Afdeling Verloskunde en Gynaecologie
Universitair Medisch Centrum St Radboud, Nijmegen

mw. drs. F. Prak, IVF-arts, Afdeling Voortplanting en Gynaecologie
Universitair Medisch Centrum, Utrecht

mw. A. Schade, verpleegkundige/seksuoloog
Universitair Medisch Centrum, Utrecht

dr. R. Schats, hoofd IVF Centrum
Vrije Universiteit Medisch Centrum, Amsterdam

mw. R. Verweij, verpleegkundige Afdeling Voortplanting en Gynaecologie
Universitair Medisch Centrum, Utrecht

dr. S. Weima, embryoloog Afdeling Voortplanting en Gynaecologie
Universitair Medisch Centrum, Utrecht

Voorwoord

De verpleegkundige Obstetrie & Gynaecologie (O&G) heeft zich in de laatste tien jaar verder ontwikkeld tot een belangrijke 'speler' binnen de zorg aan vrouwen met gezondheidsproblemen, gerelateerd aan de verloskunde, gynaecologie en voortplantingsgeneeskunde.

Naast deze positionering is er ook een ontwikkeling binnen het vakgebied waarin men ziet dat de verpleegkundige zorgverlening zich steeds vaker uitstrekt over meerdere settings (klinisch, poliklinisch, transmuraal en extramuraal). De O&G-verpleegkundige werkt hierdoor tegenwoordig in (multidisciplinair) teamverband maar ook solistisch.

Zowel de specifieke zorgproblemen als de rol van coördinator van zorg en die van 'klankbord' voor artsen en verloskundigen maken het noodzakelijk voor de O&G-verpleegkundige een beroep te doen op specifieke kennis en vaardigheden.

De Beroepsvereniging voor O&G verpleegkundigen (BOG) heeft in het Beroeps-deelprofiel O&G-verpleegkundige (2005) helder uiteengezet over welke competenties de O&G-verpleegkundige moet beschikken om het beroep adequaat uit te oefenen. Het document is een belangrijk uitgangspunt voor het opstellen van onderwijs en heeft ook een belangrijke rol gespeeld in de onderwerpkeuzes van dit leerboek.

Met dit leerboek wil de redactie een bijdrage leveren aan de kwaliteit van de Verpleegkundige Vervolgopleiding O&G verpleegkunde en een naslagwerk bieden, dat toegankelijk is voor verpleegkundigen werkzaam binnen het vakgebied. De opzet van het boek en verdieping van de kennis maken het leerboek ook geschikt voor gebruik op het niveau van (post) hbo-verpleegkunde.

Het leerboek behandelt specifieke kennis, gerelateerd aan de obstetrie, gynaecologie, neonatologie en voortplantingsgeneeskunde.

De diverse onderwerpen zijn voor zover mogelijk geïntegreerd uitgewerkt. Dit houdt in dat (patho-) fysiologie, noodzakelijke medische achtergronden en specifieke verpleegkundige aspecten binnen de diverse hoofdstukken zo veel mogelijk naast elkaar worden behandeld. Binnen de uitwerking van de hoofdstukken hebben auteurs – waar mogelijk – specifiek aandacht gegeven aan de verstoring van de specifieke, vitale functies in relatie tot de gezondheidsproblematiek. Dit leerboek kan hierdoor een bijdrage leveren aan het analyseren van gezondheidsproblemen en het leggen van verbanden tussen observatie en (pre) diagnose. De O&G-verpleegkundige kan hierdoor haar kennis op de juiste wijze inzetten om te komen tot de specifieke verpleegkundige diagnoses, interventies en evaluaties.

De betrokkenheid van auteurs en redactie bij de beroepsuitoefening van de O&G-verpleegkunde draagt ertoe bij dat de onderwerpen zich steeds richten op de voor de O&G-verpleegkundige noodzakelijke vakkennis.

Rob Göbel
O&G-verpleegkundige en docent
Redactiecoördinator

Opmerkingen:

Daar waar zorgvrager en/of patiënt wordt genoemd, betreft het – indien van toepassing – tevens haar sociale context.

Er is in deze uitgave gekozen voor de vrouwelijke vorm voor de O&G-verpleegkundige. Daar waar 'zij' staat kan ook 'hij' gelezen worden.

Inhoud

3 Laboratoriumaspecten van mannelijke infertiliteit
P.M.M. Kastrop

4 Embryologie
S. Weima

5 Intra-uteriene inseminatie
M. Kosterman

6 In-vitrofertilisatie en intracytoplasmatische sperma-injectie
L. Blonk en J.A.M. Kremer

7   Het ovarieel hyperstimulatiesyndroom
           R. Schats

8   Eiceldonatie
           M. Kortman

9 Kunstmatige inseminatie met donorzaad
F. Prak

10 De beleving van ongewenste kinderloosheid
M. van den Boogaard

11 Seksuele aspecten bij fertiliteitsproblemen
W. Gianotten en A. Schade

Inleiding

Voortplantingsgeneeskunde is binnen de specialismen Obstetrie & Gynaecologie een snelgroeiend (deel)specialisme. Maatschappelijke ontwikkelingen en toegenomen behandelmogelijkheden hebben er onder andere toe geleidt dat de omvang van de zorg gegroeid is en ook blijft toenemen. De zorgvraag verandert niet alleen kwantitatief maar ook kwalitatief. Patiënten zijn steeds beter geïnformeerd en stellen hogere eisen aan de geboden zorg. Bij zowel patiënten als verpleegkundigen is er een toenemend besef voor kwaliteit van zorg binnen de voortplantingsgeneeskunde.

Zorgvragers met aandoeningen op het gebied van de voortplanting hebben specifieke vragen. Uitersten in emotionele ervaringen en morele aspecten die deze zorg typeren, spelen een belangrijke rol. Zij vragen intense begeleiding en ondersteuning. De zorg vergt specifieke deskundigheid in de vorm van kennis, vaardigheden en attitude van verpleegkundigen.

Daarnaast is een belangrijke ontwikkeling dat in toenemende mate taken tussen artsen en verpleegkundigen worden verschoven. Hoge werkdruk, schaarste en brede inzetbaarheid van gynaecologen en IVF-artsen zijn daar een oorzaak van. Dit vraagt specifieke competenties van verpleegkundigen. De Beroepsvereniging voor O&G verpleegkundigen (BOG) en de beroepsvereniging voor gynaecologen (NVOG) hebben recentelijk het functieprofiel 'verpleegkundige voortplantingsgeneeskunde' ontwikkeld. Het functieprofiel geeft een expliciete beschrijving van de beroepsuitoefening van de verpleegkundige voortplantingsgeneeskunde. In de nabije toekomst dienen de beschreven competenties uit het functieprofiel aan te sluiten bij het curriculum van de specialistische vervolgopleiding Obstetrie en Gynaecologie. Geconcludeerd kan worden dat de verpleegkundige beroepsuitoefening binnen de voortplantingsgeneeskunde mee beweegt met de dynamiek van de hedendaagse gezondheidszorg.

Dit leerboek is een startpunt om te bouwen aan kennis en vaardigheden binnen het specialisme voortplantingsgeneeskunde. Veel professionals werkzaam binnen het specialisme hebben een bijdrage geleverd aan de totstandkoming van dit leerboek.

De doelstelling van het boek is een verdieping te bieden en de gebruikers te leren verbanden te kunnen leggen tussen diagnose, behandeling en de daarbij behorende consequenties voor de zorgvrager op alle aspecten van de voortplanting.

De redactie en de auteurs hebben met veel inspanning maar ook met veel plezier gewerkt aan de totstandkoming van dit leerboek, dat een belangrijke bijdrage moet leveren aan de deskundigheids- en kwaliteitsbevordering van verpleegkundigen, werkzaam binnen de voortplantingsgeneeskunde. Dit leerboek kan tevens een belangrijke bijdrage leveren aan de verdere professionalisering.

De redactie realiseert zich dat dit leerboek uitsluitend een succes kan zijn wanneer de gebruikers haar voorzien van kritische opmerkingen en suggesties ter verbetering.

Zomer 2006
Nicolette de Haan
Metty Spelt

1 Het oriënterend fertiliteitsonderzoek: onderzoek bij het (echt)paar met ongewenste kinderloosheid

F.J. Broekmans

1.1 Inleiding

OFO is de afkorting van oriënterend fertiliteitsonderzoek. OFO is een basison-derzoek dat uit verschillende onderzoeken bestaat met als doel het opsporen van stoornissen die het ontstaan van een zwangerschap in de weg kunnen staan. Het OFO kan plaatsvinden wanneer geen zwangerschap is ontstaan binnen één jaar onbeschermd seksueel contact. Bij het OFO wordt stap voor stap een aantal mogelijke oorzaken van het uitblijven van een zwangerschap onderzocht, zoals onder andere de eigenschappen van het sperma, de aanwezigheid van een ei-sprong, de eigenschappen van het slijm van de baarmoederhals en de doorgan-kelijkheid van de eileiders (NVOG-richtlijn OFO).

> Een paar, vrouw 30 en man 33 jaar, bezoekt de huisarts omdat het nu zo'n twee jaar zonder resultaat probeert om zwanger te worden. De vrouw maakt zich zorgen en vraagt zich af waarom het niet lukt en of ze wellicht onvrucht-baar is.

1.2 Wat is onvruchtbaarheid en wat kunnen de oorzaken zijn

Onvruchtbaarheid (infertiliteit) wordt beschouwd als een situatie waarin de kans op zwangerschap ondanks regelmatige coïtus *vrijwel* nihil is. De oorzaken hier-van kunnen zijn afgesloten eileiders, het ontbreken van een normale menstruele cyclus (oligomenorroe of amenorroe), of het geheel of bijna geheel afwezig zijn van zaadcellen in het semen (azoöspermie of extreme oligospermie) (zie tabel 1.1). Daarnaast kan een paar ook verminderd vruchtbaar zijn (subfertiliteit). Dit houdt in dat de zwangerschap uitblijft, terwijl een duidelijke oorzaak niet kan worden vastgesteld. Hooguit kunnen factoren worden gevonden die de kans op zwangerschap ongunstig beïnvloeden (zie tabel 1.1).

Indien een paar na een jaar onbeschermde coïtus niet zwanger is geworden, blijkt de kans dat er onvruchtbaarheid bestaat ongeveer 25% te bedragen, terwijl in de overige 75% sprake is van verminderde vruchtbaarheid.

Rond de 20% van de paren in Nederland bezoekt in hun 'vruchtbare' jaren de huisarts omdat zij pogingen om zwanger te worden niet met succes bekroond zien. Een op de zes van die paren wordt uiteindelijk doorverwezen naar een spe-cialist (dit is dus 3-4% van het totaal).

Tabel 1.1 Oorzaken van fertiliteitsstoornissen

Infertiliteit (20-30%)
- Tubapathologie
- Cyclusstoornis
- Azoöspermie/ernstige semenafwijking

Subfertiliteit (70-80%)
- Milde of matige semenafwijking
- Ovariële veroudering (leeftijd vrouw)
- Gestoorde slijm/semeninteractie
- Onbegrepen
- Milde/matige endometriose
- Lage frequentie coïtus/verkeerde timing
- Afwijkingen uterus
  - Uterusanomalie
  - Leiomyomen
  - Syndroom van Asherman

1.3 Wat is de betekenis van het onderscheid tussen infertiliteit en subfertiliteit

Bij paren met een kinderwens zal de kans dat zich na een jaar onbeschermde coïtus een zwangerschap heeft ontwikkeld, ongeveer 85% bedragen. Als de niet-zwangere paren een kans van 25% hebben op een afwijking die de kans op spontane zwangerschap reduceert tot ongeveer nul (*onvruchtbaarheid*), dan is dit een rechtvaardiging om een oriënterend fertiliteitsonderzoek (OFO) te starten. Op deze manier zullen de paren die een aandoening hebben die zwangerschap uitsluit, niet nodeloos blijven proberen zwanger te worden.

Tegelijkertijd moet men zich realiseren dat ongeveer 75% van de paren, die na een jaar niet zwanger zijn, als *minder vruchtbaar* kan worden beschouwd. In het tweede jaar van hun pogingen hebben zij nog steeds een behoorlijk goede kans om zonder behandeling alsnog zwanger te worden, namelijk ongeveer 65%. Dit betekent dat, als de drie eerdergenoemde diagnoses die leiden tot onvruchtbaarheid zijn uitgesloten, veelal een afwachtend beleid kan worden gevoerd. Voor deze paren betekent het OFO dus een geruststelling.

Al met al kunnen we stellen dat na een jaar onbeschermde coïtus in het algemeen een rechtvaardiging is ontstaan om een OFO te starten.

1.4 Doel van het oriënterend fertiliteitsonderzoek

Het oriënterend fertiliteitsonderzoek (OFO) heeft een tweeledig doel:

1. het opsporen en instellen van een behandeling voor afwijkingen die het optreden van zwangerschap absoluut of relatief verhinderen (*diagnose van in- of subfertiliteit*);
2. het bepalen van de kans op zwangerschap, zowel spontaan als via een behandeling (*prognose*). Voor dit laatste wordt gebruikgemaakt van zogenoemde prognostische modellen.

1.4.1   Welke vragen kunnen in de anamnese aan de orde komen

Bij de OFO-anamnese van de vrouw komen de volgende vragen aan de orde:
- duur van de in- of subfertiliteit (eventueel gerekend vanaf de laatste zwangerschap en te onderscheiden van de duur van kinderwens, bijvoorbeeld bij miskramen);
- leeftijd van de vrouw;
- lengte cyclus en verloop menstruele bloeding (normaal is de lengte gemiddeld 23-35 dagen, bloeding niet langer dan 7 dagen);
- dysmenorroe, heftig pijnlijke menstruaties met gastro-intestinale verschijnselen (misselijkheid, braken, pijnlijke ontlasting), kan wijzen op endometriose;
- eerdere zwangerschappen en het verloop daarvan (partus, miskraam, extrauteriene graviditeit (EUG), afbreking) (*primaire* tegenover *secundaire* in- of subfertiliteit);
- risicofactoren voor het bestaan van tubapathologie:
  - eileiderontsteking;
  - geslachtsziekte;
  - gecompliceerde appendicitis;
  - onderbuikoperaties;
  - buitenbaarmoederlijke zwangerschap;
  - *intra-uterine device* (IUD);
- coïtusfrequentie en -timing, wordt er gebruikgemaakt van basale temperatuurkaart, LH-tests, slijmobservatie (zie paragraaf 6.3.4);
- seksuele problemen, dyspareunie;
- intoxicaties: nicotine, alcohol, medicijnen;
- leeftijd van de moeder van de vrouw bij het begin van haar menopauze.

Bij de man kunnen de volgende vragen aan de orde komen:
- doorgemaakte geslachtsziekte of urineweginfecties;
- testikels bij geboorte in de balzak ingedaald of behandeling gehad daarvoor (orchidopexie);
- bof na de puberteit;
- trauma van de genitalia;
- vruchtbaarheidsproblemen bij broers of vader;
- intoxicaties: nicotine, alcohol, medicijnen (β-blokkers, Salazopyrine®), beroepsmatig (landbouwgif, chemicaliën);
- chemo- of radiotherapie;
- operaties aan urinewegen;
- langdurig zittend werk of frequent hete baden.

Uit de anamnese bij het paar blijkt dat de vrouw altijd een regelmatige, normale menstruatiecyclus heeft gehad en op 21-jarige leeftijd een ongecompliceerde appendectomie onderging. Zij is nooit eerder zwanger geweest. Er komen in de anamnese geen factoren naar voren die het risico op tubapathologie groot maken. De man rookt een pakje shag per twee dagen en drinkt twee à drie biertjes per dag. De coïtusfrequentie is tweemaal per week en het paar houdt rekening met de vruchtbare periode met behulp van de kalendermethode.

1.4.2   Welke onderzoeken kunnen gedaan worden

Het is belangrijk te beseffen dat met de anamnese bij het paar al een groot deel van de mogelijke verklaringen voor het bestaan van infertiliteit kunnen worden uitgesloten. De patiënte meldt dat haar cyclus vanaf de puberteit regelmatig is geweest en de menstruele bloedingen normaal verlopen. Een ovulatiestoornis is daarmee onwaarschijnlijk. Ook zijn er geen risicofactoren voor afgesloten eileiders. Ten slotte blijkt dat het paar gemiddeld een- tot tweemaal per week gemeenschap heeft en daarbij rekening houdt met de vruchtbare periode (de kalendermethode betekent dat bij een cyclus van 28 dagen de vruchtbare periode geschat wordt tussen dag 10 en 14). De volgende stappen kunnen worden genomen.

LICHAMELIJK ONDERZOEK

De waarde van het lichamelijk onderzoek is in het algemeen beperkt. In bepaalde omstandigheden is onderzoek bij de vrouw of man zinvol. Bij de vrouw gaat het dan om de volgende klachten:

- klachten van dysmenorroe of dyspareunie (endometriose);
- klachten over heftige menstruatiebloeding (leiomyomen);
- buikpijnklachten (endometriose of leiomyomen, hydrosalpinx).

Bij het speculumonderzoek kunnen endometriosehaarden worden gezien in de achterste fornix, bij vaginaal toucher kan een vergrote uterus aan het licht komen of endometriose worden gevoeld in de achterste fornix of het septum rectovaginale en kan een vergroot adnex worden gevoeld door een ovariumcyste. Bij het onderzoek van de onderbuik kunnen ook vergrotingen van de uterus worden vastgesteld.

Bij de man is alleen bij sterk afwijkend semen en/of duidelijke aanknopingspunten in de anamnese een lichamelijk onderzoek aangewezen.

Figuur 1.1   De basale temperatuurcurve. Rond dag 11 van de cyclus begint de temperatuurstijging die veroorzaakt wordt door toenemende progesteronproductie vanaf de eisprong.

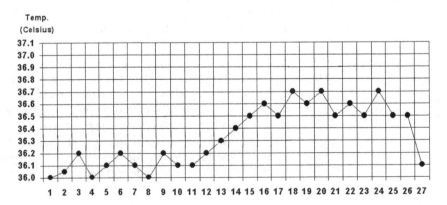

AANVULLEND ONDERZOEK

Hoewel de anamnese een regelmatige cyclus meldde, is het gebruikelijk om de patiënte twee maanden een *basale temperatuurcurve* (BTC) te laten bijhouden. Doordat na de eisprong een sterke stijging van het progesteron optreedt, zal de ochtend-lichaamstemperatuur een halve graad Celsius hoger zijn (zie figuur 1.1). De basale temperatuurcurve geeft aan dat er een eisprong is opgetreden, maar hij is erg onnauwkeurig voor het bepalen van het tijdstip ervan. De BTC kan worden gebruikt om andere onderzoeken te doen (post-coïtumtest (PCT) en luteale progesteronmeting), en om uitleg te geven over de vruchtbare periode. Naast de BTC wordt soms gebruikgemaakt van een midluteale meting van het *progesteron-*

Figuur 1.2A   Beeld van een eindstandig afgesloten eileider, bij echobeeld.
Bron: Persoonlijke verzameling M. Boer-Meisel.

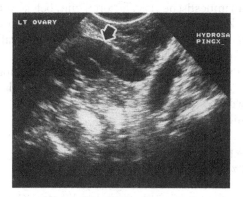

Figuur 1.2B   Beeld van een eindstandig afgesloten eileider, bij hysterosalpingografie.
Bron: Persoonlijke verzameling M. Boer-Meisel.

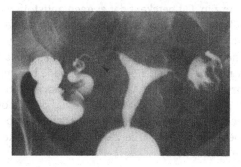

Figuur 1.2C   Beeld van een eindstandig afgesloten eileider, bij operatie.
Bron: Persoonlijke verzameling M. Boer-Meisel.

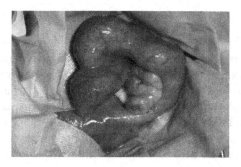

gehalte. Er wordt dan bloed afgenomen op dag 21 van een cyclus met een lengte van 28 dagen. Een waarde hoger dan 16-28 nmol/l wijst op een ovulatie.

Met de *transvaginale echografie* kunnen structurele afwijkingen van de uterus (myomen, endometriumpoliepen, congenitale misvormingen) of de ovaria (endometriose) worden opgespoord. Soms kunnen ook de eileiders zichtbaar zijn doordat deze zijn veranderd in een hydrosalpinx (met vocht gevulde, verwijde eileider (zie figuur 1.2)) als gevolg van een ontsteking (salpingitis). De echografie wordt soms als routineonderzoek uitgevoerd of op dezelfde indicaties als voor het lichamelijk onderzoek bij de vrouw. Ook kan de echo worden gebruikt bij het opsporen van de eisprong, bijvoorbeeld om de timing en uitvoering van de PCT te verbeteren.

Een bepaling van de *Chlamydia antistoffentiter* (CAT) in het bloed is bedoeld om de kans op het bestaan van tubapathologie beter te schatten. Als de CAT negatief is en er geen anamnestische risicofactoren zijn, betekent dit dat de kans op tubapathologie erg klein is (2-5%). Verder onderzoek in de vorm van contrastonderzoek van de baarmoeder en eileiders (hysterosalpingografie, HSG) of diagnostische laparoscopie kan dan achterwege blijven.

Alleen een azoöspermie of extreme oligospermie moet nu nog uitgesloten worden en dit kan via een *semenanalyse.* Hierbij worden de volgende waarden als normaal beschouwd:

- Volume: 2-5 milliliter
- Concentratie: > 20 miljoen per milliliter
- Motiliteit: 25% progressief voortbewegend (type a)
- Morfologie: 15% normale spermatozoa
- VCM: > 20 miljoen (volume × concentratie × motiliteit)

Van een extreme oligospermie wordt gesproken bij een VCM < 1 miljoen.

> De CAT blijkt 1:10 te zijn. Dit betekent dat er geen antistoffen tegen *Chlamydia* worden aangetroffen. De BTC die de patiënte gedurende twee maanden heeft bijgehouden, laat een mooi bifasisch patroon zien ter bevestiging van een cyclus met ovulatie. De semenanalyse laat in 3 milliliter een aantal van 18*106 spermatozoa per milliliter semen zien met een goede beweeglijkheid bij 43% van de spermatozoa. Bovendien is 35% van de zaadcellen morfologisch normaal. Nu we met grote mate van waarschijnlijkheid de drie oorzaken van onvruchtbaarheid hebben uitgesloten moet aandacht worden besteed aan factoren die een rol spelen bij verminderde vruchtbaarheid. Welke factoren zijn dit en hoe worden ze opgespoord?

1.4.3 Welke factoren spelen een rol bij subfertiliteit en hoe worden ze opgespoord?

Bij paren met subfertiliteit kunnen afwijkingen worden gevonden die de kans op zwangerschap ongunstig beïnvloeden. Milde of matige semenafwijkingen, structurele afwijkingen van uterus of ovaria, problemen in de interactie tussen cervixslijm en semen, en de leeftijd van de vrouw verdienen daarbij de aandacht.

De semenanalyse bij subfertiele paren levert vaak te lage aantallen zaadcellen op met een te geringe beweeglijkheid en een te laag percentage normaal gevormde spermatozoa. We spreken dan van een milde of matige semenfactor (respectievelijk VCM tussen 10 en 20 miljoen en 1 en 10 miljoen). Aangezien vaak geen duidelijke verklaring voor deze afwijkingen te geven is en er causaal-therapeutisch ook meestal geen opties zijn, is verder onderzoek bij de man hier niet nodig.

Veroudering van de ovaria is een belangrijke factor in de kansen op zwangerschap. Deze veroudering komt in elk geval tot uiting in de leeftijd van de vrouw. Om een te sterke ovariële veroudering voor de leeftijd op te sporen wordt een FSH-bepaling (FSH = follikelstimulerend hormoon) gedaan tijdens de menstruatie. Een verhoogde concentratie FSH (> 15 U/l) kan op vervroegde veroudering wijzen.

Bij een vrouw met een myoom dat in de baarmoederholte uitpuilt, is mogelijk sprake van vermindering van de kans op innesteling. Operatieve verwijdering is dan een goede beslissing. Als er endometriose cysten bij echo worden vastgesteld, is dat vaak een goede reden voor een diagnostische laparoscopie. Als blijkt dat de functie van de eileiders niet wordt belemmerd, is er geen dwingende reden de cysten te verwijderen, tenzij de patiënte daar ook pijnklachten door heeft of de cysten erg groot zijn.

Ten slotte kan in de dagen voor de eisprong een post-coïtumtest (PCT) worden verricht. Daarbij wordt het paar gevraagd de dag tevoren gemeenschap te hebben. De volgende ochtend wordt met behulp van speculumonderzoek een beoordeling gedaan van het slijm van de baarmoederhals (cervix). Er wordt gekeken of het slijm helder en overvloedig is en of de rekbaarheid goed is (*Spinnbarkeit*). Voorts wordt een beetje cervixslijm microscopisch onderzocht op de aanwezigheid en beweeglijkheid van spermatozoa. Als ten minste één goed bewegende spermatozoön in het microscopisch preparaat gezien wordt, dan is de test positief. De test heeft behalve een beperkte diagnostische waarde ('cervixfactor') vooral prognostische waarde.

De transvaginale echoscopie levert alleen normale bevindingen op. Het FSH-gehalte is 7,8 U/l (normaal 3-10 U/l). De post-coïtumtest is positief progressief, dat wil zeggen er zwemmen per gezichtsveld één of meerdere spermatozoa door het beeld. Ten slotte worden bij de transvaginale echoscopie normale beelden gezien van uterus en ovaria. Samenvattend kan de subfertiliteit bij dit paar 'onbegrepen' worden genoemd. Mogelijk zijn er wel verklarende factoren maar kunnen we ze met de huidige stand van de wetenschap niet opsporen. Nu de factoren die een rol spelen bij subfertiliteit zijn geïnventariseerd, hoe bepalen die dan het verdere beleid bij het paar?

1.4.4 Hoe bepalen we de prognose bij vastgestelde subfertiliteit?

De vraag voor het paar en de arts is nu hoeveel kans er nog is op een spontane zwangerschap, en of die kans op zwangerschap misschien met een behandeling kan worden verbeterd. De prognose kan voor het individuele paar worden berekend door gebruik te maken van een aantal voorspellende factoren (leeftijd, duur van de subfertiliteit, primaire of secundaire kinderwens, motiliteit van de spermatozoa, type verwijzing (via de huisarts (eerste lijn) of via een andere gynaecoloog (tweede lijn)) en de uitslag van de post-coïtumtest) en die om te rekenen tot een individuele kans. In de tabel en grafiek (zie figuur 1.3) wordt aangegeven hoe in de praktijk deze aanpak werkt. De kans op zwangerschap binnen een jaar ligt globaal tussen 10 en 65%. Het zal duidelijk zijn dat een paar met een kans van 65% zeker zal worden geadviseerd om nog een tijd een spontane zwangerschap

Tabel 1.2   Voorspellende factoren en het gewicht in punten dat voor elke factor geldt

Factor	Punten	Score
Leeftijd vrouw (jaar)		
21-25	0	
26-31	2	
32-35	6	2
36-37	9	
38-39	11	
40-41	12	
Duur subfertiliteit (jaar)		
1	0	
2	2	2
3-4	5	
5-6	9	
7-8	13	
Type subfertiliteit (dit paar)		
primair	6	6
secundair	0	
Motiliteit (eerste semen)		
≥ 60%	0	
40-59	2	2
20-39	4	
0-19	6	
Verwijzing uit		
eerste lijn	0	0
tweede lijn	4	
PCT		
normaal	0	0
abnormaal	14	
Prognostische Index Score		12

af te wachten, terwijl een kans van 20% een goede reden geeft om te gaan behandelen. De behandeling bestaat meestal uit intra-uteriene inseminatie, eventueel in combinatie met milde ovariële stimulatie, en bij uitblijven van succes in-vitrofertilisatie (IVF).

1.5   Verloop van de diagnostiek bij verdenking op tubapathologie

Bij verdenking op afgesloten eileiders op basis van de anamnese (risicofactoren) of aanwezige chlamydia-antistoffen zal een hysterosalpingografie (HSG) vaak de eerste diagnostische stap zijn. Hierbij wordt de baarmoeder gevuld met een röntgencontrastvloeistof en kan bij doorlichting de vorm en vulling van het cavum uteri worden beoordeeld en de aanwezigheid van poliepen, myomen of aangeboren afwijkingen (zie figuur 1.4) worden gezien. Vanuit het cavum zullen normaal gesproken ook de eileiders worden gevuld en na passage zal het contrast zich in de bekkenholte verspreiden. Met dit onderzoek kan dus een afgesloten eileider worden opgespoord, waarbij de obstructie vlak na de aftakking vanaf de baarmoeder (centraal) of aan het einde van de eileider aanwezig kan zijn (eindstandig (zie figuur 1.2)). Een eindstandige afsluiting is bijna zeker bewijzend voor tubapatho-

Figuur 1.3   *Grafiek waarmee de totaalscore van de voorspellende factoren kan worden omgezet in een kans op zwangerschap binnen het navolgende jaar (voor het beschreven paar: 12 punten, dus een kans van 45%).*
Bron: NVOG-richtlijn OFO.

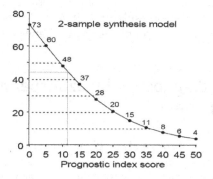

Figuur 1.4   *HSG met uterus unicornis (A) en uterus septus (B).*
Bron: Persoonlijke verzameling M. Boer-Meisel.

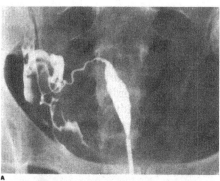

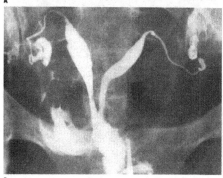

logie. Een afsluiting aan het begin van de eileider kan ook veroorzaakt worden door een spasme van de uterusspier, waardoor de eileider wordt afgeknepen.

In beide gevallen zal een diagnostische laparoscopie met doorspuiten van de eileiders (chromopertubatie, zie figuur 1.5) meestal het volgende onderzoek zijn. Bij een centrale afsluiting op het HSG zal de laparoscopie vaak een normaal vullende eileider laten zien. De afsluiting kan echter ook veroorzaakt worden door een doorgemaakte salpingitis. Bij een eindstandige afsluiting kan met de laparoscopie de aard en omvang van de afsluiting worden vastgesteld en worden beoordeeld en of *tubachirurgie* een reële kans biedt op herstel van de vruchtbaarheid. Er kan aan een fertiliteitsbevorderende operatie worden gedacht als er niet al te veel verklevingen zijn, de eileider nog soepel aanvoelt en niet al te veel is verwijd (zie figuur 1.2). Indien een operatie niet tot de mogelijkheden behoort, zal een in-vitrofertilisatie (IVF-behandeling) de enige oplossing bieden. Als bij het HSG en een eventuele laparoscopie de tubae normaal doorgankelijk zijn, kan tubapathologie redelijkerwijs als uitgesloten worden beschouwd. Dan valt het paar vervolgens in de categorie subfertiliteit en kan de prognose worden bepaald en worden besloten om al dan niet te gaan behandelen.

1.6   Verloop van de diagnostiek bij azoöspermie of extreme oligospermie

Bij een azoöspermie is er absolute afwezigheid van zaadcellen in het ejaculaat. In dergelijke gevallen moet onderscheid worden gemaakt tussen een gestoorde aanmaak van zaadcellen in de testikels (*spermatogenesestoornis*) of een beperking in de afvoer van zaadcellen via bijbal, zaadleider en zaadblaasjes (*obstructie-azoospermie*). Een azoöspermie is een goede reden om de man verder te onderzoeken.

Bij lichamelijk onderzoek van de man worden lichaamslengte, gewicht en bloeddruk geregistreerd en wordt aandacht besteed aan de testikelgrootte en aan afwijkingen van bijbal of zaadleider. Bij laboratoriumonderzoek wordt een FSH-meting gedaan.

Een verhoogd FSH met een klein volume van de testis duidt sterk op een spermatogenesestoornis. In dit geval wordt ook vaak een chromosoomonderzoek geadviseerd om bijvoorbeeld het syndroom van Klinefelter uit te sluiten (XXY) of microdeleties op het Y-chromosoom aan te tonen. Echter, veel vaker is een spermatogenesestoornis niet goed te verklaren, of is het hooguit gerelateerd aan

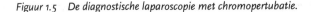

Figuur 1.5   De diagnostische laparoscopie met chromopertubatie.

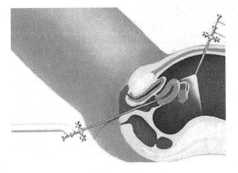

niet goed ingedaalde testes bij de geboorte. Behandeling is in principe niet mogelijk, hoewel in sommige centra in de wereld wel TESE (*testicular spermatozoa extraction*) wordt toegepast.

Bij normale testikelgrootte en een normaal FSH is een obstructie wat waarschijnlijker en kan een testisbiopt uitwijzen of er inderdaad een normale spermatogenese is. Oorzaken voor een obstructie zijn een doorgemaakte epididymitis (ten gevolge van *Chlamydia* of gonorroe), een congenitale bilaterale afwezigheid van het vas deferens (congenitale bilaterale agenesie (CBAVD) ten gevolge van dragerschap van cystische fibrose) of een sterilisatie.

Bij obstructie-azoöspermie kunnen spermatozoa uit de epididymis worden gebruikt. Dit gebeurt door middel van een microchirurgische epididymaire spermatozoa-extractie (MESA) of percutane epididymale sperma-aspiratie (PESA), waarbij de spermatozoa via punctie worden verkregen, beide voor de behandeling van in-vitrofertilisatie met de intracytoplasmatische spermatozoa-injectie (ICSI).

Ten slotte kan een azoöspermie in zeldzame gevallen ook nog veroorzaakt worden door een hypothalaam-hypofysaire stoornis. Het syndroom van Kallmann is hier een voorbeeld van, waarbij de zenuwcellen die het GnRH (*gonadotrophin-releasing hormone*) produceren niet zijn aangelegd. Ook kan de stoornis voorkomen bij hypofysetumoren, of na behandeling daarvan. In veel gevallen kan met hormonale behandeling deze vorm van azoöspermie effectief worden behandeld.

Als in het semen nog wel geringe aantallen motiele zaadcellen worden gevonden, maar met een VCM < 1 miljoen (extreme oligospermie), dan kan bovenstaande diagnostiek eveneens worden uitgevoerd. Bij dit soort afwijkingen in het semen kan met het geëjaculeerde zaad in-vitrofertilisatie met behulp van de ICSI worden uitgevoerd.

1.7 Verloop van de diagnostiek bij een onregelmatige menstruele cyclus

Als de cyclus bij de vrouw een gemiddelde lengte heeft van langer dan 35 dagen, kan er sprake zijn van een ovulatiestoornis waardoor de kans op zwangerschap sterk verminderd is. Er is sprake van een *oligomenorroe* als de lengte van de cyclus gemiddeld tussen de 35 en 180 dagen is. Bij een *amenorroe* is de cycluslengte boven de 180 dagen. De patiënte behoort dan tot een categorie patiënten met erg weinig of in het geheel geen ovulaties. In een dergelijk geval is het zinvol de volgende zaken te onderzoeken:

- de waarden in het bloed van FSH (follikelstimulerend hormoon), LH (luteïniserend hormoon), oestradiol, prolactine, testosteron (androgeen hormoon);
- de grootte van de ovaria en de aantallen follikels met een doorsnede van 2-6 millimeter in het ovarium, beoordeeld met behulp van transvaginale echoscopie.

De oorzaken voor de oligomenorroe of amenorroe worden vervolgens met behulp van deze onderzoeken ingedeeld in drie categorieën:

- *Hypogonadotroop, hypo-oestrogeen (WHO, klasse I, 10%)*. De stoornis ligt altijd in de hypothalamus-hypofyse. Voorbeelden zijn het syndroom van Kallmann, tumoren van de hypofyse zoals het prolactinoom, anorexia nervosa, stress. De waarden van FSH en LH en oestradiol zijn laag, en die van het prolactine hoog bij hyperprolactinemie. Behandeling kan bestaan uit LHRH-pulspomp (*luteinizing-hormone-releasing hormone*) of FSH-injecties en dopamineagonisten bij hyperprolactinemie.

- *Normogonadotroop, normo-oestrogeen (WHO, klasse II, 85%).* De stoornis kan hypothalaam-hypofysair zijn of ovarieel of bestaan uit een interactieprobleem tussen beide. Voorbeelden van oorzaken zijn het PCO-syndroom (polycysteus-ovarium-syndroom), functiestoornis hypothalamus door stress, overgewicht. De waarden van FSH zijn normaal, die van LH kunnen verhoogd zijn, het oestradiol is ook normaal. De behandeling bestaat uit dieet, lichaamsbeweging, clomifeencitraat, metformine, laparoscopische elektrocoagulatie, FSH-injecties.

- *Hypergonadotroop, hypo-oestrogeen (WHO, klasse III, 5%).* De stoornis is altijd in het ovarium en impliceert bijna altijd dat de follikelvoorraad is uitgeput. Voorbeelden zijn normale veroudering bij de vrouw die vervroegd optreedt, syndroom van Turner, chemotherapie, radiotherapie, fragiele-X-syndroom. De waarden van FSH en LH zijn altijd torenhoog, het oestrogeengehalte is laag. Behandeling van de infertiliteit is niet mogelijk. Hormoonsubstitutie is echter wel noodzakelijk.

Twee oorzaken voor oligomenorroe/amenorroe zullen besproken worden in de paragrafen 1.7.1 en 1.7.2.

1.7.1   Het polycysteus-ovarium-syndroom

DEFINIËRING

Het polycysteus-ovarium-syndroom (PCO-syndroom) wordt volgens internationale consensus gedefinieerd indien twee van de volgende drie criteria bij een patiënte aanwezig zijn:

1 oligomenorroe of amenorroe;
2 hyperandrogenisme (verhoogde androgenen (testosteron) in het bloed of hirsutisme, dit is een mannelijk beharingspatroon bij een vrouw);
3 polycysteuze ovaria bij echoscopisch onderzoek (te grote ovaria of te veel follikels (zie figuur 1.6).

Naast deze criteria kunnen patiënten met het PCO-syndroom ook kampen met overgewicht. De cyclusstoornis bij PCO-patiënten wordt veroorzaakt door het feit dat de in het ovarium aanwezige FSH-gevoelige follikels niet reageren op de FSH-spiegels in het bloed. Mogelijk is de FSH-gevoeligheid van deze follikels niet hoog genoeg, zodat er geen enkele follikel in staat is om zich te ontwikkelen tot een zogenoemde dominante follikel die uiteindelijk tot ovulatie komt. Waarom de FSH-gevoeligheid van de follikels bij een PCO-patiënte verminderd is, is niet goed bekend.

De verhoogde mannelijke hormoonstoffen in het bloed of tekenen daarvan in de vorm van hirsutisme worden veroorzaakt doordat op twee manieren de productie van androgenen in de ovariële follikels (de thecacellen) extra worden gestimuleerd. Een bron is een verhoogde productie van LH uit de hypofyse, een andere bron is een verhoogde insulinespiegel (insulineresistentie). LH en insuline samen geven een extra prikkel aan de thecacellen om androgenen te produceren. Tot slot is bij PCO-patiënten vaak een opvallend grote hoeveelheid echoscopisch zichtbare follikels aanwezig (zie figuur 1.6). Bij weefselonderzoek van de ovaria is gebleken dat de follikels in alle stadia van ontwikkeling bij PCO-patiënten twee- tot driemaal zo talrijk zijn. Of dit komt omdat PCO-patiënten een veel grotere follikelvoorraad hebben (primordiale follikels) is op dit moment niet zeker. Een van de vraagstukken is of hyperandrogenisme en de talrijkheid van ovariële follikels niet direct de oorzaak vormen voor het feit dat uit het groepje FSH-gevoelige follikels niet maandelijks een dominante follikel tot ontwikkeling wordt gebracht.

Ten slotte geldt voor veel patiënten met het PCO-syndroom dat zij op de lange termijn een verhoogd risico hebben op het ontwikkelen van suikerziekte, hart- en vaatziektes en endometriumcarcinoom. Behalve behandeling van het eisprongprobleem bij kinderwens moet ook aan deze risico's aandacht worden besteed.

Figuur 1.6A   PCO-ovarium bij vaginale echoscopie.

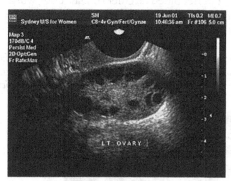

Figuur 1.6B   PCO-ovarium dat wordt gepuntcoaguleerd via laparoscopie (laparoscopische elektrocoagulatie ovaria (LEO-procedure).

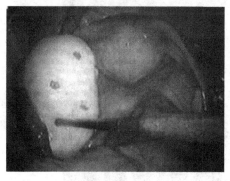

1.7.2   Hyperprolactinemie

Oorzaken

Bij patiënten met een hyperprolactinemie moet een aantal oorzaken worden nagegaan.

- Een prolactinoom is een benigne tumor in de hypofysevoorkwab. Dit is een van de meest voorkomende oorzaken voor een hyperprolactinemie. Het bestaan van een prolactinoom kan het beste worden aangetoond met behulp van een MRI-scan van de sella tursica (zie figuur 1.7).

- Een hypothyreoïdie of het slecht functioneren van de schildklier. Door een verhoogde productie van het *thyrotrophin-releasing hormone* (TRH) ontstaat ook stimulatie van de prolactineproducerende cellen in de hypofysevoorkwab.
- Medicijnen, zoals onder andere antihypertensiva, antibraakmiddelen, antidepressiva en antipsychotica. Deze middelen werken in op de dopaminestofwisseling in de hersenen. Dopamine is een sterke remmer van prolactineafgifte.
- Benigne tumoren van de hypofyse kunnen de steel van de hypofyse dichtdrukken, waardoor de remmende werking op de prolactineproductie door dopamine verminderd raakt, met als gevolg verhoging van de prolactineproductie.

Prolactine zal de afgifte van LHRH uit de hypothalamus remmen als het in veel te hoge hoeveelheden in het bloed circuleert. Daardoor wordt de afgifte van FSH en LH stilgezet en ontstaat een amenorroe, vaak in combinatie met galactorroe (verlies van melkachtig vocht uit de tepels).

Figuur 1.7   Sagittale doorsnede door het menselijk hoofd met beeld van de hypofyse. In de inzet de hypofyse met de voorkwab (AP, anterior pituitary), waar een prolactinoom zich in kan ontwikkelen en de achterkwab (PP, posterior pituitary). Duidelijk is ook de sella turcica zichtbaar, een benig holletje waarin de hypofyse beschermd ligt.

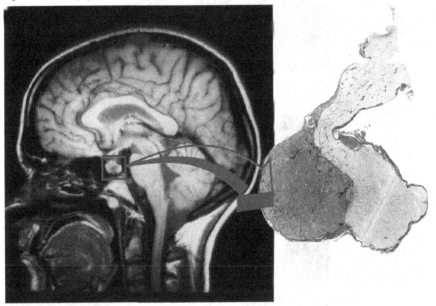

1.8   De behandeling van (echt)paren met ongewenste kinderloosheid

In deze paragraaf komen de diverse behandelingen voor (echt)paren met ongewenste kinderloosheid aan bod (zie figuur 1.8).
In de groep subfertiele paren worden soms afwijkingen vastgesteld van de uterus of van de ovaria. Bij een vrouw met een myoom dat in de baarmoederholte uit-

puilt, is mogelijk sprake van vermindering van de kans op innesteling. Operatieve verwijdering is dan een goede beslissing. Als er endometriosecysten bestaan zonder dat de functie van de eileiders wordt belemmerd, is er geen dwingende reden hier iets aan te doen, tenzij de patiënte daar ook pijnklachten door heeft.

Figuur 1.8   Schema met overzicht diagnostische groepen, rol van prognosebepaling en behandelingsopties.

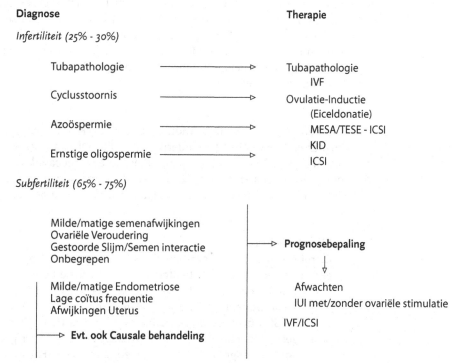

Diagnose   **Therapie**

Infertiliteit (25% - 30%)

    Tubapathologie ————————▷ Tubapathologie
                                            IVF
    Cyclusstoornis ————————▷ Ovulatie-Inductie
                                          (Eiceldonatie)
    Azoöspermie ————————▷ MESA/TESE - ICSI
                                          KID
    Ernstige oligospermie ————▷ ICSI

Subfertiliteit (65% - 75%)

    Milde/matige semenafwijkingen
    Ovariële Veroudering
    Gestoorde Slijm/Semen interactie ——▷ **Prognosebepaling**
    Onbegrepen

    Milde/matige Endometriose
    Lage coïtus frequentie   Afwachten
    Afwijkingen Uterus   IUI met/zonder ovariële stimulatie

      ——▷ **Evt. ook Causale behandeling**   IVF/ICSI

1.8.1   *Idiopathische subfertiliteit*

We hebben in de voorgaande paragrafen besproken dat met behulp van het OFO kan worden vastgesteld of er bij het paar een echte oorzaak voor het uitblijven van zwangerschap bestaat waardoor sprake is van infertiliteit. Tevens is duidelijk geworden dat bij een groot deel van de paren zo'n oorzaak niet aanwezig is en dat bij hen sprake is van idiopathische (onbegrepen) of hooguit milde mannelijke subfertiliteit. Bij dergelijke paren is de cyclus regulair en ovulatoir, is de VCM in het semenonderzoek meer dan 20 miljoen (idiopathisch) of tussen de 10 en 20 miljoen (matig mannelijk), valt de PCT vaak positief progressief uit en zijn er geen aanwijzingen bij onderzoek voor tubapathologie. Voor deze groep kan vervolgens een prognoseberekening worden gebruikt en bij een jaarkans van meer dan 30% worden afgewacht. Soms is het zinvol om een hysterosalpingografie uit te voeren met een oliehoudend contrastmiddel (Lipiodol), niet om de eileiders te controleren maar omdat gebleken is dat na een dergelijk onderzoek de kans op zwangerschap toeneemt. Als de prognose onder de 30% is kan behandeling zinvol zijn en wordt gekozen voor intra-uteriene inseminatie (IUI) met of zonder stimulatie.

1.8.2 Ovulatiestoornis

De behandeling van een vrouw met een ovulatiestoornisovulatiestoornis wordt ovulatie-inductie genoemd. Eigenlijk is deze naam wat misleidend. In feite zorgt de behandeling ervoor dat de FSH-hoeveelheid in het bloed wordt hersteld of verbeterd door het FSH van buitenaf toe te dienen. Soms kan de eigen FSH-productie door de vrouw zelf worden verbeterd. Door de verbeterde FSH-blootstelling zal de groei van een (of meer) follikel(s) tot een dusdanige grootte optreden dat bij blootstelling aan het eispronghormoon (LH) de eicel uit de follikel vrijkomt en deze kan worden bevrucht. Vaak is bij ovulatie-inductie ook nog toediening van het eispronghormoon nodig in de vorm van HCG (humane choriongonadotrofine).

OVULATIE-INDUCTIE

De methoden voor ovulatie-inductie zijn de LHRH-pulspomp, caloriebeperking en lichaamsbeweging (veranderingen in lifestyle), anti-oestrogenen, insuline-sensitizers, FSH-injecties, laparoscopische elektrocoagulatie van de ovaria, en dopamineagonisten. De keuze tussen deze methoden wordt bepaald door de achterliggende oorzaak van de ovulatiestoornis (zie paragraaf 1.3.1).

Clomifeencitraat

Clomifeencitraat is een synthetische stof die zowel oestrogene als anti-oestrogene effecten heeft. Bij patiënten met een normale hoeveelheid oestrogenen in het bloed (zoals aan het begin van de menstruatiecyclus), zal de anti-oestrogene component via de hypothalamus en hypofyse de indruk geven dat er geen FSH meer wordt geproduceerd (FSH is namelijk de motor van de oestrogeenproductie en het clomifeencitraat doet alsof er geen oestrogenen meer worden aangetroffen in het bloed, alsof de FSH-motor stilstaat). Het wegvallen van de remmende terugkoppeling van oestrogenen leidt dan tot verhoging van het FSH-gehalte. Hierdoor zullen follikels in het ovarium voldoende stimulans krijgen om te gaan rijpen en een of meer dominante follikels te laten groeien en te laten ovuleren.

BEHANDELING VAN WHO, KLASSE I

Bij patiënten met de WHO, klasse I is meestal sprake van een sterk verlaagde oestrogeenproductie. Toepassing van de zogenoemde anti-oestrogenen in de vorm van clomifeencitraat is daarom bij deze patiënten niet zinvol.

Gepulst LHRH geeft bij patiënten in deze diagnostische groep de beste kans op herstel van cyclus en zwangerschap. Wel is het van belang uit te sluiten dat er geen uitval van de hypofysefunctie is door bijvoorbeeld een tumor. Bij de LHRH-pompbehandeling wordt een intraveneus toedieningssysteem aangebracht en wordt via een minipompje met een interval van 90 minuten steeds een pulsje LHRH intraveneus toegediend. De startdosis is meestal 5 microgram per puls, maar kan eventueel worden opgehoogd tot 20 microgram. Door de LHRH-toediening zal de afgifte van FSH en LH herstellen met als gevolg het weer gaan rijpen van follikels en uiteindelijk ovuleren van de dominante follikel. Deze behandelingsvorm is veilig en effectief, met een uiteindelijke kans op zwangerschap van rond de 75%. Er bestaat echter een verhoging van het risico op meerlingzwangerschappen (3-5%). Om te bezien of er inderdaad een eisprong optreedt, zal de patiënte tijdens deze behandeling een basale temperatuurcurve bijhouden. In twijfelgevallen kan ook gebruikgemaakt worden van een echoscopisch onderzoek en het meten van progesteron en oestradiol. Indien de gepulste LHRH-behandeling bij deze patiëntencategorie mislukt, kan overwogen worden om over te gaan op FSH-behandeling (gonadotrofinen).

Dopamineagonisten

Dopamineagonisten worden alleen toegepast bij patiënten met een hyperprolactinemie door een prolactinoom. Dopamine remt de hypofysaire prolactineafgifte. Bij kleine tumoren die prolactine produceren, kan het gebruik van een dopamineagonist de activiteit van de tumor doen afnemen. Hierdoor wordt de tumor kleiner (met name van belang bij grote tumoren) en door de normale prolactinespiegel zal de cyclus herstellen omdat de afgifte van LHRH herstelt. De bekendste vorm van dopamineagonisten is Parlodel®. Andere middelen zijn Dostinex® en Norprolac®. Bij de behandeling van patiënten met een hyperprolactinemie kan in 80% van de gevallen een ovulatoire cyclus worden bereikt en ontstaan er uiteindelijk in 65% van de behandelde paren ook zwangerschappen.

Omdat het gebruik van dopamineagonisten nogal wat bijwerkingen kan geven, zoals misselijkheid en duizeligheid, moet de dosis geleidelijk aan worden verhoogd, totdat het prolactinegehalte in het bloed is genormaliseerd. Bij het optreden van een zwangerschap dient de medicijntoediening meteen gestopt te worden. Belangrijk is dat patiënten met een groot prolactinoom (macroprolactinoom) tijdens de zwangerschap gecontroleerd worden. Ten slotte kan bij patiënten bij wie dopamineagonisten niet effectief zijn of wanneer de behandeling niet getolereerd wordt in verband met bijwerkingen, ook besloten worden om gepulst LHRH of FSH-gonadotrofinen te geven.

Figuur 1.9   Behandelschema bij WHO-II-anovulatie.

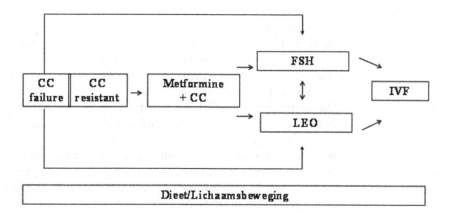

Metformine

Metformine is een zogenoemde insulinesensitizer en wordt ook vaak bij patiënten met diabetes mellitus gebruikt om de hyperglykemie te bestrijden (oraal antidiabeticum). Door weefsels overal in het lichaam gevoeliger te maken voor insuline wordt een te hoge insulinespiegel zoals die vaak bij PCO-patiënten voorkomt, genormaliseerd. De correctie van de insulinespiegels leidt tot lagere spiegels van androgenen en maakt de ovaria gevoeliger voor het eigen FSH. Het gevolg is herstel van de normale ovulatoire cyclus.

BEHANDELING VAN WHO, KLASSE II

Van de patiënten met de WHO, klasse II, heeft 85% het PCO-syndroom en een groot deel van die patiënten heeft overgewicht. Daarom zal in de eerste plaats een *dieet en verandering in lichaamsbeweging* nodig zijn. Als de gewichtsafname wordt bereikt, blijkt de cyclus vaak te herstellen en de kans op zwangerschap toe te nemen. Helaas is dit beleid vaak een erg grote opgave en zal uiteindelijk toch voor medicamenteuze behandeling worden gekozen, net als bij de vrouwen in de genoemde categorie zonder overgewicht (zie figuur 1.9).

Clomifeencitraat is dan de eerste keuze. De startdosis is meestal een tablet van 50 milligram per dag gedurende totaal 5 dagen. De dosis kan maximaal 150 milligram bedragen. Controle van de cyclus gebeurt met behulp van een basale temperatuurcurve, doch hier kan soms echoscopisch onderzoek en bloedonderzoek op oestrogeen- en progesteronspiegels nodig zijn. Tevens moet bij patiënten die op clomifeencitraat goed reageren met een eisprongcyclus ook een samenlevingstest worden gedaan. Dit omdat de anti-oestrogene effecten van Clomid® de kwaliteit van het cervixslijm kunnen beïnvloeden en daarmee de passage van spermatozoa belemmeren. Patiënten kunnen tijdens de dagen dat zij clomifeencitraat gebruiken klagen over opvliegers, stemmingswisselingen en nachtelijk zweten. Bij clomifeencitraatbehandeling is er een verhoging van de kans op tweelingzwangerschap (4-5%). Indien patiënten niet op clomifeencitraat reageren met een ovulatoire cyclus, terwijl een dosis van 150 milligram is geprobeerd, wordt gesproken van clomifeenresistentie. Als met clomifeencitraat wel ovulatoire cycli ontstaan en de PCT positief is maar na 6-8 cycli nog geen zwangerschap is opgetreden, is sprake van zogenoemd clomifeen failure.

CLOMIFEENRESISTENTIE

Bij clomifeenresistentie is een aantal behandelingsopties aanwezig. Deze bestaan uit metformine, laparoscopische elektrocoagulatie ovaria (LEO), of FSH-gonadotrofinen. Bij *clomifeen failure* zal gekozen worden tussen een LEO-behandeling of FSH (zie figuur 1.6).

Metformine maakt weefsels bij de patiënt gevoeliger voor insuline. Met name bij PCO-patiënten is dit dan ook een middel dat steeds vaker wordt toegepast. Metformine wordt in een dagdosis van 500 tot 2000 milligram gegeven, meestal 3 × 500 of 2 × 850 milligram. De patiënt moet deze medicatie permanent gebruiken. Indien hiermee een reguliere ovulatoire cyclus wordt bereikt, kan gedurende zes tot acht maanden zwangerschap worden afgewacht. Het controleren van de cyclus gebeurt in principe met een basale temperatuurcurve. Bij zwangerschap dient de medicatie direct te worden gestopt. De kans op tweelingzwangerschap is niet verhoogd bij het gebruik van metformine. Metformine in de zwangerschap is tot op heden veilig gebleken voor de vrucht. Patiënten die metformine gebruiken, kunnen soms last hebben van maag-darmklachten. In de praktijk blijkt dat de combinatie van metformine en clomifeen zoals bovenbeschreven het meeste effect geeft bij clomifeenresistente patiënten, waarschijnlijk omdat de gevoeligheid voor de door clomifeen gestegen FSH-spiegels beter is geworden door het effect van metformine.

Bij de LEO (*laparoscopische elektrocoagulatie ovaria*) wordt een kijkoperatie gedaan en worden de beide ovaria die, zoals eerder beschreven, vergroot zijn en een overdaad aan follikels bevatten met een elektrocoagulatienaald op zo'n drie tot zes plaatsen behandeld (zie figuur 1.6). Op deze wijze wordt een bepaald percentage van het eierstokweefsel vernietigd en zal er een afname optreden van het eierstokvolume en vermoedelijk ook van het aantal follikels dat in het ovarium aanwezig is. Als gevolg hiervan wordt normalisatie gezien van androgeenspiegels, LH-waarden en insulinespiegels. De kans dat patiënten via een dergelijke procedure een regelmatige ovulatoire cyclus krijgen, is ongeveer 50%. Indien na de LEO-procedure geen regelmatige cyclus ontstaat, blijkt dat deze patiënten weer goed behandelbaar worden met clomifeencitraat. Belangrijk voordeel van deze behandelingstechniek is de zeer geringe kans op meerlingzwangerschappen. Uiteraard zijn er de risico's van de ingreep en is er nog enige twijfel over de langetermijneffecten van de vernietiging van het deel ovariumweefsel (verklevingen, en vroegere menopauze).

FSH-gonadotrofinen worden via subcutane injecties toegediend. Hierdoor worden de follikels in het ovarium direct blootgesteld aan hogere FSH-spiegels. Indien deze concentratieverhoging in het bloed op een voorzichtige wijze wordt verricht, dan zullen er één à twee follikels doorgroeien tot dominantie en uiteindelijk ovuleren. Met deze behandeling kan tot 90% ovulatoire cycli worden bereikt, met uiteindelijke zwangerschapskansen van rond de 50%. De startdosis bedraagt meestal 50 tot 75 eenheden per dag. Na 10 tot 14 dagen wordt het effect op de ovaria bekeken, met behulp van echoscopisch onderzoek, soms aangevuld met het meten van een oestradiolspiegel. Bij onvoldoende respons kan de dosis worden verhoogd met 37,5 eenheid, het zogenoemde *low-dose step-up*-schema. De maximale dagdosis lijkt ongeveer op 225 eenheden te liggen. Indien op deze wijze vlotte ovulatoire cycli worden verkregen, kan gedurende zo'n 6-8 cycli worden behandeld. Belangrijk is dat bij deze behandeling de reactie van de eierstokken goed wordt gemonitord. Bij een teveel aan dominante follikels moet de cyclus worden afgebroken. Bij deze vorm van behandeling is het vaak nodig om het eisprongmechanisme in gang te zetten. Dit gebeurt met HCG-injecties. De risico's van deze behandeling bestaan in de vorm van tweelingzwangerschap (5-10%) en het ovarieel hyperstimulatiesyndroom.

Indien bij clomifeenresistente of failure patiënten niet met een van deze drie behandelmethoden succes is bereikt, blijft vaak alleen nog een IVF-behandeling over. Hiermee kan bij een groot deel van de patiënten uiteindelijk nog succes worden bereikt.

Behandeling van WHO, klasse III

Bij deze vorm van ovulatiestoornis is sprake van uitputting van de eierstokvoorraad. Behandeling is niet mogelijk. Slechts eiceldonatie geeft mogelijkheden voor zwangerschap. Door een kunstmatige cyclus te creëren met behulp van oestrogenen en progesterontabletten wordt het endometrium zodanig opgebouwd dat een embryo, ontstaan uit de donoreicel, kan innestelen. De hormoontoediening wordt in de zwangerschap voortgezet tot de placenta de hormoonproductie volledig zelf verzorgt (na 8-10 weken).

Bij vrouwen met deze ovulatiestoornis en die geen zwangerschap wensen, is hormoonsubstitutie gewenst om onder andere botontkalking te voorkomen.

Literatuur

Evers, J.L.H., Mol BW. Vruchtbaarheidsstoornissen. In: Heineman MJ, Bleker OP, Evers JLH, Heintz APM, redactie. Obstetrie en Gynaecologie: de voortplanting van de mens. Vijfde herziene druk. Maarssen: Elsevier/Bunge, 2004.

Richtlijn No. 1 van de Nederlandse Vereniging voor Obstetrie en Gynaecologie (NVOG). Oriënterend Fertiliteits-Onderzoek (OFO). 1996.

Richtlijn No. 2 van de Nederlandse Vereniging voor Obstetrie en Gynaecologie (NVOG). Anovulatie en kinderwens: diagnostiek en behandeling van vrouwen met kinderwens en oligomenorroe of amenorroe. 1996.

Richtlijn No. 22 van de Nederlandse Vereniging voor Obstetrie en Gynaecologie (NVOG). Tubapathologie en kinderwens. 2005.

Richtlijn No. 39 van de Nederlandse Vereniging voor Obstetrie en Gynaecologie (NVOG). Diagnostiek en behandeling van prematuur ovarieel falen. 2001.

2 Toepassing van echoscopie in het kader van fertiliteitsonderzoek en -behandeling

R. Schats

> **Definities**
> Fertiliteitsonderzoek: de diagnostische onderzoeken die noodzakelijk zijn om de oorzaak van een fertiliteitsstoornis bij een paar te vinden.
> Fertiliteitsbehandeling: de symptomatische of causale behandelingen ter bevordering van de fertiliteit van een paar. Dit geldt zowel voor fertiliteitsstoornissen met een verklaarde dan wel onbegrepen oorzaak.

2.1 Inleiding

Echoscopie in het kader van fertiliteitsonderzoek en -behandeling betekent transvaginale echoscopie. Abdominale echoscopie wordt heden ten dage vrijwel niet meer verkozen gezien de superieure beeldvorming met transvaginale echoscopie. De afstand tot de te scannen organen is kleiner en er zijn minder storende invloeden van andere organen, waardoor transducers met een hogere MHz-frequentie kunnen worden gebruikt die een hogere resolutie hebben. Dit leidt tot een mooi beeld met veel details. Alleen in uitzonderingsgevallen waarbij de ovaria zodanig hoog gelegen zijn dat zij door middel van transvaginale echoscopie niet te visualiseren zijn, kan transabdominale echoscopie uitkomst brengen. Dit is zelfs een vereiste bij zowel ovulatie-inductie als bij (milde) ovariële hyperstimulatie, daar zoals verder in dit hoofdstuk wordt beschreven, alleen dan meerlingzwangerschappen en het ovarieel hyperstimulatiesyndroom (OHSS) zo veel mogelijk kunnen worden voorkomen.

Kratochwil (1969) was de eerste die transvaginale echoscopie toepaste als techniek om de genitalia interna en embryonale hartactiviteit te visualiseren. Met de introductie van de *grey-scale* techniek en *real-time*-echoscopie in het midden van de jaren zeventig is transvaginale echoscopie van grote waarde gebleken. IVF-centra die de voordelen van het monitoren van de ovariële stimulatie en de echoscopisch geleide transvaginale punctietechniek snel inzagen, zorgden voor de grote doorbraak.

2.2 De plaats van echoscopie in het fertiliteitsonderzoek: diagnostiek

In de richtlijn 'Oriënterend Fertiliteits-Onderzoek' (OFO) van de NVOG is een bescheiden plaats ingeruimd voor echoscopie als diagnostisch onderzoek. Het wordt besproken onder het kopje 'ter overweging' in het hoofdstuk 'Ovulatiedetectie'. De voornaamste waarde van het echoscopisch onderzoek ligt in het nauwkeuriger plannen van andere diagnostische onderzoeken waarbij gebleken is dat die op de gebruikelijke manier, dat wil zeggen met behulp van een basale temperatuurcurve (BTC) of aan de hand van de cyclusanamnese niet of moeilijk te plannen waren (zie casus 2).

2.2.1 Beoordeling genitalia interna

Via transvaginale echoscopie kunnen met name de uterus en de ovaria optimaal beoordeeld worden. Deze techniek geeft over het algemeen meer informatie dan een vaginaal toucher.

TRANSVAGINALE ECHOSCOPIE

In veel instellingen wordt tegenwoordig eenmalig een transvaginaal echoscopisch onderzoek uitgevoerd ter nadere evaluatie van de genitalia interna. Als men deze procedure een plaats wil geven in het standaard fertiliteitsonderzoek zou er voor gepleit kunnen worden om dit onderzoek midcyclisch uit te voeren, omdat dan de meeste informatie wordt verkregen over de ontwikkeling van het endometrium (gemeten als dubbele endometriumdikte, dat wil zeggen voor- en achterwand samen), met eventueel aanwezige intracavitaire afwijkingen) en de folliculaire groei (zie figuur 2.2 en 2.3). Met behulp van transvaginale echoscopie kunnen follikels met een diameter vanaf 2 à 3 millimeter worden geïdentificeerd. Het meten van de diameter kan in één, twee of drie richtingen worden verricht. Verschillende studies hebben laten zien dat het meten in drie richtingen goed correleert met het folliculaire volume (Kyei-Mensah e.a. 1996). Om praktische redenen worden follikels echter vrijwel altijd in twee richtingen gemeten, waarbij het gemiddelde hiervan als diameter wordt afgegeven. Dit blijkt in de praktijk een goede keuze zowel voor het meten tijdens de spontane, als in de gestimuleerde cyclus.

Bij vrouwen met een oligomenorroe of amenorroe is echoscopisch onderzoek, naast overgewicht, hirsutisme, verhoogde LH- en/of androgeenspiegels van belang voor het stellen van de diagnose polycysteus ovariumsyndroom (PCOS) (zie figuur 2.1). Polycysteuze ovaria worden gedefinieerd als grote ovaria die per ovarium meer dan 12 'cysten' met een diameter van 2-8 millimeter bevatten, gelegen rondom of soms ook in de verdikte centrale stroma (Adams e.a. 1985).

Figuur 2.1   Echoscopisch beeld van een ovarium bij een patiënte met het polycysteus ovariumsyndroom, PCOS). Vele kleine follikels juist onder de cortex van het ovarium gelokaliseerd ('kralensnoer').

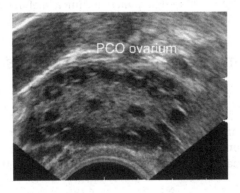

Het beeld wordt ook wel omschreven als een 'kralensnoer' (Engelse literatuur *necklace sign*). Ook bij vrouwen met een regelmatige cyclus blijken soms echoscopisch polycysteuze ovaria aanwezig te zijn. Dit is een belangrijk gegeven, daar gebleken is dat deze vrouwen een groter risico hebben op het optreden van ovarieel hyperstimulatiesyndroom wanneer ovariële hyperstimulatie wordt verricht in het kader van in-vitrofertilisatieprocedures (IVF) (zie paragraaf 2.3.3).

Ten slotte blijkt meer en meer dat het aantal antrale (diameter 2-10 millimeter) follikels een goede maat is voor het bepalen van de 'ovariële leeftijd', in ieder geval een betere maat dan de chronologische leeftijd (Scheffer e.a. 1999). Het lijkt beter te correleren met de ovariële leeftijd dan de tot nu toe meest gebruikelijke parameters, zoals basaal FSH in combinatie met oestradiolspiegel en inhibine B. Het aantal antrale follikels kan het meest betrouwbaar bepaald worden in de vroegfolliculaire fase (cyclusdag 2 tot en met 4).

WATERCONTRAST-ECHOSCOPIE

Bij de watercontrast-echoscopie of *saline infusion sonography* (SIS) wordt voorafgaand aan de transvaginale echoscopie via de cervix – zonder dilatatie – een dunne katheter in het cavum gebracht. Vervolgens wordt tijdens de echoscopie het cavum gevuld met een geringe hoeveelheid fysiologisch zout. Er ontstaat hierdoor distensie van het cavum waardoor zich intracavitair uitbreidende structuren, zoals poliepen en myomen beter kunnen worden afgebeeld dan bij gewone echoscopie. Hetzelfde geldt voor vormafwijkingen van het cavum. Het is een

Figuur 2.2   Sagittale doorsnede van de uterus, gelegen in anteflexie. Endometrium juist preovulatoir aspect.

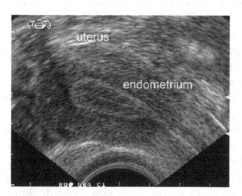

Figuur 2.3   Ovarium met dominante follikel behorend bij dezelfde patiënte als figuur 2.2.

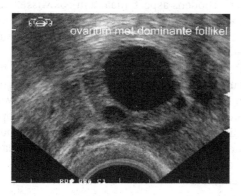

veilig onderzoek dat goed wordt verdragen door de patiënte. De watercontrast-echoscopie heeft zich inmiddels een plaats verworven en kan de diagnostische hysteroscopie vervangen voor het opsporen van intracavitaire afwijkingen (De Vries e.a. 2000).

CONTRAST-HYSTEROSONOGRAFIE: TESTEN DOORGANKELIJKHEID TUBAE

Deze vorm van transvaginale echoscopie maakt het mogelijk om in combinatie met de color-dopplertechniek flow en daarmee doorgankelijkheid van de tubae aan te tonen. Dit onderzoek zou als vervanging van het HSG een plaats kunnen krijgen in het fertiliteitsonderzoek. Een voordeel van dit onderzoek is dat er geen belasting met röntgenstralen is. Het wordt echter niet als minder belastend erva-ren. Bovendien heeft het als nadeel dat er geen informatie wordt verkregen over de kwaliteit van het slijmvlies van de tubae, maar alleen over de doorgankelijk-heid, terwijl dit in de praktijk ook nogal eens blijkt tegen te vallen. Daarnaast is het contrastmiddel (Echovist®) relatief duur. Deze vorm van echoscopie wordt inmiddels in Nederland dan ook vrijwel niet meer verricht.

2.2.2   Cyclusmonitoring

In de meeste Nederlandse instellingen is de echoscopische cylusmonitoring deel gaan uitmaken van het oriënterend fertiliteitsonderzoek (OFO). Zoals eerder be-schreven is het mogelijk follikels te detecteren vanaf een diameter van 2 à 3 millimeter. Tijdens de normale cyclus zijn drie fasen van follikelgroei te onder-scheiden (Pache e.a. 1990): vroegfolliculair (vanaf de menstruatie tot en met de dag van selectie van de dominante follikel), laatfolliculair (vanaf dag van selectie tot en met de dag van de LH-piek), en luteaal (dag LH-piek tot menstruatie). Een dominante follikel kan worden gedetecteerd tussen cyclusdag 5 en 12 (gemiddeld dag 8,3) met een follikeldiameter van 6,5-14,0 millimeter (gemiddeld 9,9 mil-limeter). In deze studie bleek iedere follikel met een diameter >11 millimeter een dominante follikel te zijn. Bovendien bleek uit een andere studie (Van Santbrink e.a. 1995) dat het zichtbaar worden van de dominante follikel sterk correleert met de eerste dag dat een significante stijging van het oestradiolgehalte in het serum kon worden gemeten. Vanaf dat moment wordt een lineaire groei gezien van gemiddeld 1,7 millimeter per dag. Op het moment van de LH-piek is de dia-meter van de dominante follikel gemiddeld 20,6 millimeter. Na de ovulatie kan een kleine hoeveelheid vocht in het cavum Douglasi worden gezien, vaak samen met een cysteuze structuur op de plaats waar eerst de dominante follikel werd gezien (corpus luteum). Deze structuur is vrijwel nooit groter dan 4 centimeter, en heeft meestal een echodens aspect, maar kan ook wisselend transsoon (mak-kelijk doorlatend voor geluidsgolven, bijvoorbeeld een met vocht gevulde cyste)/echodens (veel geluidsgolven absorberend, bijvoorbeeld botstructuur) zijn, met zowel een regelmatige als een onregelmatige wand.

Een cyclusanalyse wordt vooral gebruikt om de post-coïtumtest (PCT) te plan-nen, alsmede de lengte van de luteale fase te bepalen. Er kan niet anders gesteld worden dan dat dit experimenteel is en dat de toegevoegde waarde hiervan nog bewezen moet worden. Een voordeel is wel dat via echoscopische monitoring van de cyclus subtiele stoornissen kunnen worden opgespoord, eventueel in combinatie met hormoonbepalingen. Het zou vooral een plaats kunnen krijgen indien alle overige onderzoeken normaal uitvallen en er dus sprake is van idio-pathische infertiliteit.

2.2.3 Planning diagnostische procedures

Er is een aantal diagnostische verrichtingen (PCT, microcurettage) in het fertiliteitsonderzoek, waarbij de timing van cruciaal belang is voor een goede interpretatie van de resultaten. Deze timing kan plaatsvinden op basis van de cyclusanamnese, basale temperatuurcurve of met behulp van echoscopie.

Post-coïtumtest

De post-coïtumtest (PCT) is een test waarvan de waarde omstreden is. Als deze test wordt uitgevoerd dient dat te gebeuren voor de ovulatie, 6-18 uur na de coitus. Bij vrouwen met een onregelmatige cyclus kan het nogal eens lang duren voordat een positieve test verkregen wordt. De PCT wordt vaak als belastend ervaren, zodat voorkomen moet worden dat deze test bij herhaling moet worden verricht. Transvaginale echoscopie kan hierbij van nut zijn, doordat de PCT pas wordt afgesproken indien de dominante follikel > 17 millimeter diameter is (zie casus 2).

Microcurettage

Hetgeen voor de post-coïtumtest geldt, geldt nog sterker voor de microcurettage. In de meeste Nederlandse instellingen wordt de diagnose *corpus-luteuminsufficiëntie* dan ook gesteld op basis van een korte (< 10 dagen) luteale fase, of een te laag (< 16 mmol/l) midluteaal progesteron. Zowel de duur van de luteale fase, als het tijdstip voor het bepalen van het midluteaal progesteron kan goed bepaald worden nadat echoscopisch het moment van ovulatie is aangetoond. Wanneer toch een indicatie wordt gesteld voor het verrichten van een microcurettage kan het tijdstip echoscopisch goed gepland worden.

2.3 Echoscopie in het kader van fertiliteitsbehandeling

De transvaginale echoscopie is niet meer weg te denken uit het arsenaal van de fertiliteitsgeneeskunde, zowel op het gebied van de ovulatie-inductie, als bij ovariële hyperstimulatie. Het induceren van ovulatie is geïndiceerd wanneer er sprake is van anovulatie en een kinderwens. Dit betreft dus vrouwen met een oligomenorroe of amenorroe. Het doel is hier monofolliculaire groei gevolgd door mono-ovulatie. Dit in tegenstelling tot de tegenwoordig steeds grotere groep vrouwen met een regelmatige cyclus die in het kader van kunstmatige bevruchtingstechnieken zoals intra-uteriene inseminatie (IUI) of in-vitrofertilisatie (IVF) al dan niet in combinatie met intracytoplasmatische sperma-injectie (ICSI) (milde) hyperstimulatie ondergaat met als doel multipele follikelgroei!

Daarnaast is de transvaginale echogeleide punctie de methode bij uitstek geworden om in het kader van een IVF-behandeling eicellen te verkrijgen. Als we teruggaan in de historie werd in het begin een enkele eicel verkregen via een laparotomie. Later toen de bioloog Edwards in contact was gekomen met de gynaecoloog Steptoe, die één van de eersten was die laparoscopie in Engeland introduceerde, werd via deze techniek een eicel verkregen. Verdere evolutie vond plaats na de introductie van de *real-time*-echoscopie. Vanaf ongeveer 1980 werd hormonale stimulatie aan de IVF-behandeling toegevoegd, met als doel de ontwikkeling van meerdere follikels. In eerste instantie werd transabdominaal gepuncteerd via de volle-blaastechniek. De volle blaas werd hierbij als venster gebruikt en via een punctie door de blaas heen werden de follikels geaspireerd. Dit was een verbetering ten opzichte van de laparoscopie, maar nog verre van optimaal. Met de introductie van de transvaginale techniek werd het mogelijk om met een eenvoudiger en minder belastende techniek eicellen te verkrijgen.

2.3.1   Ovulatie-inductie

Zoals eerder opgemerkt is het doel van ovulatie-inductie (OI) monofolliculaire groei bij vrouwen met anovulatie. Afhankelijk van de oorzaak van de oligomenorroe of amenorroe zal er voor één van de onderstaande mogelijkheden van behandeling worden gekozen. Clomifeencitraat is het middel van eerste keuze bij normogonadotrope normo-oestrogene anovulatie en het polycysteus ovariumsyndroom (PCOS) (zie figuur 2.1). Intraveneus of subcutaan pulsatiel toegediend GnRH (*gonadotrophin-releasing hormone*) is de medicatie die bij uitstek gebruikt wordt bij anovulatie op basis van een hypothalame stoornis, met een intacte hypofysefunctie. In de regel zal het hierbij gaan om een hypogonadotrope hypo-oestrogene anovulatie. Gonadotrofinen worden in het algemeen pas gebruikt als de twee bovengenoemde medicaties niet tot ovulatie of na een aantal behandelingen niet tot een zwangerschap hebben geleid.

CLOMIFEENCITRAAT
Clomifeencitraat (CC) is het oudste en meest gebruikte medicament voor het induceren van een ovulatie. Daar gebleken is dat de kans op een meerlingzwangerschap in de eerste cyclus groter is dan in latere cycli, wordt geadviseerd deze eerste cyclus te monitoren door middel van echoscopie. Bovendien is dan ook duidelijk of follikelgroei optreedt en wanneer de ovulatie (coïtusadvies) verwacht wordt. Wanneer de cyclus ovulatoir is, en monofolliculair, kan daarna van echobewaking worden afgezien. In het algemeen zal dus de toegevoegde waarde van transvaginale echoscopie bescheiden zijn. Alleen bij patiënten bij wie de behandeling met CC niet leidt tot een ovulatoire cyclus (CC-resistentie), heeft echoscopie waarde: er kan bijvoorbeeld wel follikelgroei optreden, maar door een stoornis in het optreden van de LH-piek (negatieve feedback) toch geen ovulatie. Indien dit het geval is, kan aanvullende toediening van HCG (humane chori-ongonadotrofine) om finale folliculaire rijpheid en ovulatie tot stand te brengen, de CC-therapie alsnog succesvol maken. Pas als ook dit niet tot een ovulatie leidt bestaat er pas echt CC-resistentie.

GONADOTROPHIN-RELEASING HORMONE
De waarde van echoscopie bij de behandeling met pulsatiel gonadotrophin-releasing hormone (GnRH) is bescheiden. In de regel zal er monofolliculaire groei optreden doordat de negatieve feedback van het oestradiol op de hypofyse intact blijft. Uit de literatuur is echter gebleken dat wanneer reeds in de eerste cyclus pulsatiele GnRH-therapie een zwangerschap optreedt, hierbij een verhoogde kans bestaat op een meerlingzwangerschap. Dit lijkt vooral gerelateerd aan de dosis GnRH, maar ook met lagere doses blijkt dit risico niet geheel uit te sluiten (Braat 1992). Om die reden wordt geadviseerd de eerste GnRH-cyclus te volgen door middel van echoscopie. Indien de cyclus monofolliculair (en ovulatoir) is kan van verdere echoscopische bewaking worden afgezien, tenzij verhoging van de dosis noodzakelijk is (bijvoorbeeld indien anovulatie optreedt).

GONADOTROFINEN

Ovulatie-inductie met gonadotrofinen (FSH, HMG, HCG) zal in de regel pas plaatsvinden als behandelingen met CC of pulsatiel GnRH niet tot succes (ovulatie) of tot een zwangerschap hebben geleid. Of wanneer er sprake is van een hypofysaire oorzaak. De plaats van transvaginale echoscopie bij deze behandeling staat niet ter discussie. Doordat een groot deel van de negatieve feedback van het ovarium naar hypothalamus en hypofyse wordt gecompromitteerd, is echoscopische monitoring vanwege het potentieel grote risico op een meerlingzwangerschap zonder meer geïndiceerd. In het algemeen wordt het zogenoemde *low-dose step-up*-schema toegepast, waarbij gestart wordt met een lage dosis gonadotrofinen (50-75 IE), welke eventueel na 10-14 dagen bij onvoldoende respons wordt verhoogd. Monitoring vindt een tot drie keer per week plaats door middel van echoscopie, eventueel in combinatie met 17-oestradiolbepalingen. Indien de dominante follikel > 18 millimeter diameter is, en niet meer dan 3 follikels > 16 millimeter zijn, wordt HCG (5.000-10.000 IE) gegeven ter inductie van een ovulatie. Tevens krijgt het paar een coïtusadvies. Het blijkt niet nodig om hierna de ovulatie echoscopisch te bevestigen, daar de kans dat inderdaad een ovulatie optreedt erg groot is.

Naast het optreden van multifolliculaire groei, is een ander risico het optreden van het ovarieel hyperstimulatiesyndroom (OHSS). Deze potentieel levensbedreigende complicatie treedt vooral op bij vrouwen met PCOS, en vrijwel uitsluitend nadat HCG is toegediend. Vooral het aantal middelgrote follikels (12-16 millimeter) blijkt van belang voor het optreden van OHSS. Om die reden wordt geadviseerd geen HCG toe te dienen bij te veel grote of middelgrote follikels (> 3 follikels > 18 millimeter, of > 5 follikels > 15 millimeter) of bij serum 17-oestradiolspiegels > 3000 pmol/l. Alhoewel geen HCG wordt gegeven, wordt toch een coïtusverbod gegeven in verband met het mogelijk optreden van een endogene LH-piek. Indien toch een OHSS optreedt wordt de ernst hiervan vastgesteld aan de hand van een aantal criteria: klinisch onder andere de echoscopisch vastgestelde grootte van de ovaria (5-12 centimeter (mild tot matig), > 12 centimeter (ernstig) en het al dan niet aanwezig zijn van ascites en/of hydrothorax. Daarnaast wordt een hematocriet > 45% als ernstig en > 55% als zeer ernstig beschouwd (Richtlijn NVOG). Zo nodig vindt klinische observatie en controle plaats.

Preventie bestaat uit het onderkennen van de risicofactoren vooraf, zo nodig vooraf aanpassen van de dosering gonadotrofinen, en zorgvuldige bewaking tijdens ovariële stimulatie. Dit geschiedt met behulp van echoscopie en oestradiolbepalingen. Indien tijdens de stimulatie > 3 dominante follikels van > 18 millimeter of > 5 follikels > 15 millimeter zijn ontstaan en/of het serumoestradiol > 3,0 mmol/l (1000 pg/ml) is gestegen, dient geen HCG te worden toegediend en dient een coïtusverbod te worden gegeven (daar altijd een risico op het optreden van een endogene LH-piek bestaat).

2.3.2   *Intra-uteriene inseminatie*

Intra-uteriene inseminatie (IUI) is één van de meest toegepaste technieken bij de behandeling van fertiliteitsstoornissen. De behandeling steunt op de volgende pijlers:

* bewerking van het ejaculaat met het doel stoffen te verwijderen die de bevruchting nadelig kunnen beïnvloeden;

- ovulatiedetectie door middel van transvaginale echoscopie en/of LH-metingen in bloed of urine;
- rondom het tijdstip van de ovulatie intra-uteriene inseminatie van een hoeveelheid beweeglijke zaadcellen die in een klein volume geconcentreerd is.

Er heeft zich een duidelijk indicatiegebied afgetekend voor de toepassing van IUI:

- cervixfactor;
- mannelijke subfertiliteit;
- idiopathische infertiliteit;
- sperma-antistoffen;
- overige indicaties: een duidelijke indicatie voor IUI is bijvoorbeeld de omstandigheid waarbij intravaginale ejaculatie niet mogelijk is (zoals bij mannen met retrograde ejaculatie of met een dwarslaesie) en de kwaliteit van het semen verminderd is.

De IUI kan zowel in de spontane cyclus als in een gestimuleerde cyclus plaatsvinden.

Ongestimuleerde of spontane cyclus

De waarde van echoscopie bij IUI is in de spontane cyclus bescheiden. In de praktijk zal in de regel rondom cyclusdag 10 uitgaande van een reguliere cyclus van 28 dagen een transvaginale echoscopie worden verricht om het moment te bepalen waarop het zinvol is om met het testen van de urine ter detectie van de LH-piek te beginnen: als de dominante follikel 14 à 15 millimeter in doorsnede is. De meerwaarde van het verrichten van een echoscopie is bij patiënten met een strikt regulaire cyclus niet aanwezig. De waarde wordt groter naarmate de cyclus onregelmatiger is. De ovulatie treedt 34-38 uur na het begin van de serum-LH-piek op. Gezien de *lag-time* serum-urine dient de inseminatie 20-30 uur na een positieve LH-test te worden verricht. Een andere mogelijkheid is om bij een follikelgrootte van 18 millimeter 5.000-10.000 IE HCG toe te dienen. Het nut hiervan in de spontane cyclus is niet bewezen, maar dit biedt duidelijk logistieke voordelen. De inseminatie dient dan 38-42 uur later te worden verricht.

Gestimuleerde cyclus

Het doel van de monitoring is bepalen van het moment van HCG-toediening (en 38-42 uur daana IUI), alsmede de preventie van een grote meerlingzwangerschap (met name drie- en vierlingen) en het optreden van OHSS. Vooral in verband met het voorkomen van grote meerlingzwangerschappen heeft het echoscopisch onderzoek hier een zeer belangrijke plaats. Aangezien er nu sprake is van een normale ovulatoire cyclus en door middel van (milde) hyperstimulatie dus bewust multipele follikelgroei wordt nagestreefd, is het belangrijk dit risico tevoren met het paar te bespreken. Gestreefd wordt naar 2 à 3 follikels > 16 millimeter, er dient geen IUI te worden verricht bij > 3 follikels > 16 millimeter of > 5 follikels > 12 millimeter.

2.3.3 In-vitrofertilisatie (IVF) of intracytoplasmatische sperma-injectie (ICSI)

Transvaginale echoscopie als beeldvormende techniek is niet meer weg te denken uit de monitoring van de hormonale stimulatie van de ovaria. Zoals al eerder benadrukt heeft zelfs de in-vitrofertilisatie (IVF-behandeling) in hoge mate bijgedragen aan de snelle introductie en ook de acceptatie van de transvaginale echoscopie. Transvaginale echogeleide follikelaspiratie is de methode van eerste keuze om eicellen te verkrijgen.

UITGANGSECHOSCOPIE

In het voorbereidende onderzoek voorafgaande aan een IVF-behandeling is het zeer aan te raden om een zogenoemde uitgangsecho te vervaardigen. Het doel van deze echoscopie is om de anatomie van de genitalia interna bij een IVF-patiënt in kaart te brengen, omdat deze afwijkend kunnen zijn door voorafgaande genitale infecties en/of operatieve ingrepen. Dit kan betekenen dat er een vergroot risico op complicaties na IVF bestaat, zoals een groot risico op infecties bij hydrosalpinges en/of endometriosecysten. Ook kan blijken dat de ovaria niet bereikbaar zijn voor de transvaginaal geleide punctie. De meeste informatie wordt verkregen als de echoscopie periovulatoir en met lege blaas wordt uitgevoerd. De specifieke aandachtspunten worden hieronder besproken.

BEOORDELING UTERUS

Allereerst wordt de ligging van de uterus bepaald. Vooral voor de embryotransfer is het nuttig om over de ligging van de uterus te zijn geïnformeerd. In het bijzonder de extreme anteflexie en retroflexie kunnen problemen opleveren bij de embryotransfer. De sterke anteflexie kan grotendeels gecorrigeerd worden door de embryotransfer uit te voeren terwijl de patiënte een volle blaas heeft. In hetzelfde kader is het echoscopisch bepalen van de sondelengte van belang. In figuur 2.4 is de gehele uterus in sagittale doorsnede afgebeeld en kan eenvoudig door een lijn te trekken van fundus naar os externum cervicis waarbij het midden van het endometrium en het cervixkanaal wordt gevolgd. Er wordt in principe naar gestreefd om de embryo's één tot anderhalve centimeter onder de fundus in het cavum uteri te plaatsen. Daarnaast wordt er gelet op de aanwezigheid van

Figuur 2.4   Sagittale doorsnede van een uterus gelegen in anteversie-flexie (AVF). Er is een fraai pre-ovulatoir endometrium. Het gehele cervixkanaal is afgebeeld zodat het echoscopisch meten van de sondelengte gemakkelijk is.

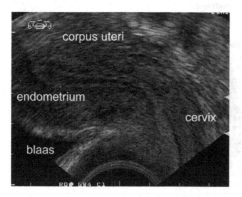

myomen en endometriumpoliepen en eventuele congenitale vormafwijkingen (septum uterus bicornis).

BEOORDELING OVARIA

Het bepalen van de ligging van de ovaria is essentieel, omdat de follikels die onder invloed van hormonale stimulatie zullen gaan groeien, allemaal aangeprikt dienen te worden. Dit vermindert sterk de kans op een ernstige vorm van OHSS. De ovaria dienen dus bereikbaar te zijn voor transvaginale echogeleidepunctie. In het verleden doorgemaakte ontstekingen kunnen de ligging van de ovaria zodanig veranderd hebben dat het aanprikken van de follikels een zeer risicovolle ingreep kan worden met een hoge kans op complicaties. Soms is een sanerende laparoscopie of zelfs laparotomie, waarbij de ovaria verplaatst worden, nodig om een IVF-behandeling mogelijk te maken.

Er zal gelet worden op de aanwezigheid van cysten. Met name cysten die verdacht zijn voor endometriose zijn van belang om te documenteren (zie figuur 2.5 en 2.6). Het is aan te bevelen om deze cysten bij de follikelaspiratie zo veel mogelijk te vermijden, omdat deze makkelijk kunnen infecteren en aanleiding kunnen geven tot ernstige complicaties, zoals een tuba-ovarieel abces leidend tot ziekenhuisopname en nogal eens tot operatief ingrijpen. Het lijkt zinvol om preventief antibiotica te geven bij het aanwezig zijn van endometriomen.

De grootte of het volume van de ovaria en daaraan gerelateerd het aantal kleine antrale follikels (2 tot 10 millimeter in doorsnede) lijkt gerelateerd aan de ovariële leeftijd (zie paragraaf 2.2.1) en heeft daardoor een voorspellende waarde voor

Figuur 2.5   Ovarium achter de cervix gelegen met een 'gespikkelde' ronde structuur die zeer verdacht is voor een ovariële endometriosecyste.

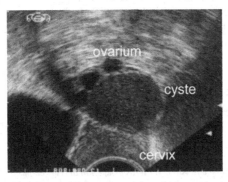

Figuur 2.6   Actief ovarium aan begin van de stimulatiefase. Tussen de nog kleine follikels een echogene cyste: ovariële endometriose.

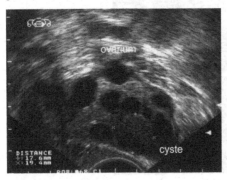

de reactie op hormonale stimulatie tijdens een IVF-behandeling. Daarnaast is het aantonen van polycysteuze ovaria belangrijk vanwege de verhoogde kans op het optreden van OHSS (zie figuur 2.1 en 2.7). Deze echoscopische bevindingen zullen dus mede bepalend zijn voor de startdosis van de gonadotrofinen.

Figuur 2.7   Zeer fors gestimuleerd ovarium bij PCO-patiënte. Hoog risico op OHSS, de IVF-behandeling werd gestaakt.

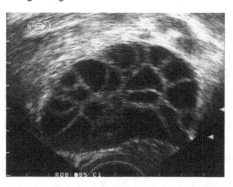

Beoordeling tubae

Recent heeft prospectief gerandomiseerd onderzoek aangetoond dat tubae die met vocht gevuld zijn en dientengevolge echoscopisch te visualiseren zijn, de kans om met een IVF-behandeling zwanger te worden significant negatief be-

Figuur 2.8A   Voorbeeld van met vocht gevulde langwerpige structuren lateraal van de uterus gelegen. Het klassieke beeld van met vocht gevulde tubae: hydrosalpinges.

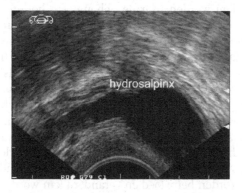

Figuur 2.8B   Voorbeeld van met vocht gevulde langwerpige structuren lateraal achter de uterus gelegen. Het klassieke beeld van met vocht gevulde tubae: hydrosalpinges.

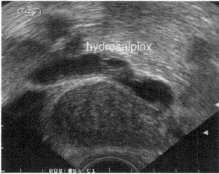

invloedt (Strandell 1999). Het lijkt dan ook een zinvol advies om deze hydrosalpinges voorafgaande aan de IVF-behandeling te laten verwijderen, waarbij dan uiteraard met het paar moet worden besproken dat dit de (zeer kleine) kans op een spontane zwangerschap nihil maakt. Indien er hydrosalpinges echoscopisch aantoonbaar zijn, zijn deze maximaal gevuld in de periovulatoire periode (zie figuur 2.8). Dit is een ander argument om de echoscopie in deze fase van de cyclus uit te voeren.

BEOORDELING VOORTGANG STIMULATIE

Transvaginale echoscopie is de methode bij uitstek om de voortgang van de hormonale stimulatie te vervolgen. Het aantal en de grootte van de follikels worden bepaald. Als de follikels een grootte van 12 millimeter hebben bereikt zal de dagelijkse groeisnelheid gemiddeld ongeveer 2 millimeter bedragen. Met dit gegeven kan rekening worden gehouden in het kader van de frequentie van de echoscopische controles. Bij hypo- of hyperreactie van de ovaria op de hormonale stimulatie is het van aanvullende waarde om de serum 17-oestradiolspiegel als extra parameter voor folliculaire ontwikkeling te bepalen. In de regel zal overgegaan worden tot follikelaspiratie als de grootste follikel > 18 millimeter in doorsnede is, en ten minste 3 follikels > 15 millimeter zijn (eventueel aangevuld met de eis dat er een adequate spiegel van het 17-oestradiolspiegel aanwezig moet zijn : > 800 pmol/l per follikel). Nadat 5000-10.000 IE HCG is toegediend wordt 34-38 uur later een follikelaspiratie uitgevoerd. Ook (of misschien wel juist) bij IVF bestaat het risico op OHSS, om welke reden wordt afgezien van HCG-toediening (en dus ook van punctie) indien het serum 17-oestradiol > 10.000 pmol/l (2500 pg/ml) is en/of indien > 15 follikels > 15 millimeter of > 35 follikels > 12 millimeter aanwezig zijn.

Tevens zal er gekeken worden naar de opbouw van het endometrium. In het algemeen wordt de dubbele endometriumdikte (endometrium van voor- en achterwand samen) gemeten. Aan het eind van de stimulatiefase bedraagt de dikte van het endometrium gemiddeld zo'n 9 tot 12 millimeter (zie figuren 2.2 en 2.4). Een meting van onder de 7 millimeter wordt beschouwd als een prognostisch ongunstige factor voor het optreden van zwangerschap (Gonen e.a. 1990). Er zijn in de literatuur diverse endometriumscores en patronen beschreven die ook een relatie zouden hebben met de kans op zwangerschap. De *triple layer* zoals in figuur 2.2 en 2.4 te zien is, zou de hoogste kans op zwangerschap geven. Deze scores zijn echter niet in grote prospectieve studies voldoende gevalideerd. Bovendien is er op dit moment geen therapie bekend waaronder het hyperechogene patroon kan worden beïnvloed en veranderd kan worden in de triple layer (Friedler e.a. 1996).

FOLLIKELASPIRATIE

De echogeleide transvaginale follikelaspiratie is een zeer wezenlijk deel van de IVF-behandeling. Het via deze techniek verkrijgen van eicellen was een doorbraak in de IVF-behandeling als zodanig. De transducer wordt voorzien van een punctiegeleider en via een softwarematig voorgeprogrammeerde punctielijn kunnen de follikels worden aangeprikt (zie figuur 2.9). De punctielijn, een stippellijn met centimeterverdeling, die zichtbaar is op de monitor, geeft aan in welk vlak en op welke diepte de naald terecht zal komen als er wordt gepuncteerd. Een en ander wordt geïllustreerd door middel van de figuren 2.10 en 2.11.

Figuur 2.9   Steriel ingepakte transducer met punctiegeleider, klaar voor gebruik.

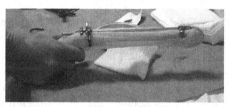

Figuur 2.10   Gestimuleerd ovarium met punctielijn in het midden van een follikel gepositioneerd.

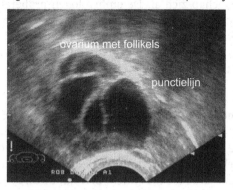

Figuur 2.11   Idem als figuur 2.10, echter nu met naald in de follikel waar de punctielijn doorheen loopt.

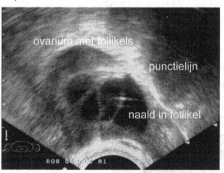

EMBRYOTRANSFER

De embryotransfer is over het algemeen een simpele, weinig belastende verrichting. Het onder echoscopisch zicht plaatsen van embryo's vindt tot op heden niet routinematig plaats. Er is een meta-analyse (Sallam e.a. 2003) verschenen die een hoger zwangerschapspercentage claimt als de embryotransfer onder transabdominaal echoscopisch zicht wordt uitgevoerd. De studies die hierin zijn opgenomen, zijn lang niet allemaal echte *prospective randomised* trials (PRT's), zodat het definitieve antwoord nog niet gegeven lijkt. De meerwaarde is omstreden, zeker als in het voortraject reeds voldoende informatie is verkregen over de ligging en de sondelengte van de uterus. De diepte van plaatsing is van groot belang voor de kans op zwangerschap (Coroleu e.a. 2002). In geval van een moeilijke embryotransfer of bij (congenitale) uterusanomalieën kan het onder echoscopisch zicht uitvoeren van de procedure aanvullende waarde hebben.

2.4   Experimentele technieken

Heden ten dage is een aantal stappen in de IVF-behandeling goed onder controle. Gemiddeld ongeveer 85% van alle patiënten die met een IVF-behandeling starten komen tot een embryotransfer. Echter daarna komt de innestelingsfase waarop nog maar weinig invloed kan worden uitgeoefend. Aan de ene kant kan er alleen maar een zwangerschap ontstaan als er embryo's in de uterus worden geplaatst die de potentie in zich hebben om uit te groeien tot een kind (factor embryokwaliteit). Anderzijds dienen in de uterus omstandigheden aanwezig te zijn die implantatie mogelijk maken. In dit spanningsveld speelt de kans op een succesvolle zwangerschap zich af. De embryologen proberen aan de hand van morfologische kenmerken die embryo's voor transfer te selecteren die de hoogste implantatiekans hebben. Verder wordt er op dit moment onderzoek gedaan naar echoscopische markers die implantatie positief dan wel negatief zouden kunnen beïnvloeden.

2.4.1   Echoscopische markers van implantatie

Aangezien het hele proces van implantatie wordt gedomineerd door angioneogenese is het aantrekkelijk om aan de doorbloeding van de uterus en de veranderingen daarin grote waarde toe te kennen. Een van de directe uitingen van enerzijds doorbloeding en anderzijds de gevoeligheid voor oestradiol is de opbouw van het endometrium tijdens de stimulatiefase van de IVF-behandeling.

COLOR-DOPPLER FLOW VAN DE ARTERIA UTERINA
Een slechte doorbloeding van de uterus is een prognostisch ongunstige factor in relatie tot de kans op zwangerschap. Een *pulsatility index* (PI) is een maat voor de doorbloeding en een gemeten waarde van boven de 3,5 op de dag van embryotransfer wordt als erg ongunstig beschouwd. Over de *resistance index* (RI) als parameter is nog maar weinig bekend (zie figuur 2.12).

Figuur 2.12   Color-doppler flowpatroon in arteria uterina tijdens een IVF-behandeling.

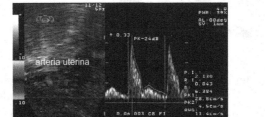

UTERUSCONTRACTIES
De uterus contraheert gedurende de hele cyclus. De frequentie en de richting van de contracties kunnen afhankelijk van het moment van de cyclus wisselen. Progesteron heeft een sederende werking op de uterus. Fanchin e.a. (1998) hebben aangetoond dat er een omgekeerd evenredige relatie was met de frequentie van de uteruscontracties op de dag van de embryotransfer en de kans op zwan-

gerschap. De richting (naar de cervix, naar de fundus of willekeurig) had geen prognostische waarde. Een makkelijke, atraumatische transferprocedure heeft nauwelijks of geen invloed op de frequentie van de uteruscontracties, terwijl een moeilijke transfer de frequentie verhoogt. Het laatste woord is hier zeker nog niet over gezegd.

2.5 Met het oog op de toekomst

Naar verwachting zal de echoscopieapparatuur mede door verder voortschrijdende computertechnologie verbeteren. Wellicht komen hierdoor nieuwe technieken voorhanden die ons meer inzicht kunnen verschaffen in het nog praktisch totaal onontgonnen gebied van implantatie. De plaats van driedimensionale echoscopie bij fertiliteitsonderzoek en -behandeling is nog onduidelijk, maar wellicht zou deze techniek meer inzicht kunnen verschaffen op het gebied van ovariumfysiologie (follikelgroei).

Casus 1
Een 32-jarige patiënte werd verwezen voor IVF op basis van inoperabele tubapathologie. Op het hysterosalpingogram (HSG) werd een normaal cavum uteri gezien. Vulling van de rechtertuba werd niet verkregen, terwijl de linkertuba wel vulling liet zien, maar de contrastvloeistof leek zich op te hopen in pockets, hetgeen suggestief is voor het bestaan van peritubaire adhesies. Ter voorbereiding op de IVF-behandeling midcyclisch uitgevoerde uitgangsechoscopie werd een normaal cavum uteri gezien met een fraai ontwikkeld endometrium. Het rechterovarium bleek gefixeerd boven op de uterus te liggen. Gezien deze lokalisatie niet goed bereikbaar voor echogeleide vaginale punctie. Bovendien was dit ovarium omgeven door een langwerpige met vocht gevulde structuur, verdacht voor een hydrosalpinx. De uitgangsechoscopie bracht twee relatieve contra-indicaties aan het licht voor de IVF-behandeling.
1   De onbereikbaarheid voor punctie van het rechterovarium en
2   De aanwezigheid van een echoscopisch te visualiseren hydrosalpinx.

Er werd via een therapeutische laparoscopie ovariolysis en tubectomie rechts verricht en adhesiolysis links. Bij de controle-echoscopie bleek het rechterovarium goed bereikbaar voor transvaginale punctie. De IVF-behandeling verliep ongecompliceerd, er werden twaalf oöcyten verkregen, waarvan er acht bevrucht werden. Er werden op de derde dag na punctie twee embryo's van goede kwaliteit in de uterus geplaatst en dit resulteerde in een doorgaande eenlingzwangerschap.

Casus 2
Bij een 34-jarige patiënte, met een primaire infertiliteit gedurende 3 jaar, viel de post-coïtumtest (PCT) bij herhaling negatief uit. De oorzaak werd voornamelijk gezocht in slechte cervixslijmkwaliteiten. De basale temperatuurcurve was niet goed te interpreteren. Een echoscopische cyclusmonitoring werd afgesproken om meer inzicht te krijgen in de situatie. Transvaginale echoscopie op cylusdag (CD) 10 liet geen dominante follikel zien, terwijl het endometrium

nog maar 5,4 millimeter dik was. Drie dagen later waren de bevindingen als volgt: dominante follikel met een doorsnede van 12,6 millimeter in het rechterovarium en de endometriumdikte bedroeg 7,6 millimeter. Op CD 16 werd er opnieuw een echoscopisch onderzoek verricht: dominante follikel met een doorsnede van 19 millimeter in het rechterovarium, endometriumdikte 8,4 millimeter. Er werd een PCT afgesproken voor de volgende dag. Er was op CD 17 fraai helder dradentrekkend cervixslijm aanwezig, waarin 3 tot 5 progressief motiele zaadcellen aanwezig waren per gezichtsveld bij een vergroting van 400 maal. Transvaginale echoscopie toonde aan dat ovulatie nog niet had plaatsgevonden, een dag later bleek er geen follikel meer aanwezig te zijn in het rechterovarium. Echoscopisch onderzoek op CD 23 liet een homogeen postovulatoir endometrium zien met een dikte van 8,3 millimeter. Patiënte menstrueerde weer op CD 28, hetgeen betekent dat de luteale fase met een lengte van slechts tien dagen wel erg kort was hetgeen een corpus-luteumin-sufficiëntie waarschijnlijk maakte. Dit werd in een volgende cyclus door middel van een microcurettage die meer dan twee dagen uit fase (het verschil in uitrijping van het endometrium en de actuele dag van de cyclus) was bevestigd. De echoscopische monitoring van de cyclus had duidelijk gemaakt dat de dag van ovulatie duidelijk later viel dan in eerste instantie op grond van de cycluslengte was vermoed. Met deze kennis gewapend en medicamenteuze ondersteuning van de luteale fase werd patiënte 3 maanden later spontaan zwanger.

Literatuur

Adams J, e.a. Multifollicular ovaries: clinical and endocrine features and response to pulsatile gonadotrophin-releasing hormone. The Lancet 1985; ii:1375-8.

Braat DDM. Multiple pregnancies in pulsatile GnRH treatment (Academisch Proefschrift). Amsterdam: Vrije Universiteit Amsterdam, 1992.

Coroleu B, e.a. The influence of the depth of embryo replacement into the uterine cavity on implantation rates after IVF: a controlled ultrasound-guided study. Hum Reprod 2002; 17: 634-40.

Dickey RP. Doppler ultrasound investigation of uterine and ovarian blood flow in infertility and early pregnancy. Human Reprod Upd 1997; 3: 467-503.

Fanchin R, Righini C, Olivennes F, Taylor S, De Ziegler D, Frydman R. Uterine contractions at the time of embryo transfer after pregnancy rates after in-vitro fertilization. Hum. Reprod. 1998; 13: 1968-74.

Friedler S, e.a. The role of ultrasonography in the evaluation of endometrial receptivity following assisted reproductive treatments: a critical review. Hum Reprod Upd 1996; 2: 323-35.

Geyter C de, e.a. Prospective evaluation of the ultrasound appearance of the endometrium in a cohort of 1,186 infertile women. Fert Steril 2000; 73: 106-13.

Giudice LC. Potential biochemical markers of uterine receptivity. Hum Reprod 1999; 14: suppl 2: 3-16.

Gonen Y, Casper RF. Prediction of implantation by the sonographic appearance of the endometrium during controlled ovarian stimulation for in vitro fertilisation. J In Vitro Fert Embryo Transf 1990; 7: 146-52.

Kratochwil A. Ein neues vaginales Ultrashall-Schnittbild-verfahren. Geburtshilfe Frauenheilkd 1969; 29: 379-84.

Kyei-Mensah A, e.a. Transvaginal three-dimensional ultrasound: accuracy of follicular volume measurements. Fertil Syeril 1996; 65: 371-6.

Pache TD, e.a. Growth pattern of non-dominant ovarina follicles during the normal menstrual cycle. Fertil Steril 1990; 53: 638-42.

Richtlijn No. 1 van de Nederlandse Vereniging voor Obstetrie en Gynaecologie (NVOG). Oriënterend Fertiliteits-Onderzoek (OFO). 1996.

Richtlijn No. 2 van de Nederlandse Vereniging voor Obstetrie en Gynaecologie (NVOG). Anovulatie en kinderwens: diagnostiek en behandeling van vrouwen met kinderwens en oligomenorroe of amenorroe. 1996.

Richtlijn No. 11 van de Nederlandse Vereniging voor Obstetrie en Gynaecologie (NVOG). Het ovarieel hyperstimulatiesyndroom. 1998.

Richtlijn No. 29 van de Nederlandse Vereniging voor Obstetrie en Gynaecologie (NVOG). Intra-Uteriene Inseminatie (IUI). 2000.

Sallam HN, Sadek SS. Ultrasound-guided embryo transfer: a meta-analysis of randomised controlled trials. Fertil Steril 2003; 80: 1042-6.

Santbrink EJP van, e.a. Decremental follicle-stimulating hormone and dominant follicle development during the normal menstrual cycle. Fertil Steril 1995; 64: 37-43.

Scheffer GJ, e.a. Antral follicle counts by transvaginal sonography are related to age in women with proven natural fertility. Fertil Steril 1999; 72: 845-51.

Strandell A, e.a. Hydrosalpinx and IVF outcome: a prospective, randomized multicentre trial in Scandinavia on salpingectomy prior to IVF. Hum Reprod 1999: 14: 2762-9.

Vries LD de, e.a. Comparison of transvaginal sonography. Saline infusion sonography and hysteroscopy in premenopausal women with abnormal uterine bleeding. J Clin Ultrasound 2000; 28: 217-23.

3 Laboratoriumaspecten van mannelijke infertiliteit

P.M.M. KASTROP

3.1 Inleiding

Infertiliteit is door de Wereldgezondheidsorganisatie (WHO) gedefinieerd als het uitblijven van een conceptie na ten minste twaalf maanden van onbeschermde coïtus. Derhalve is bij één op de zes paren met kinderwens sprake van infertiliteit. In ongeveer de helft van de infertiele paren is er sprake van een mannelijke factor. Van oudsher werd de vrouw verantwoordelijk geacht voor het uitblijven van de gewenste zwangerschap, daar zij ook degene was die niet zwanger kon worden. In het begin van de negentiende eeuw werd aangetoond dat zaadcellen essentieel waren voor de bevruchting, maar pas halverwege de twintigste eeuw werd voor het eerst de relatie beschreven tussen het aantal zaadcellen in het ejaculaat en de kans op een zwangerschap. Sindsdien is deze relatie een permanent punt van discussie geworden, waarbij naderhand ook de motiliteit en de morfologie van zaadcellen werd betrokken. Sinds 1980 wordt door de WHO een laboratoriumhandleiding uitgegeven waarin de procedure van semenonderzoek en de normaalwaarden voor de verschillende semenparameters is vastgelegd. Gezien het feit dat onderzoek van een ejaculaat van de man pijnloos, eenvoudig en goedkoop is, wordt tegenwoordig aan het begin van ieder infertiliteitsonderzoek de man onderzocht. Op basis van de bevindingen kan gesteld worden dat ongeveer 7% van alle mannen kampt met vruchtbaarheidsproblemen. Echter door de ontwikkelingen op het gebied van de geassisteerde voortplanting is het mogelijk om ook bij extreem slechte semenkwaliteit nog de kinderwens te vervullen. Zelfs wanneer geen zaadcellen in een ejaculaat worden waargenomen is het heden ten dage mogelijk zwangerschappen tot stand te brengen, door zaadcellen uit de epididymis of testis direct in de eicel te injecteren.

Daarnaast is, door de vooruitgang op het gebied van de cryopreservatie van semen, het relatief eenvoudig om semen op een veilige en verantwoorde wijze in te vriezen en op een later tijdstip voor eigen gebruik of voor derden te ontdooien ten behoeve van het tot stand brengen van een zwangerschap.

3.2 De zaadcel en zaadcelproductie (spermatogenese)

3.2.1 Morfologie van de zaadcel

Een zaadcel bestaat uit een kop, middenstuk en staart en heeft een totale lengte van ongeveer 50 micrometer (zie figuur 3.1). De kop is ovaal van vorm, heeft een lengte van ongeveer 5 micrometer en bestaat uit een sterk gecondenseerde haploïde kern die bij de bevruchting wordt afgegeven aan de eicel. Als cel heeft de zaadcel zich ontdaan van alle onnodige celorganellen die geen functie hebben bij die bevruchting en is het DNA sterk gecondenseerd en inactief, teneinde het volume zo klein mogelijk te houden. Aan de voorkant van de kop bevindt zich het acrosoom, een blaasje met hydrolytische enzymen die vrijkomen zodra de zaadcel zich aan de zona pellucida (eischil) van de eicel bindt. Door deze zogeheten acrosoomreactie is de zaadcel in staat de zona pellucida te penetreren en uiteindelijk de eicel te bereiken en deze te bevruchten.

De staart is ongeveer 45 micrometer lang en is opgebouwd uit een bijzondere structuur van microtubuli. Dankzij een ingenieus biochemisch proces kan de staart met behulp van deze structuur bewegen. Deze beweging maakt het uiteindelijk mogelijk dat een zaadcel kan 'zwemmen'.

De energie die nodig is voor de beweging van de staart wordt geleverd door het middenstuk. In dit gedeelte van de zaadcel bevinden zich talrijke mitochondriën, die voedingsstoffen uit de omgeving omzetten in ATP (adenosinetrifosfaat), de energiebron van elke cel.

3.2.2 Anatomie van de mannelijke geslachtsorganen

Dagelijks worden er miljoenen zaadcellen per testis (zaadbal) gemaakt. Dit bijzonder ingewikkeld proces van zaadcelproductie in het scrotum van een man wordt spermatogenese genoemd. Het gehele proces duurt ongeveer 70 dagen, alvorens een rijpe zaadcel is gevormd die uiteindelijk bij een ejaculatie vrijkomt.

De testes van een volwassen man hebben een volume van ongeveerd 20 milliliter. De testes liggen in het scrotum en hangen als het ware buiten het lichaam (zie figuur 3.2). Dit is noodzakelijk omdat de optimale temperatuur voor de zaadproductie 2-3 C lager is dan de lichaamstemperatuur van 37 C. Aan de testes zit ook een spier, die ervoor zorgt dat de testes naar boven getrokken kunnen worden, zoals gebeurt in geval van te lage buitentemperatuur. Een te koude testis is ook niet goed voor de vorming van zaadcellen.

De testis bij de man vervult dezelfde functies als het ovarium (eierstok) bij de vrouw, namelijk de productie van zowel gameten als geslachtshormonen. Beide functies vinden gelijktijdig plaats in verschillende gebieden van de testis: De

Figuur 3.1   De morfologie van de zaadcel.

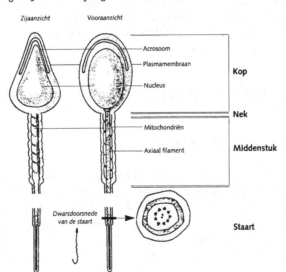

testis is opgebouwd uit zaadbuisjes, de tubuli seminiferi, waarin de spermatogenese plaatsvindt. In het tussenliggende interstitieel weefsel bevinden zich de
Leydig-cellen, die zorgen voor de productie van testosteron.

Direct tegen de testis aan bevindt zich de epididymis (bijbal). Dit is een langge-
rekt wormvormig orgaan van enkele centimeters lang en waarin een caput (kop),
een corpus (lichaam) en een cauda (staart) te onderscheiden zijn. In de epididymis vindt de uitrijping van de zaadcellen plaats, een proces dat in totaal wel zo'n
zes weken in beslag neemt. Gedurende het transport door de epididymis neemt
de beweeglijkheid van de zaadcel toe en ontwikkelt de zaadcel de competentie
om een eicel te kunnen bevruchten. Nadat het gehele proces van uitrijpen is
voltooid worden de zaadcellen tijdelijk opgeslagen in het staartgedeelte van de
epididymis.
In de testis bevinden zich honderden tubuli seminiferi waarin de zaadcellen
aangemaakt worden. Deze tubuli seminiferi hebben een lengte van wel 80 centimeter per buisje. Al die zaadbuisjes komen in een apart gedeelte van de testis,
de zogenoemde rete testis, samen. In de kop van de epididymis zijn nog slechts
5 tot 10 tubuli te onderscheiden, die zich vervolgens verder verenigen tot één
buisje. Dit buisje kronkelt door de verdere epididymis en heeft een lengte van
ongeveer 6 meter. In de cauda van de epididymis gaat dit buisje over in het vas
deferens (zaadleider).

Figuur 3.2   De anatomie van het mannelijk voortplantingsorgaan.

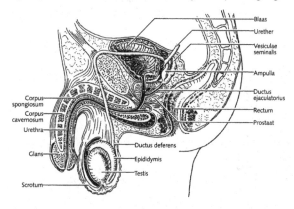

*Figuur 3.3   Schematische weergave van de weg die zaadcellen afleggen alvorens ze bij een ejaculatie
het lichaam verlaten.*

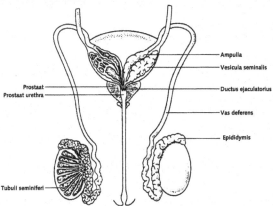

Figuur 3.4 Schematische doorsnede van een tubulus seminiferi.

L
L
T
Z
S
T
C
S
C
G
G
M
M
J
J

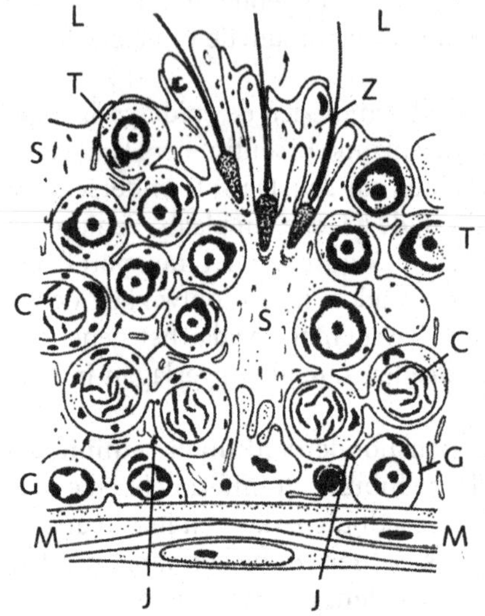

M = basaalmembraan
S = sertolicel
G = spermatogonia
C = spermatocyt
T en Z = vroege en late spermatiden
J = tight junctions
L = lumen

Figuur 3.5 Schematische weergave van de vorming van spermatozoa (spermatogenese).

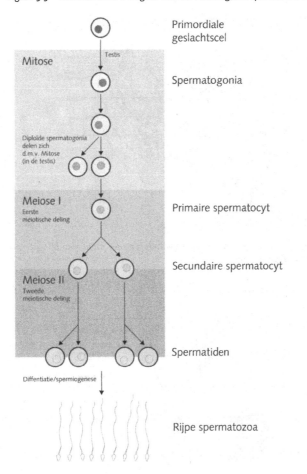

Primordiale geslachtscel
Mitose
Testis
Spermatogonia
Diploïde spermatogonia delen zich d.m.v. Mitose (in de testis)
Meiose I
Eerste meiotische deling
Primaire spermatocyt
Secundaire spermatocyt
Meiose II
Tweede meiotische deling
Spermatiden
Diffentiatie/spermiogenese
Rijpe spermatozoa

De beide vasa deferentia lopen vanuit het scrotum omhoog richting blaas en hebben een lengte van ongeveer 45 centimeter. De wand van het vas deferens bestaat uit drie lagen spieren die door middel van een peristaltische beweging zorgen voor het transport van de zaadcellen. Onder de blaas komen beide zaad-leiders/vasa deferentia bij elkaar. Hier bevinden zich ook de uitmondingen van de vesiculae seminales (zaadblaasjes). Vervolgens loopt één ductus ejaculatorius (zaadbuis) door de prostaat en mondt uit in de urethra (zie figuur 3.3).

De vesiculae seminales en de prostaat produceren het semenplasma. Een ejaculaat bestaat voor ruim 80% uit dit semenplasma, waarbij de vesiculae seminales ruim de helft van het volume voor hun rekening nemen. Het secreet uit de vesiculae seminales heeft een hoge viscositeit en zuurgraad (pH), hetgeen het semen zijn karakteristieke geur en consistentie geeft. De hoge zuurgraad is nodig om de lage zuurgraad in de vagina te neutraliseren, daar een lage zuurgraad slecht is voor zaadcellen. Semenplasma is dus niet alleen nodig om zaadcellen te transporteren, maar heeft ook een bufferfunctie.

3.2.3   Spermatogenese

Al vroeg tijdens de embryonale ontwikkeling in de uterus migreren oerkiemcellen, de zogenoemde primordiale geslachtscellen, naar het gebied waar de testes zullen worden aangelegd. Deze cellen komen terecht in de tubuli seminiferi van de zich ontwikkelende testes. Door celdelingen (mitose) ontstaan uit deze primordiale geslachtscellen de spermatogonia, onrijpe geslachtscellen. De spermatogonia blijven inactief tot aan de puberteit.

De spermatogonia liggen aan de buitenste rand van de tubuli seminiferi en staan in nauw verband met steuncellen, de Sertoli-cellen. Deze Sertoli-cellen liggen tegen de basaalmembraan van de tubuli seminiferi aan en zijn onderling stevig verbonden via zogenoemde tight junctions. Het geheel van basaalmembraan en Sertoli-cellen vormt zo de immunologische bloedtestisbarrière (zie figuur 3.4).

Vanaf de puberteit delen de spermatogonia zich continu door middel van mitose, waardoor een continue vernieuwing gewaarborgd wordt. Uiteindelijk zullen alle diploïde spermatogonia een keer stoppen met deze mitotische celdelingen en differentiëren in primaire spermatocyten. Een primaire spermatocyt ondergaat vervolgens een reductiedeling, de eerste meiotische deling, waardoor telkens twee secundaire spermatocyten ontstaan. Na voltooiing van de tweede meiotische deling ontstaan uiteindelijk vier haploïde spermatiden. Door een morfologische differentiatie ontstaan uit de spermatiden rijpe zaadcellen (spermatozoa) (zie figuur 3.5).

Naast de productie van zaadcellen worden in de testes ook geslachtshormonen geproduceerd. Terwijl de spermatogenese zich afspeelt in de tubuli seminiferi, worden in het tussenliggende gedeelte voornamelijk geslachtshormonen, de testiculaire androgenen, geproduceerd. De belangrijkste cellen in het extratubulaire compartiment zijn de Leydig-cellen, die verantwoordelijk zijn voor de productie van testosteron. Testosteron wordt continu aangemaakt en aan de bloedbaan afgegeven en is niet alleen noodzakelijk voor de spermatogenese, maar is ook verantwoordelijk voor de ontwikkeling en het behoud van de secundaire geslachtskenmerken van de man vanaf de aanvang van de puberteit. Maar ook het seksueel en agressief gedrag zijn mede afhankelijk van de hoeveelheid testosteron.

Zowel testosteron als spermatozoa worden door de testes gemaakt onder invloed van hormonen, die in de hersenen en in de hypofyse worden gemaakt. Via de bloedbaan komen de hormonen LH (luteïniserend hormoon) en FSH (follikel-stimulerend hormoon) bij de testis. LH speelt een stimulerende invloed op de productie van testosteron door de Leydig-cellen. LH zorgt voor een hoge testosteronspiegel in de testis, noodzakelijk voor de mitotische delingen van de spermatogonia en voor de spermatogenese. De LH-afgifte wordt gereguleerd door middel van een feedbackmechanisme van testosteron.

Het FSH is noodzakelijk voor de vorming van zaadcellen en heeft een directe invloed op de Sertoli-cellen. De FSH-secretie wordt met name bepaald door een feedbackmechanisme van inhibine-B, een hormoon dat door de Sertoli-cellen geproduceerd wordt. Dus zowel de secretie van LH als FSH worden gereguleerd door hormonen die in de testes aangemaakt worden. Een verstoring in de feedbackmechanismen kan ernstige gevolgen hebben voor de spermatogenese en dientengevolge voor de fertiliteit van de man.

3.3   Semenonderzoek

WHO-richtlijnen
Al in het begin van de negentiende eeuw werd ontdekt dat zaadcellen essentieel zijn voor de bevruchting. Echter, pas sinds de jaren vijftig van de twintigste eeuw werd voor het eerst de relatie beschreven tussen de kwaliteit van het semen en de kans op een zwangerschap. Deze kwaliteit werd gebaseerd op het aantal zaadcellen dat in een ejaculaat werd geteld. Uit deze tellingen bleek dat bij ongeveer 75% van de bewezen fertiele mannen meer dan 20 miljoen zaadcellen per milliliter werden waargenomen. De Wereldgezondheidsorganisatie (WHO) heeft vervolgens geprobeerd grenzen vast te stellen teneinde de fertiliteitsstatus van de man te bepalen. Deze grenzen zijn vastgelegd in een laboratoriumhandleiding, waarin ook de standaardcondities voor het opvangen van het ejaculaat, het transporteren hiervan naar het laboratorium en de standaardisatie van de procedure voor het zaadcelonderzoek zijn beschreven. Deze laboratoriumhandleiding, die in 1980 voor het eerst werd uitgegeven, is in de loop der jaren regelmatig bijgesteld. De laatste uitgave stamt uit 1999, waarin de op dit moment vigerende normaalwaarden zijn vastgelegd (World Health Organization 1999).

3.3.1   Uitvoering semenonderzoek

Ondanks diverse geavanceerde spermafunctietests, die in de loop der jaren zijn ontwikkeld en beschreven, is de standaard-semenanalyse nog steeds de meest gebruikte methode om de relatieve fertiliteit van de man te bepalen. Om de in het eigen laboratorium verkregen waarden te kunnen vergelijken met de WHO-waarden, is het van essentieel belang dat het semenonderzoek op een gestandaardiseerde wijze wordt uitgevoerd, volgens de WHO-richtlijnen. Daarbij wordt het ejaculaat aan een macroscopisch, biochemisch en microscopisch onderzoek onderworpen. In eerste instantie worden de geur, de kleur en de consistentie van het ejaculaat beoordeeld en dient het semenmonster binnen 60 minuten bij kamertemperatuur te vervloeien (liquefactie). Vervolgens kunnen het volume en de pH bepaald worden. Met behulp van een microscoop worden de concentratie, motiliteit (beweeglijkheid) en de morfologie (vorm) onderzocht. Voor het bepalen van de concentratie wordt gebruikgemaakt van een speciale telkamer. Aan de hand van verschillende tellingen kan nauwkeurig het aantal zaadcellen per milliliter bepaald worden. De motiliteit wordt onderzocht in een standaardmicroscooppreparaat. Hierbij wordt vastgesteld welk percentage van de zaadcellen goed (type a) en matig (type b) progressief voortbeweegt en welk percentage zaadcellen alleen op de plaats beweegt (type c), dan wel in het geheel niet beweegt (type d). Om de morfologie van de zaadcellen te kunnen bepalen, worden deze gefixeerd en gekleurd. Bij een vergroting van duizendmaal worden de kop, het middenstuk en de staart geëvalueerd. Op basis van minimaal 100 zaadcellen, wordt het percentage normale zaadcellen, dat wil zeggen zonder afwijkingen aan kop, middenstuk en staart, bepaald.

Tijdens een standaard-semenonderzoek wordt ook bepaald of er antilichamen op het oppervlak van de zaadcellen aanwezig zijn. De meest gebruikte test om dit te onderzoeken is de zogenoemde MAR-test (*mixed antiglobulin reaction*). Indien meer dan 50% van de bewegende zaadcellen bedekt is met antilichamen, wordt de MAR-test als positief beoordeeld. Alhoewel controversieel, wordt ervan uitgegaan dat een positieve MAR-test een verminderde kans op bevruchting betekent. Door de aanwezigheid van de antilichamen kunnen de penetratie door het cervixslijm, de vitaliteit en de interacties met de eicel geremd worden. Bij uitslagen onder de 10% wordt verondersteld dat dit geen betekenis heeft voor de vruchtbaarheid van de man. Bij waarden tussen de 10 en 50% is het onduidelijk of de antilichamen (mede) een rol spelen bij de subfertiliteit van de man.

3.3.2 Normaalwaarden

In de laboratoriumhandleiding van de WHO (1999) worden de volgende normaalwaarden voor de semenkwaliteit aangehouden:
- Volume: 2,0 milliliter of meer
- Concentratie: 20 miljoen zaadcellen per milliliter of meer

Figuur 3.6   De biologische variatie in de zaadcelconcentratie van één man bij wie gedurende 120 weken tweemaal per week een spermaonderzoek werd verricht. De stippellijn geeft de benedengrens van de zaadcelconcentratie bij normaal fertiele mannen weer.

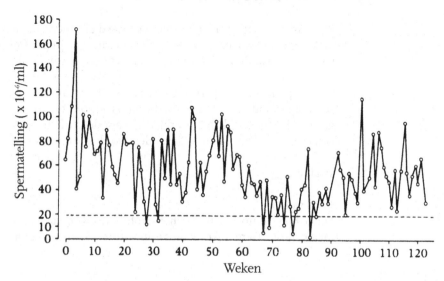

- Motiliteit: 50% of meer type a + b motiliteit, of 25% of meer type a motiliteit
- Morfologie: 15% of meer normale zaadcellen
- MAR-test: positief bij 50% of meer binding aan de bewegende zaadcellen
- pH: 7,2 of meer

Om de verschillende typen afwijkingen in een semenmonster te kunnen aanduiden, heeft de WHO definities geïntroduceerd:

Normozoöspermie:	het ejaculaat voldoet wat betreft volume, concentratie, motiliteit en morfologie aan de bovengenoemde waarden en bevat dus minimaal 40 miljoen zaadcellen.
Oligozoöspermie:	de zaadcelconcentratie in het ejaculaat is minder dan 20 miljoen zaadcellen per milliliter. De motiliteit en morfologie voldoen aan de normaalwaarden.
Asthenozoöspermie:	minder dan 50% van de zaadcellen is progressief (type a + b motiliteit) of minder dan 25% van de zaadcellen vertoont type a motiliteit. De concentratie en de morfologie voldoen aan de normaalwaarden.
Teratozoöspermie:	minder dan 15% van de zaadcellen vertoont geen afwijkingen aan kop, middenstuk of staart. De concentratie en motiliteit voldoen aan de normaalwaarden.

Indien in een semenmonster meerdere typen afwijkingen worden waargenomen, worden combinaties van de definities gebruikt. Bij bijvoorbeeld een oligo-astheno-teratozoöspermie bevat het ejaculaat minder dan 20 miljoen zaadcellen per milliliter, vertoont minder dan 50% van de zaadcellen een type a of b motiliteit en is minder dan 15% van de zaadcellen morfologisch normaal.
Daarnaast zijn ook nog enkele andere definities geïntroduceerd:

Cryptozoöspermie:	tijdens de standaard-semenanalyse worden geen zaadcellen waargenomen. Echter na centrifugeren van het gehele ejaculaat worden enkele zaadcellen gevonden.
Azoöspermie:	er zijn in het geheel geen zaadcellen gevonden in het ejaculaat.
Aspermie:	er is totaal geen ejaculatie (volume = 0,0 milliliter).

3.3.3 Beïnvloedende factoren

Bij de interpretatie van een semenanalyse dient men zich te realiseren dat spermakenmerken aan een grote variatie onderhevig zijn (zie figuur 3.6). De spermakwaliteit wordt door een groot aantal factoren, zowel in als buiten het lichaam, bepaald. Vruchtbaarheidsproblemen bij de man gaan bijna altijd gepaard met afwijkingen aan het sperma. Maar ook wanneer duidelijke afwijkingen aan het sperma gevonden worden, is het vaak lastig om de oorzaak daarvan te achterhalen. Alhoewel vaak geen verklaring voor de afwijkingen en zodoende voor de vruchtbaarheidsproblemen gevonden worden, zijn er evenwel diverse factoren en aandoeningen die een bewezen invloed hebben op de testisfunctie en semenkwaliteit.

TEMPERATUUR
Een te hoge temperatuur van het scrotum heeft een negatieve invloed op de spermatogenese. Dergelijke hoge temperaturen kunnen veroorzaakt worden door bijvoorbeeld koorts. Maar ook door een regelmatig en langdurig verblijf in een

warm bad of sauna en door het dragen van strak ondergoed kan de temperatuur van het scrotum toenemen en dientengevolge de zaadproductie beïnvloeden. Het betreft hier meestal een reversibel effect, waarbij de semenkwaliteit weer herstelt na het wegvallen van de temperatuurinvloed. Gezien de duur van de spermatogenese van ongeveer 70 dagen, kan het nadelige effect van een temperatuurverhoging op de semenkwaliteit pas na die periode waargenomen worden.

MEDICIJNEN

Van diverse medicijnen is aangetoond dat ze een effect hebben op de testisfunctie en dus op de semenproductie. Veelal gaat het daarbij om een tijdelijk effect en zal na het staken van de medicatie de zaadbalfunctie weer herstellen. Ook hier is een dergelijk herstel pas na gemiddeld zo'n 70 dagen waarneembaar.

Bij langdurig gebruik van bepaalde medicijnen die een invloed hebben op de testisfunctie kan een blijvend effect optreden.

CHEMOKUREN EN RADIOTHERAPIE

Sommige andere medicijnen hebben een blijvende invloed op de spermatogenese. Met name behandelingen met cytostatica, chemokuren, laten vaak een onherstelbare azoöspermie zien. De kans op herstel van de vruchtbaarheid is daarbij afhankelijk van het soort cytostaticum, de gebruikte dosis en de duur van de chemokuur en kan soms meerdere jaren op zich laten wachten.

Ook radiotherapie kan een blijvende onvruchtbaarheid van de man tot gevolg hebben. Met name de bestraling van of in de buurt van de genitaliën kan een irreversibel effect hebben op de testisfunctie. Ook hierbij is de gebruikte dosis en de duur van de radiotherapie bepalend voor de kans op een eventueel herstel van de spermatogenese.

Wanneer bij de behandeling van mannen de kans op een langdurige of blijvende uitval van de testisfunctie bestaat, wordt aanbevolen om voorafgaand aan bijvoorbeeld de chemokuur of bestraling, semen te laten invriezen (zie paragraaf 3.4).

ZIEKTES EN INFECTIES

Ontstekingen aan de testis of epididymis door bacteriën en virussen kunnen leiden tot functieverlies en verstoppingen. Een dergelijke ontsteking is meestal het gevolg van een blaasontsteking, die zich via de prostaat en het vas deferens uitbreidt naar de epididymis en testis. Daarnaast kunnen ook infecties door seksueel overdraagbare aandoeningen (soa's) of bijvoorbeeld het bofvirus de semenkwaliteit ernstig beïnvloeden.

Verder kunnen ook ziektes in algemene zin een negatieve invloed hebben op de semenkwaliteit. Maar of dit veroorzaakt wordt door het ziek zijn zelf, de vaak uit ziektes voortkomende temperatuurverhoging of door de bij ziektes voorgeschreven medicijnen, is niet geheel bekend.

GENETISCHE AANDOENINGEN

Mannelijke onvruchtbaarheid kan ook veroorzaakt worden door een genetische afwijking. Uit wetenschappelijk onderzoek is gebleken dat bij mannen met een azoöspermie of een ernstige oligozoöspermie vaker chromosomale afwijkingen gevonden worden. Meestal is daarbij sprake van het Klinefelter-syndroom (47 XXY) of een mozaïek karyotype hiervan (46 XY/47 XXY). Maar ook Y-deleties, dat wil zeggen het ontbreken van stukjes van het Y-chromosoom, wordt vaker waargenomen bij mannen met vruchtbaarheidsproblemen.

Wanneer een man drager is van *cystische fibrose* (taaislijmziekte) leidt dit meestal tot een azoöspermie. Door een aanlegstoornis zijn bij deze mannen de zaadleiders beiderzijds niet aangelegd, ofwel een congenitale bilaterale agenesie van het vas deferens (CBAVD).

HORMONALE AANDOENINGEN

Wanneer tijdens een semenonderzoek een oligo- of azoöspermie gevonden wordt, kan dit ook veroorzaakt worden door afwijkende hormoonspiegels. Verhoogde en/of verlaagde hormoonspiegels van FSH, LH en testosteron kunnen duiden op een disfunctioneren van de Leydig-cellen (testosteronproductie) in de testes of op een disfunctioneren van de hypofyse en hypothalamus (FSH- en LH-productie).

RETROGRADE EJACULATIE

Als gevolg van het niet goed sluiten van de blaashals, kan bij een zaadlozing het sperma terechtkomen in de blaas. Dit kan veroorzaakt worden door een neurologische ziekte, maar ook door een blaas- of prostaatoperatie. Een dergelijke retrograde ejaculatie wordt gekenmerkt door een klein volume van het ejaculaat. De diagnose kan gesteld worden door na een zaadlozing de patiënt te laten plassen en de urine te onderzoeken op de aanwezigheid van zaadcellen. In het laboratorium kunnen de zaadcellen uit de urine geïsoleerd worden en vervolgens gebruikt worden voor een fertiliteitsbehandeling.

OVERIGE AANDOENINGEN

Ook door tal van andere aandoeningen kan de spermakwaliteit beïnvloed worden. Daarbij valt onder andere te denken aan het niet goed indalen van de testes in het scrotum (cryptorchisme), een varicokèle, een torsie of een ernstig trauma van de testis.

LEEFGEWOONTES EN OMGEVINGSFACTOREN

Roken, drinken, overmatig sporten, overgewicht en stress zijn factoren die de semenkwaliteit ernstig kunnen beïnvloeden. Maar ook allerlei milieufactoren, radioactieve straling en de beroepsmatige blootstelling aan toxische stoffen, zoals oplosmiddelen en landbouwgif, kunnen de vruchtbaarheid van een man ongunstig beïnvloeden.

3.4 Cryopreservatie semen

Het invriezen en bij zeer lage temperatuur opslaan (cryopreservatie) van semen kan voor diverse doeleinden toegepast worden. Daarbij kan grofweg een onderscheid gemaakt worden tussen heteroloog semen (gedoneerd voor derden) en homoloog semen (gedoneerd voor eigen gebruik). Door het invriezen van een semenmonster neemt de kwaliteit af. Na ontdooien zal gemiddeld nog slechts de helft van het percentage motiele zaadcellen waargenomen worden. Of het invriezen ook een invloed heeft op het bevruchtend vermogen van de zaadcellen die het invriezen overleven, is niet duidelijk.

3.4.1   Heteroloog semen

Bij heteroloog semen valt met name te denken aan semen van spermadonoren, ingevroren ten behoeve van kunstmatige inseminatie met donorsemen (KID). Het semen is daarbij afkomstig van strikt geselecteerde mannen, niet behorend tot een van de risicogroepen die ook voor bloeddonatie gehanteerd worden. Naast een uitgebreide (familie)anamnese en screening op seksueel overdraagbare aandoeningen (soa's), dient het semen na invriezen (en ontdooien) aan bepaalde minimumkwaliteitseisen te voldoen. Wanneer een man eenmaal als spermadonor geaccepteerd wordt, levert deze regelmatig een semenmonster in ten behoeve van de spermabank. Daarbij wordt minimaal *eenmaal* per zes maanden de soa-screening herhaald. Nadat een ingevroren semenmonster gedurende minimaal zes maanden in quarantaine heeft gezeten en de soa-screening opnieuw enkele negatieve uitslagen laat zien, kan het desbetreffende semenmonster gebruikt worden voor fertiliteitsbehandelingen.

In Nederland mogen maximaal 25 nakomelingen van een specifieke donor geboren worden. In de praktijk wordt er echter bij een lager aantal zwangerschappen gestopt, daar veel patiënten met één kind van een bepaalde donor vaak opteren om van dezelfde donor ook een volgende zwangerschap te realiseren. Sinds de invoering van de Wet Donorgegevens Kunstmatige Bevruchting worden alle met donorsperma gerealiseerde zwangerschappen landelijk geregistreerd door een centrale stichting. Ook de gegevens van de spermadonoren en de recipiënten, dat wil zeggen de patiënten die met donorsperma behandeld zijn, worden door deze centrale stichting beheerd. Men spreekt hierbij dan ook over traceerbare donoren, daar de gegevens van de donor, via die centrale stichting, door een KID-kind kunnen worden achterhaald. Dit in tegenstelling tot de volledig anonieme donoren, die tot voor de invoering van bovenstaande wet gebruikt werden. Van deze donoren was het niet mogelijk om de identiteit of andere persoonlijke gegevens te achterhalen door het KID-kind.

Een andere vorm van cryopreservatie van heteroloog semen betreft semen van een donor, dat specifiek voor een bepaalde recipiënte wordt ingevroren, niet-zijnde haar eigen partner. Bij deze zogenoemde eigen donoren betreft het vaak bekende donoren die enkel en alleen sperma doneren voor één specifieke patiënte of recipiënte, in de regel een alleenstaande vrouw of een lesbisch paar. De semenkwaliteit is bij deze donoren geen inclusiecriterium. Wel dienen ook bij deze donoren de richtlijnen van de soa-screening gevolgd te worden.

3.4.2   Homoloog semen

Semen kan ook ingevroren worden ten behoeve van het gebruik bij de eigen (toekomstige) partner. Het semen kan daarbij voor een kortere of langere termijn worden opgeslagen. De semenkwaliteit is niet bepalend voor het al dan niet invriezen. Wel wordt vaak het beleid gehanteerd dat er motiele zaadcellen in het ejaculaat moeten zitten om tot invriezen te kunnen besluiten. Veelal vindt er slechts een eenmalige soa-screening plaats voorafgaand aan één of meerdere invriessessies. De reden voor cryopreservatie van homoloog semen kan zeer uiteenlopend zijn. Naast een strikt medische indicatie, bijvoorbeeld bij een oncologische aandoening, kan ook semen ingevroren worden met als doel 'het achter de hand hebben' van semen. Deze laatste reden wordt niet door alle semenbanken in Nederland gehanteerd als indicatie voor cryopreservatie. De verschillende redenen om homoloog semen in te vriezen zullen afzonderlijk besproken worden.

3.4.3   Redenen invriezen

Redenen om homoloog semen in te vriezen zijn:
*   oncologische aandoening;
*   medicijngebruik;
*   vruchtbaarheidsbedreigende operatie;
*   ejaculatiestoornissen;
*   ejaculatieproblemen;
*   PESA/MESA-behandeling;
*   voorafgaand aan vasectomie.

Oncologische aandoening
De laatste jaren is de behandeling van kanker steeds succesvoller geworden, waardoor de kansen op overleven of zelfs genezing aanzienlijk zijn toegenomen. Maar, zoals eerder in dit hoofdstuk reeds beschreven, kunnen chemokuren en radiotherapie een ernstige invloed hebben op de zaadbalfunctie en spermakwaliteit. Door mannen, ook van jeugdige leeftijd, bij wie een oncologische aandoening is gediagnosticeerd, cryopreservatie van semen aan te bieden alvorens te starten met de kankerbehandeling, wordt de kans op nageslacht, en daarmee mogelijk ook de kwaliteit van leven, na de behandeling verhoogd.

Medicijngebruik
Diverse geneesmiddelen die gebruikt worden bij chronische ziektes, zoals de ziekte van Crohn en reuma, hebben een ernstige invloed op de spermakwaliteit. Meestal betreft het een reversibel effect en herstelt de spermakwaliteit na het staken van het medicijngebruik. Om nu voorafgaand aan de start van de medicatie of tijdens een onderbreking van het medicijngebruik semen in te vriezen, kan de periode zonder medicatie beperkt worden en de kans op voortplanting vergroot worden.

Vruchtbaarheidsbedreigende operaties
Ook het invriezen van semen voorafgaand aan een vruchtbaarheidsbedreigende operatie wordt gezien als een medische indicatie voor cryopreservatie van homoloog semen.

Ejaculatiestoornissen
Ejaculatiestoornissen kunnen optreden ten gevolge van een neurologische ziekte, een operatie of medicijngebruik. Maar ook mannen met een dwarslaesie, multiple sclerose of diabetes mellitus kunnen een aspermie hebben. Indien er sprake is van een retrograde ejaculatie (zie paragraaf 3.3.3) kunnen vaak nog motiele zaadcellen uit de urine geïsoleerd worden. Het is dan doorgaans niet noodzakelijk om deze zaadcellen in te vriezen. Temeer daar door het invriezen de spermakwaliteit aanzienlijk afneemt.
Wanneer echter bij een ejaculatiestoornis de zaadlozingsreflex ontbreekt, zoals veelal bij mannen met een dwarslaesie, kan een ejaculatie opgewekt worden met behulp van stroomstootjes, elektro-ejaculatie. Deze methode is echter uiterst

pijnlijk en dient bij mannen met een intact zenuwstelsel onder narcose plaats te vinden. Gezien de sterk wisselende spermakwaliteit die bij elektro-ejaculatie wordt waargenomen, kan het soms geïndiceerd zijn het verkregen semen in te vriezen.

Ejaculatieproblemen

Wanneer een paar een fertiliteitsbehandeling ondergaat, is het noodzakelijk dat de man op een vooraf vastgesteld tijdstip een ejaculaat inlevert bij het laboratorium. Sommige mannen hebben echter grote problemen met dit op commando ejaculeren. Door nu voorafgaand aan de behandeling semen in te vriezen, kan een voortijdig afbreken of mislukken van de behandeling voorkomen worden. Daarnaast kan het voorkomen dat de man door fysieke afwezigheid ten tijde van de behandeling, niet in staat is een ejaculaat in te leveren. Ook dan is vooraf een cryopreservatie van zijn semen geïndiceerd en de enige optie om een ingezet behandeltraject te doen slagen.

PESA/MESA-behandeling

Indien de vasa deferentia niet doorgankelijk of afwezig zijn, zoals bij CBAVD (zie paragraaf 3.3.3), kan vaak toch nog zaad verkregen worden uit de bijbal/epididymis. Door middel van een PESA (percutane epididymale sperma-aspiratie) onder lokale verdoving of een MESA (microchirurgische epididymaire sperma-aspiratie) onder algehele narcose, is het vaak nog mogelijk om voldoende zaadcellen te verzamelen voor een fertiliteitsbehandeling (zie paragraaf 3.5). Om een voortijdig afbreken of mislukken van de fertiliteitsbehandeling, ten gevolge van het ontbreken van zaadcellen, te voorkomen, kunnen de bij de PESA of MESA verkregen zaadcellen worden ingevroren. Vaak wordt pas nadat daadwerkelijk zaadcellen zijn ingevroren, de fertiliteitsbehandeling gestart.

Voorafgaand aan vasectomie

Een niet-medische indicatie om homoloog semen in te vriezen is de cryopreservatie 'voor het geval dat'. Nogal wat mannen die een sterilisatie of vasectomie ondergaan, hebben namelijk de behoefte om voorafgaand aan de ingreep, semen te laten invriezen. Het semen wordt dan ingevroren 'voor het geval dat' een eventuele hersteloperatie niet succesvol blijkt. Deze mogelijkheid van cryopreservatie wordt niet door alle semenbanken in Nederland geboden.

3.5   PESA/MESA

PESA (percutane epididymale sperma-aspiratie) en MESA (microchirurgische epididymaire sperma-aspiratie) zijn technieken om zaadcellen uit de epididymis te verkrijgen, indien er sprake is van een azoöspermie. Een dergelijke azoöspermie kan diverse oorzaken hebben. Aan de hand van een testisbiopt kan onderzocht worden of er wel zaadcellen aangemaakt worden in de testes. Indien dit het geval is, is het in principe mogelijk om deze direct uit de epididymis of testis te verkrijgen. In de loop der jaren zijn hiervoor allerlei technieken ontwikkeld en is het door de introductie van de intracytoplasmatische sperma-injectie (ICSI-techniek) mogelijk geworden om met epididymaire of testiculaire zaadcellen zwangerschappen te realiseren (zie hoofdstuk 6).

In Nederland is sinds 1996 een moratorium (opschorting) van kracht dat het niet toestaat om niet-geëjaculeerde zaadcellen te gebruiken in een fertiliteitsbehandeling. Enkel in het kader van een specifiek onderzoeksproject, waarin de veiligheid van deze behandeling wordt onderzocht, is het sinds enige jaren weer mogelijk om zaadcellen uit de epididymis te gebruiken in een IVF- of ICSI-behandeling.

Epididymaire zaadcellen mogen echter alleen dan gebruikt worden indien de azoöspermie veroorzaakt wordt door een congenitale of verworven obstructie. Bij een congenitale obstructie betreft het veelal de afwezigheid van de vasa deferentia, zoals in het geval van CBAVD (zie paragraaf 3.3.3). Een verworven obstructie kan het gevolg zijn van een genitale infectie of een operatie in het scrotum of de lies. Hieronder vallen ook de mannen die in het verleden een sterilisatie hebben ondergaan en waarbij een hersteloperatie of vasovasotomie niet succesvol is verlopen. De obstructie kan daarbij veroorzaakt worden doordat de doorgankelijkheid niet hersteld kan worden, dan wel de gerealiseerde doorgankelijkheid na verloop van tijd weer volledig wegvalt.

Bij een PESA wordt met behulp van een vlindernaald door de huid van het scrotum in de epididymis geprikt (zie figuur 3.7). Daarbij wordt onder een lokale verdoving door middel van palperen de epididymis opgezocht en gefixeerd en vervolgens aangeprikt en de inhoud opgezogen. Een MESA daarentegen vindt plaats op een operatiekamer onder algehele narcose. Tijdens de operatie wordt het scrotum geopend en de testes vrijgeprepareerd. Vervolgens wordt onder een operatiemicroscoop op verschillende plaatsen in de tubulus van de epididymis geprikt en de inhoud opgezogen (zie figuur 3.2).

Gezien de hoeveelheid en het percentage motiele zaadcellen dat bij een PESA of MESA verkregen wordt, zijn deze enkel geschikt om te gebruiken bij een ICSI-behandeling. Indien mogelijk worden de zaadcellen ingevroren. Daarmee wordt voorkomen dat een ICSI-behandeling voortijdig moet worden afgebroken, ten gevolge van het niet verkrijgen van zaadcellen bij de PESA of MESA.

Figuur 3.7   Foto-opname van een PESA.

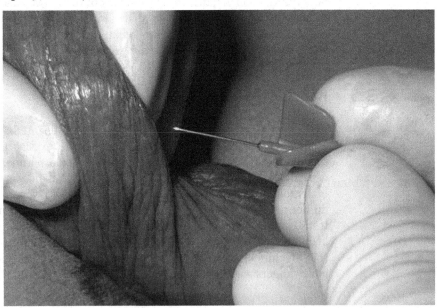

3.6   Fertiliteitsbehandeling

3.6.1   *Bewerken van semenmonsters*

Afhankelijk van de semenkwaliteit zijn verschillende fertiliteitsbehandelingen mogelijk, die in deze paragraaf afzonderlijk in het kort zullen worden besproken. De behandelingsmogelijkheden kunnen variëren van een eenvoudige inseminatie tot en met een complexe ICSI-behandeling. Daarbij wordt het totaal aantal beweeglijke zaadcellen in het ejaculaat als criterium gehanteerd. Dit aantal wordt vaak aangeduid met de afkorting VCM; volume × concentratie × motiliteit (zie paragraaf 3.3.2). Afgezien van de inseminaties in de baarmoederhals (zie paragraaf 3.6.2), wordt bij alle andere fertiliteitsbehandelingen het verse ejaculaat, dan wel het ontdooide semenmonster voor gebruik 'opgewerkt'. Dit houdt in dat voorafgaand aan de inseminatie in de baarmoeder of het gebruik voor een IVF- of ICSI-behandeling, het semenmonster bewerkt wordt, teneinde zo veel mogelijk de meest motiele en morfologisch normale zaadcellen te scheiden van de rest van het semen. Hiervoor wordt het semenmonster 1 : 1 verdund met medium en in buizen met een dichtheidsgradiënt gepipetteerd. Vervolgens worden deze buizen gedurende 15 tot 20 minuten gecentrifugeerd. Het semenplasma, rondcellen, dode en slecht bewegende zaadcellen, die bovenop of in de dichtheidsgradiënt achterblijven, worden zodoende van de goed bewegende en normale zaadcellen, die onder in de buis in het zogeheten *pellet* terechtkomen, gescheiden. Na het verwijderen van de dichtheidsgradiënt en bovenstaande vloeistof, wordt het pellet gewassen met medium en opnieuw gedurende 5 minuten afgedraaid. Het dan ontstane pellet kan, afhankelijk van de hoeveelheid goed bewegende zaadcellen en het soort behandeling, nogmaals gewassen worden met medium, dan wel gebruikt worden voor de *opzwemmethode*. Daarbij wordt ongeveer 1 milliliter medium voorzichtig bovenop het pellet gepipetteerd. De best bewegende zaadcellen zwemmen vervolgens vanuit het pellet omhoog in het 'schone' medium. Dit medium, waarin zich uiteindelijk enkel goed bewegende zaadcellen bevinden, kan vervolgens gebruikt worden voor het insemineren van de eicellen.

3.6.2   *Kunstmatige inseminatie met donorsemen*

Het donorsemen afkomstig van de semenbank dient uiteraard van goede kwaliteit te zijn. Bij het werven van donoren worden namelijk dusdanige eisen aan de semenkwaliteit gesteld, dat ook na invriezen voldoende motiele zaadcellen overblijven om te insemineren. Bij een kunstmatige inseminatie met donorsemen (KID-behandeling) zullen in eerste instantie de inseminaties in de baarmoederhals plaatsvinden. Bij deze zogenoemde intracervicale inseminaties (ICI) wordt het semen direct na ontdooien geïnsemineerd. Indien er na een aantal inseminaties geen zwangerschap is opgetreden, wordt meestal overgegaan op intra-uteriene inseminaties (IUI). Daarbij wordt het donorsperma na ontdooien eerst in het laboratorium bewerkt, alvorens het direct in de baarmoeder te insemineren (zie paragraaf 3.6.3).

3.6.3   Intra-uteriene inseminatie

Wanneer bij deze vorm van insemineren gebruikgemaakt wordt van het semen van de partner, wordt dit vaak aangeduid met KIE (kunstmatige inseminatie met semen van de eigen partner).

Intra-uteriene inseminatie (IUI) wordt toegepast wanneer er voldoende motiele zaadcellen in het ejaculaat gevonden worden. Gezien het weinig belastende karakter van deze behandeling, wordt in de regel een VCM van 1×10^6 als ondergrens gehanteerd, dat wil zeggen dat er minimaal 1 miljoen beweeglijke zaadcellen in het ejaculaat aanwezig moeten zijn. Bij deze behandeling wordt bij het opwerken van het ejaculaat het pellet twee keer gewassen met medium en worden de opgewerkte zaadcellen in een volume van ongeveer 0,3 milliliter opgenomen en met behulp van een katheter in de baarmoeder gespoten.

3.6.4   In-vitrofertilisatie

Indien er bij de vrouw factoren gediagnosticeerd worden die de kans op een zwangerschap belemmeren, bijvoorbeeld afgesloten eileiders, zullen inseminaties geen zin hebben. Een in-vitrofertilisatie (IVF-behandeling) zal dan de meest aangewezen behandeling zijn. Ook voor een IVF-behandeling wordt doorgaans een VCM van 1×10^6 als ondergrens aangehouden. Weliswaar zijn er voor een IVF-behandeling minder zaadcellen nodig om de verkregen eicellen te insemineren, maar gezien de belasting en de risico's die aan een IVF-behandeling verbonden zijn, wordt deze ondergrens vaak zelfs soepel gehanteerd.

Een IVF-behandeling is ook geïndiceerd wanneer inseminaties niet tot het gewenste resultaat hebben geleid. Dit geldt voor KIE, maar ook voor KID. Wanneer een vooraf afgesproken aantal inseminaties niet tot een zwangerschap hebben geleid, wordt vaak de overstap naar IVF gemaakt: dit aantal kan variëren van 3 tot 12 inseminatiecycli. Daarnaast kan bij het opwerken van het semen van de partner, de opbrengst aan motiele zaadcellen dusdanig tegenvallen, dat de kans op zwangerschap door middel van inseminaties erg laag geacht wordt. Ook dan kan (voortijdig) besloten worden om over te stappen naar een IVF-behandeling.

3.6.5   Intracytoplasmatische sperma-injectie

Intracytoplasmatische sperma-injectie (ICSI) is een variant op de IVF-behandeling, waarbij in het laboratorium één zaadcel via een uiterst dun glazen naaldje in één eicel wordt gebracht, teneinde deze te bevruchten (zie paragraaf 4.5.2). De ICSI-techniek is de aangewezen behandelingsvorm indien er minder dan 1 miljoen motiele zaadcellen in een ejaculaat gevonden worden, met andere woorden VCM $< 1 \times 10^6$. Bij dergelijke aantallen wordt de kans op een zwangerschap door middel van inseminaties uiterst gering geacht en wordt bij een IVF-behandeling de kans op bevruchting van de eicellen dusdanig laag geschat, dat de belasting en de risico's daar niet tegen opwegen. Ook wanneer bij een of meerdere IVF-behandelingen een slechte of geen bevruchting van eicellen is waargenomen, kan derhalve ICSI geïndiceerd zijn.

ICSI wordt ook toegepast wanneer gebruikgemaakt wordt van epididymaire zaadcellen, verkregen door middel van PESA of MESA. Doorgaans worden bij dergelijke ingrepen slechts kleine aantallen zaadcellen gevonden en is het percentage motiele zaadcellen dusdanig laag, dat een IVF-behandeling zinloos geacht wordt. Dit geldt uiteraard ook wanneer bij een elektrostimulatie of bij het gebruik van ingevroren semenmonsters de semenkwaliteit buitengewoon teleurstellend is.

Literatuur

Weber RFA, Dohle GR, Vreeburg JTM, redactie. Klinische Andrologie. Utrecht: Bohn Stafleu van Loghum, 2001.

WHO laboratory manual for the examination of human semen and sperm-cervical mucus interaction. World Health Organization. Cambridge University Press, Fourth edition, 1999.

WHO manual for the standardized investigation and diagnosis of the infertile male. World Health Organization. Cambridge University Press, 2000.

4 Embryologie

S. Weima

4.1 Inleiding

De ontwikkeling van IVF (in-vitrofertilisatie, ook wel reageerbuisbevruchting genoemd) was slechts mogelijk door langdurig experimenteel voorwerk met eicellen, zaadcellen en embryo's van verschillende diersoorten. Toen het in 1978 mogelijk bleek ook bij de mens door middel van IVF embryo's te creëren, betekende dit niet alleen een enorme medische doorbraak in verband met de nieuwe mogelijkheden tot behandeling van onvruchtbare paren. Ook wetenschappelijk gezien werd het voor het eerst mogelijk de bevruchting en vroegste stadia van embryonale ontwikkeling bij de mens te bestuderen. Dit gebeurt op het niveau van erfelijke informatie, metabolisme, ontwikkeling en differentiatie. De door dit onderzoek verkregen kennis wordt toegepast voor verdere verbetering van het laboratoriumdeel van de IVF-behandeling, in de vorm van betere kweeksystemen, en kennis over de selectie van de meest levensvatbare embryo's voor terugplaatsing. Toen later bleek dat embryo's ingevroren (1983) en eicellen zelfs door middel van injectie met een spermacel (ICSI, 1992) bevrucht konden worden, kwamen andermaal nieuwe mogelijkheden beschikbaar voor behandeling van onvruchtbare paren en wetenschappelijk onderzoek.

Menselijke eicellen en embryo's 'in handen' van klinisch embryologen en onderzoekers dwongen patiënten, hun bemiddelaars en de op hen toeziende instanties tot nadenken en overleg over wat wel en wat niet geoorloofd zou moeten zijn. Dit heeft geleid tot nationale en internationale wet- en regelgeving.

4.2 De ontwikkeling van het embryo

De meeste kennis die we op dit moment hebben over de vroegste stadia van de humane embryonale ontwikkeling is gebaseerd op waarnemingen en experimentele studies aan embryo's die zijn geconcipieerd in het kader van een IVF-behandeling. We weten in feite nauwelijks hoe een normaal vitaal embryo eruit behoort te zien, hoe snel haar ontwikkeling behoort te verlopen, hoe haar energiehuishouding is gereguleerd of hoe haar genetisch materiaal wordt gebruikt. Daarnaast is veel fundamentele kennis afkomstig uit studies aan landbouwhuisdieren, zoals het rund en het schaap, of laboratoriumproefdieren, vooral de muis. De timing van belangrijke gebeurtenissen tijdens de vroegembryonale ontwikkeling kan echter aanzienlijk verschillen tussen diersoorten.

Er is dus geen gouden standaard voor het humane embryo. Maar door de kenmerken van in vitro ontstane embryo's in verband te brengen met de zwangerschapskans is er een steeds toenemende kennis over wat een goed embryo is. Deze kennis kan worden gebruikt om steeds betere kweekomstandigheden voor embryo's te ontwerpen en steeds beter de beste embryo's te selecteren voor terugplaatsing, zodat de resultaten van de IVF- en ICSI-behandelingen nog steeds zullen kunnen worden verbeterd.

4.2.1   De eerste delingen

Met het fuseren van de pronucleus is de bevruchting en daarmee het zygote stadium afgesloten. Het embryo zal gaan delen. De eerste delingen van het embryo worden klievingsdelingen genoemd. Tussen de klievingsdelingen vindt geen groei van de dochtercellen plaats waardoor de cellen na de opeenvolgende delingen steeds kleiner worden. Het totaalvolume van deze dochtercellen (de blastomeren) blijft ongeveer even groot als het volume van de eicel waaruit ze zijn ontstaan. Elke gezonde cel in het volgroeide lichaam zal niet zomaar delen maar doet dat alleen als reactie op een signaal van buiten wanneer het nodig is. Maar cellen van het menselijk embryo delen in feite autonoom, voortgedreven door een interne klok. De celdelingen volgen elkaar daarbij met grote snelheid

Figuur 4.1   Bevruchte eicel (zygote 2 pn. 1).
Foto: J.W. Lens (VUmc)

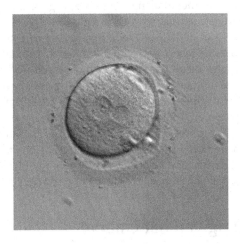

Figuur 4.2   2-cellig embryo.
Foto: J.W. Lens (VUmc)

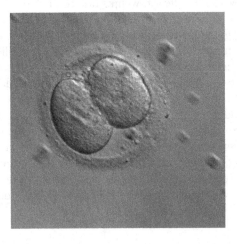

op: achttien uur voor elke celdeling is een snelheid die we buiten het embryo alleen in tumoren of regenererende weefsels aantreffen. Dit is niet uniek voor de mens maar een fenomeen dat tot het standaardregime van de embryonale ontwikkeling van het gehele dierenrijk behoort.

Dierexperimenten hebben duidelijk gemaakt dat elke blastomeer totipotent is. Dat wil zeggen, het ligt voor geen van de blastomeren vast welke weefsels zich daaruit zullen ontwikkelen, er is dus nog geen enkele vorm van specialisatie opgetreden tussen blastomeren. Dat wil niet zeggen dat elke cel op zich kan uitgroeien tot een vitaal embryo. Weliswaar kunnen beide blastomeren van het embryo van een muis elk afzonderlijk uitgroeien tot levensvatbare nakomelingen wanneer ze uit elkaar worden gepeuterd, maar dit gaat al niet meer op voor de blastomeren van vier- of achtcellige embryo's. Bij de mens zijn dergelijke expe-

Figuur 4.3   4-cellig embryo.
Foto: J.W. Lens (VUmc)

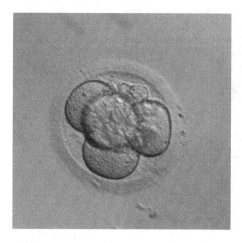

Figuur 4.4   5-cellig embryo.
Foto: J.W. Lens (VUmc)

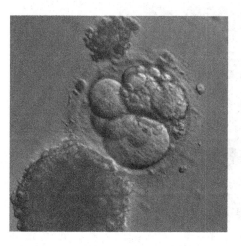

rimenten ethisch zeer omstreden. Zo ook het streven om door op een dergelijke manier een embryo te splitsen, meerdere embryo's te laten ontstaan en terug te plaatsen en daarmee de kans op succes van een IVF-behandeling eventueel te verhogen.

Het is essentieel dat de deling van de kern (karyokinese) en de rest (cytokinese) van de embryonale cel synchroon verlopen. Soms is dit echter niet het geval en ontstaan cellen zonder kern of met meerdere kernen. Beide typen cellen kunnen geen bijdrage leveren aan de verdere embryonale ontwikkeling. Cellen met meerdere kernen zijn bij zorgvuldige bestudering onder de microscoop te detecteren, en embryo's met dergelijke blastomeren genieten geen voorkeur voor terugplaatsing. Cellen zonder kern hebben de neiging om versneld te delen tot

Figuur 4.5   7-cellig embryo.
Foto: J.W. Lens (VUmc)

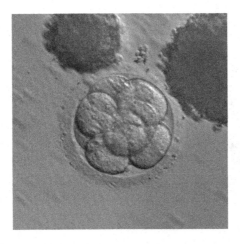

Figuur 4.6   8-cellig embryo.
Foto: J.W. Lens (VUmc)

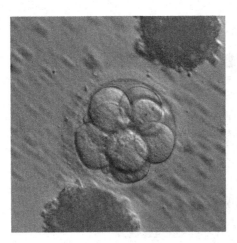

gefragmenteerde celletjes. Daarom genieten embryo's met dergelijke fragment-jes eveneens geen voorkeur bij selectie voor terugplaatsing.

Na de derde klievingsdeling, bij de mens tussen het acht- tot zestiencellig stadi-um – dit is vier dagen na de bevruchting – treedt er een duidelijk waarneembare morfologische verandering op in het embryo. De cellen zijn uiteraard kleiner ge-worden maar nu worden hun contouren vager; soms zo sterk, dat de cellen een soort onregelmatige bolvorm krijgen. Dit proces wordt *compactie* genoemd en is karakteristiek voor het *morulastadium*. Compactie is een actief proces dat afhan-kelijk is van voldoende Ca^{2+} in het kweekmedium. Aanvankelijk is de compactie nog omkeerbaar maar na enige tijd vormen zich steeds hechtere verbindingen tussen de cellen. Door deze verbindingen tussen de buitenste cellen worden de binnenste cellen van het embryo van de buitenwereld afgesloten. Compactie is een voorwaarde voor het correct verlopen van de verdere embryonale ontwikke-ling.

Vierentwintig uur later begint de buitenste cellaag, die nu trofectoderm (TE) wordt genoemd, vocht naar binnen te pompen waardoor het embryo voor het eerst in volume gaat toenemen. Vanaf dit moment spreekt men van het blasto-cystestadium. De binnenste cellen vormen een klompje cellen, de zogenoemde *inner cell mass* (ICM) dat tegen het TE aanligt. Voor het eerst is er een duidelijk verschil in functie en ontwikkelingspotentie tussen de cellen van het embryo ontstaan. Uit de ICM zal zich het gehele embryo en een gedeelte van de vrucht-vliezen ontwikkelen, het TE zorgt voor implantatie en vorming van de trofoblast/chorion. Het embryo blijft opzwellen door een toename van het volume van de holte. Onder de juiste condities kan op dag zes of zeven het embryo uit de zona pellucida 'barsten'. Dit *hatchen*, uit het ei kruipen in feite, is essentieel voor in-nesteling in de uteruswand maar kan soms ook in vitro worden waargenomen.

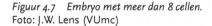

Figuur 4.7   Embryo met meer dan 8 cellen.
Foto: J.W. Lens (VUmc)

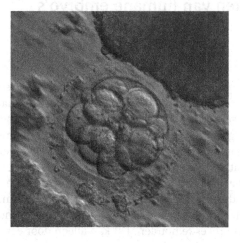

4.2.2 Metabolisme, eiwitsynthese en genexpressie

Gedurende de groei en rijping van de eicel in de follikel is zij van een zodanige biochemische machinerie voorzien, dat daarmee de eerste drie klievingsdelingen kunnen worden uitgevoerd zonder dat daardoor het genetisch materiaal in de kern behoeft te worden afgelezen. Het gefuseerde DNA-materiaal van de moeder en de vader worden in eerste instantie slechts vermeerderd. Eerst na de derde klievingsdeling vanaf het achtcellig stadium wordt het DNA in de blastomeren, waaronder dat van de vader, afgelezen. Overigens is niet het aantal delingen bepalend voor de start van het aflezen van het embryonaal genetisch materiaal. Ook dit wordt bepaald door een interne klok. Wel is het belangrijk dat de delingen synchroon lopen met de signalen van de interne klok. Dit heeft een aantal belangrijke implicaties.

- Eventuele fouten in het genetisch materiaal kunnen nu pas tot uiting komen en kunnen leiden tot het stoppen van de ontwikkeling of tot een afwijkende ontwikkeling.
- Juist in dit stadium is het belangrijk dat de kweekcondities in het laboratorium optimaal zijn omdat het embryo extra gevoelig is gebleken voor verstorende factoren. Waarschijnlijk komt dit doordat het oude boodschapper-RNA dat al in de eicel aanwezig was, actief wordt afgebroken. De schadelijke afvalproducten worden opgeruimd door specifieke enzymen. Dit stelt bijzondere eisen aan de vitaliteit van het embryo en de condities waaronder het wordt gekweekt.
- Het moment van activering van het genetisch materiaal verschilt overigens enorm tussen verschillende diersoorten. De muis bij cel 2, maar de kikker bij 4000 cellen!
- Deze fenomenen vallen samen met belangrijke veranderingen in het metabolisme van het embryo. Gedurende de eerste delingen gebruikt het pyruvaat en lactaat, pas vanaf het achtcellige stadium kan de 'volwassen' energiebron glucose worden gebruikt.

4.3 In vitro kweken van humane embryo's

4.3.1 Media

Er zijn aanzienlijke verschillen in de samenstelling van de media (= vloeistoffen/oplossingen) die worden gebruikt voor het kweken van humane embryo's in vitro. Uitgaande van verschillende basissamenstellingen zijn door onderzoekers en fabrikanten via langdurige trajecten van optimalisatie in dierexperimentele studies en evaluatie van klinische studies de media steeds verder geoptimaliseerd. Het is bijzonder dat, indien op de juiste wijze toegepast in het IVF-laboratorium met media met totaal verschillende samenstelling excellente resultaten worden bereikt. Er bestaat dus niet zoiets als het beste kweekmedium. Voorwaarde voor succes tijdens de laboratoriumfase van IVF is om zo veel mogelijk schadelijke factoren buiten het proces te houden. Dit kan alleen door een zeer rigoureuzere kwaliteitscontrole op alle ingrediënten, het productieproces en het eindproduct. Er mogen geen embryotoxische componenten aangetoond worden. Embryotoxische componenten kunnen worden vastgesteld met tests waarbij gebruik wordt gemaakt van muisembryo's. Bij de meest fabrikanten maakt deze test deel uit van de kwaliteitscontrole. Laboratoria die zelf hun media maken zullen zelf een muis-embryotest moeten (laten) doen.

4.3.2   Temperatuur

De temperatuur is een kritische factor voor embryo's maar vooral ook voor eicellen. Een te lage temperatuur tijdens het bewaren of transport van eicellen kan de kans op bevruchting verlagen, maar zelfs de integriteit van het genetisch materiaal bedreigen. Transportbuizen, zoekmicroscopen en broedstoven moeten dan ook goed op de juiste temperatuur worden gehouden. Regelmatig dienen deze te worden gecontroleerd.

4.3.3   Zuurgraad

Vooral eicellen, maar ook embryo's zijn veel gevoeliger voor wijzigingen in de zuurgraad (pH) van het kweekmedium dan bijvoorbeeld weefselkweekcellen. De pH in het kweekmedium wordt bepaald door de hoeveelheid in het medium opgeloste bicarbonaat en de concentratie CO_2 in de atmosfeer van de broedstoof. Zowel de broedstoof als de pH van het medium dienen dan ook regelmatig te worden gecontroleerd. Nieuw geproduceerde media dienen eveneens te worden gecontroleerd en al bij kleine afwijkingen zal gecorrigeerd moeten worden op straffe van tegenvallende zwangerschapsresultaten.

4.3.4   Energiebronnen

Humane eicellen maar ook embryo's gedurende de eerste klievingsdelingen kunnen *geen glucose* gebruiken voor hun energiebehoefte. Glucose wordt wel vaak aan het medium toegevoegd omdat het essentieel is als energiebron voor de spermacellen die nodig zijn voor de bevruchting. Er zijn echter aanwijzingen dat gedurende de vroegste stadia van embryonale ontwikkeling glucose in combinatie met andere componenten van het medium de ontwikkeling kan remmen. De gebruikelijke energiebronnen voor deze stadia zijn lactaat en pyruvaat en zullen dus in het medium aanwezig moeten zijn. Deze stoffen zijn ook aangetoond in de vloeistoffen die zich in de eileider bevinden. Vanaf het achtcellig stadium kan het zich ontwikkelende embryo glucose gebruiken als energiebron.

4.3.5   Andere toevoegingen

Aan vrijwel alle tot nu toe toegepaste kweekmedia voor humane embryo's wordt *eiwit* toegevoegd, veelal in de vorm van humaan serumalbumine. Uiteraard moet dit vrijgegeven zijn voor humane toepassing. De eerste reden waarom dit gebeurt is een zeer praktische: het voorkomt namelijk dat de embryo's aan de wand van kweekschaaltjes of pipetjes blijven plakken. Albumine kan daarnaast als bron van vetzuren fungeren. Daarenboven staat het bekend als een component die schadelijke stoffen kan binden. Omdat albumine geen synthetisch product is maar wordt gezuiverd uit serum, bestaat er variatie in kwaliteit. IVF-laboratia testen daarom verschillende partijen waaruit dan een partij wordt geselecteerd die daarna voor een langere periode wordt gebruikt.

Heel lang is er gewerkt met één type medium dat zowel gedurende de bevruchtingsfase als de dagen daarna werd gebruikt. Uitgaande van analyses van oviductvloeistof en experimenten met muisembryo's heeft men voor verschillende stadia van embryonale ontwikkeling geoptimaliseerde kweekmedia proberen te ontwerpen. Er zijn hierover een aantal veelbelovende studies gepubliceerd. Op verantwoorde wijze statistisch onderbouwd en uitgevoerd konden latere studies die beloftes niet altijd waarmaken. Wel is duidelijk geworden dat de eenvoudige media met uitstekend resultaat gebruikt kunnen worden voor het kweken van embryo's tot en met het morulastadium, maar dat voor de latere stadia meer complexe media nodig zijn voor het behoud van de vitaliteit van het embryo. Zo is, om embryo's na het morulastadium met behoud van vitaliteit te kunnen kweken, de toevoeging van aminozuren essentieel. Sommige fabrikanten pretenderen voor embryo's geoptimaliseerde mengsels van aminozuren te hebben ontworpen, andere gaan uit van in weefselkweek toegepaste mengsels.

Zodra eiwit of aminozuren aan het basis kweekmedium zijn toegevoegd is de houdbaarheid beperkt. Dit heeft belangrijke consequenties en is een argument om de kweekmedia voor de embryo's zo simpel mogelijk te houden. Daarnaast is het zo dat aminozuren spontaan of door het embryo afgebroken worden tot embryotoxisch ammonium.

Vrijwel altijd zal een antibioticum aan het kweekmedium worden toegevoegd om de groei van bacteriën, die onherroepelijk zullen zijn meegekomen bij de transvaginale punctie of vanuit het sperma, te onderdrukken. Meestal wordt een mengsel van streptomycine en penicilline gebruikt. Resistentie van met name *E. coli* tegen deze antibiotica is meestal de verklaring voor het feit, dat een IVF-behandeling mislukt door een infectie van de in kweek gebrachte embyo's. Steeds meer fabrikanten gaan over op gentamycine als antibioticum.

4.4   Termijnen van kweken

Het doorkweken van IVF-embryo's tot morula- (dag 4) of blastocystestadium (dag 5) kan op twee theoretische gronden worden verdedigd.

1   Normaliter worden bij een IVF-behandeling embryo's in de uterus teruggeplaatst. Er wordt verondersteld, dat in vivo geconcipieerde embryo's niet voor het morulastadium de uterus zullen bereiken. Het is dan ook zeer de vraag of het uterusmilieu wel de optimale omstandigheden biedt voor embryo's in vroegere stadia van ontwikkeling.

2   Het genetisch materiaal van het embryo wordt pas aangesproken na het achtcellige stadium (zie paragraaf 4.2.2). Eventuele tekortkomingen van het embryo zullen zich dan ook pas na dit stadium manifesteren als een stagnerende ontwikkeling.

Er zijn echter ook argumenten om de embryo's vooral *niet langer dan twee tot drie dagen* in kweek te houden. Moeilijk uit te sluiten is het feit dat door suboptimale kweekomstandigheden de vitale embryo's hun mogelijkheid kunnen verliezen om uit te groeien tot een gezonde zwangerschap wanneer zij te lang in kweek worden gehouden. Hiermee samenhangend kan gesteld worden dat hoe langer embryo's in kweek worden gehouden, des te groter de kans is dat er 'iets' fout kan gaan.

Daarnaast is er nog het praktische argument dat bij verlenging van de kweektermijn meer broedstoven nodig zijn.

De weinige goed opgezette en juist geanalyseerde studies die er zijn, komen tot de conclusie dat er geen a-priorivoordeel van een terugplaatsing op *dag vijf* ten opzichte van *dag drie* kan worden vastgesteld. Dat neemt niet weg dat de wetenschappelijke discussie over een voordeel voor bepaalde groepen patiënten nog lang niet is gesloten.

4.5   Embryoselectie

Volgens verschillende laboratoria biedt het individueel vervolgen van de embryonale ontwikkeling in vitro de meeste informatie om de embryo's te selecteren. Dit vereist echter wel extra administratie, extra handelingen met de schaaltjes en afzonderlijk in kweek houden van elk embryo. Indien na het eenduidig vaststellen van de bevruchting nog slechts op de dag van terugplaatsing op een selectieve manier naar de embryo's wordt gekeken, gaat mogelijk informatie verloren. Wel wordt hiermee het aantal handelingen per embryo en de daarmee gepaard gaande risico's significant teruggebracht.

De keuze van het juiste selectiemoment is sterk afhankelijk van gebruikte kweekmedia (zie paragraaf 4.2) en beschikbare menskracht en apparatuur en kan als gevolg daarvan sterk verschillen tussen IVF-laboratoria.

Embryoselectie vindt plaats op grond van kenmerken die onder de microscoop zichtbaar zijn. Het moment van observeren en het aantal observatiemomenten kan verschillen. De eerste dag na het toevoegen van de spermacellen aan de eicel wordt op grond van microscopische beoordeling al een onderscheid gemaakt tussen normaal bevruchte eicellen enerzijds en onbevruchte of meervoudig bevruchte eicellen anderzijds. Meervoudig of onbevruchte eicellen kunnen gaan delen en in een later stadium zijn zij dan niet meer te onderscheiden van de normaal bevruchte eicellen, maar komen uiteraard niet voor terugplaatsing in aanmerking. Deze worden dan ook in dit stadium al apart gezet. Bij iets hogere vergroting kunnen op een microscoop met de juiste contrasttechniek ook de positie van de pronuclei in de zygote en hun morfologie worden beoordeeld. Er zijn hiervoor criteria gepubliceerd die kunnen dienen om de beste zygote te selecteren.

Er zijn verschillende criteria waarop embryo's tijdens de klievingsstadia kunnen worden beoordeeld. Het is doorgaans vrij eenvoudig om het aantal blastomeren te tellen. Er zijn 'normaalwaardes' vast te stellen voor het aantal blastomeren dat een embryo op verschillende ontwikkelingsdagen behoort te hebben. Ook de eerder beschreven morfologische veranderingen in het embryo behorende goed getimed te zijn.

2 dagen na inseminatie: 2-4 cellen

3 dagen na inseminatie: 6-10 cellen

4 dagen na inseminatie: compactie

5 dagen na inseminatie: beginnende holtevorming

Twee dagen na inseminatie kunnen bij nauwkeurige observatie vrij goed de kernen van de blastomeren worden waargenomen. Bij latere stadia is dit moeilijker. Dit hoort er steeds één per embryonale cel te zijn. Meerdere kleine kernen per embryonale cel worden in verband gebracht met afwijkende chromosomale samenstelling en deze embryo's genieten derhalve geen voorkeur bij selectie voor terugplaatsing.

De mate waarin het volume van het embryo binnen de zona pellucida wordt ingenomen door zogenoemde fragmenten is moeilijker te kwantificeren. Het is echter wel een belangrijk criterium bij de beoordeling van de vitaliteit van de gekweekte embryo's. Wanneer meer dan 50% van het volume wordt ingenomen door dergelijke fragmenten, is het embryo veelal niet levensvatbaar. Tussen 0 en 50% is er een afnemende zwangerschapskans.

Uiteraard worden de verschillende criteria zo veel mogelijk in relatie tot elkaar beoordeeld, soms via een geavanceerd puntensysteem dat alle beoordeelde criteria ten opzichte van elkaar weegt. Vaak ook is het vakbekwame 'timmermansoog' van de klinisch embryoloog of IVF-analist dat de afweging maakt een embryo al dan niet in aanmerking te laten komen voor terugplaatsing. Het is in het licht van de beperkingen die we onszelf opleggen ten aanzien van het aantal terug te plaatsen embryo's, steeds belangrijker en kritischer om het juiste embryo te selecteren.

4.6 Bevruchting

In elke lichaamscel bevindt zich voor alle chromosomen een kopie die afkomstig is van de vader en een die afkomstig is van de moeder; deze cellen zijn zogenaamd diploïd. Voorafgaand aan elke celdeling wordt eerst het genetisch materiaal verdubbeld, zodat elke dochtercel weer de beschikking krijgt over een identieke kopie. Tijdens de vorming van spermacel en eicel vindt, tijdens de meiose, uitwisseling tussen delen van deze chromosomen plaats. Hierna wordt het genetisch materiaal zodanig over de gameten verdeeld, dat steeds maar één kopie van elk chromosoom in de zaad- of eicel terechtkomt; deze cellen zijn haploïd. De bevruchting heeft in feite tot doel de genetische informatie van sperma- en eicel weer in één cel te verenigen. De spermacel is een gespecialiseerde cel die tot doel heeft het genetisch materiaal te vervoeren en in de eicel af te geven.

In vivo vindt de bevruchting kort na de ovulatie in de eileider plaats. Hoewel in-vitro-oöcyten gedurende langere tijd kunnen worden bevrucht is er een beperkte periode (tijd ten opzichte van HCG of LH) waarin de eicel bevrucht moet zijn om tot levensvatbare embryo's te kunnen uitgroeien.

4.6.1 In-vitrofertilisatie

Voordat de spermacel een eicel kan bevruchten dient hij een aantal veranderingen te ondergaan. Allereerst treedt er een verandering op in het celmembraan, waardoor deze in staat is om de cumulus te penetreren. Dit wordt *capacitatie* genoemd. Bij IVF wordt aan het kweekschaaltje een relatief grote hoeveelheid spermacellen toegevoegd (50 -100.000 per milliliter). Deze grote hoeveelheid is waarschijnlijk nodig om de cumuluscellen die de eicel omsluiten doordringbaar te maken. Tussen de cumuluscellen bevindt zich een matrix van geleiachtig materiaal waardoor de spermacel zich een weg baant. Om de cumulus te penetreren neemt de beweeglijkheid van de spermacel onder invloed van stoffen in de cumulus enorm toe: *hyperactivatie.*

De volgende barrière die de spermacel ontmoet is de zona pellucida. Deze wordt tijdens de groei van de eicel gevormd als een dikke schil van eiwit rond de eicel. Het membraan van de spermacel bindt aan een van de eiwitten en ondergaat de zogeheten acrosoomreactie. De enzymen die hierbij vrijkomen, stellen de spermacel in staat een gat te maken in de zona pellucida en zorgen er tevens voor dat op het membraan van de spermacel specifieke eiwitten beschikbaar komen voor binding aan het membraan van de eicel.

Zodra de spermacel bindt aan de eicel komt hierin een cascade van gebeurtenissen op gang: *activatie.* De snelste is de corticale granulareactie. Direct onder het membraan van de eicel bevinden zich blaasjes die hun inhoud lozen in de ruimte tussen eicel en zona pellucida. De enzymen die hierbij vrijkomen zorgen ervoor, dat de structuur van de zona pellucida ondoordringbaar wordt voor volgende spermacellen en de eicel niet meervoudig bevrucht kan worden.

Het membraan van de spermacel die het wel heeft gehaald, versmelt met het membraan van de eicel, een proces waarbij weer specifieke eiwitten zijn betrokken. Een tweede reactie op de activatie van de eicel is dat deze de *meiose* zal afmaken en het tweede poollichaampje zal uitscheiden.

Het afgeleverde DNA is nog niet gereed voor gebruik. In de spermacel zat het zeer compact opgeborgen. Deze compacte structuur van DNA en eiwitten wordt ontrafeld (*decondensatie*) en voorzien van andere eiwitten. Ongeveer achttien tot twintig uur na de toevoeging van de spermacellen heeft zowel het genetisch materiaal van de spermacel als dat van de eicel zich verdubbeld en is om elk een duidelijk waarneembaar membraan gevormd. Deze kernen worden aangeduid als *pronuclei.* In een normaal bevruchte eicel behoren daarvan twee zichtbaar te zijn. Deze pronuclei bewegen zich beide naar het midden van de eicel waarna hun membranen verdwijnen en de chromosomen van beide ouderparen zich mengen. Hierop volgt onmiddellijk de eerste celdeling.

4.6.2   *Intracytoplasmatische sperma-injectie*

Tijdens de intracytoplasmatische sperma-injectie (ICSI-procedure) wordt elke eicel geïnjecteerd met één spermacel. Gemiddeld kunnen daarmee 70% van de rijpe eicellen bevrucht worden. Of de rest van de eicellen niet bevrucht worden als gevolg van een defect in de eicel of als gevolg van een defect in de gebruikte spermacellen, is niet bekend.

Gegeven de ordening van de processen die bij de normale bevruchting een rol spelen, roept de manier van bevruchten tijdens een ICSI-behandeling de nodige vragen op. Een zwemmende spermacel wordt, na immobilisatie, namelijk in zijn geheel in de eicel geïntroduceerd. Capacitatie van het sperma blijkt niet nodig voor de bevruchting, evenmin als een acrosoomreactie. Het vreemde is dat, indien een ejaculaat van een man slechts spermatozoa zonder acrosoom bevat (globozoöspermie), dit sterk geassocieerd is met het uitblijven van fertilisatie in de ICSI-behandeling. Kennelijk missen dergelijke spermacellen meer dan alleen hun acrosoom.

Het membraan van de kop van de spermacel blijft intact en ook het midden- en staartstuk komen mee naar binnen. Experimentele studies en retrospectieve analyse van data hebben duidelijk gemaakt, dat het niet nodig is om experimenteel het acrosoom of de staart van de spermacel te verwijderen. Echter, wordt een bewegende spermacel ingebracht dan zal deze meestal niet tot bevruchting leiden. Beweeglijke spermacellen moeten daarom eerst worden geïmmobiliseerd voor ze kunnen worden ingebracht. Daarentegen kunnen spermacellen uit een ejaculaat met slechts niet-motiele, maar wel levende, spermatozoa eveneens geen eicel bevruchten. Voor het overige lijkt er geen relatie te bestaan tussen spermakwaliteit enerzijds en bevruchtingskans en kans van slagen van de behandeling anderzijds.

4.6.3   *Afwijkende bevindingen*

De eicellen worden als niet bevrucht beschouwd indien achttien tot twintig uur na het toevoegen van de spermacellen (IVF) of injectie daarvan (ICSI) geen pronuclei worden gezien.

Soms komt het voor dat deze onbevruchte eicellen toch een of meer celdelingen doorlopen. Het komt ook voor dat slechts één pronucleus wordt gezien. Kennelijk is de eicel wel geactiveerd, maar heeft zich geen membraan om één van de genetische bijdragen gevormd, of verloopt dit proces niet synchroon. Een extra controle op een later tijdstip is aangewezen, waarbij regelmatig alsnog een tweede pronucleus kan worden waargenomen.

Zygotes met drie of meer pronuclei komen eveneens voor. Aanvankelijk werden deze aangeduid als meervoudig bevruchte eicellen, maar ook bij een ICSI-behandeling, waar maar één zaadcel per eicel wordt geïnjecteerd, komen ze regelmatig voor. Dit fenomeen kan slechts worden verklaard doordat óf het erfelijk materiaal van spermacel, óf het genetisch materiaal van de eicel zich heeft vermeerderd. Terugplaatsing van dergelijke afwijkende embryo's moet te allen tijde worden voorkomen omdat ze aanleiding kunnen geven tot − sterk afwijkende − zwangerschappen.

4.7   Invriezen van embryo's

De Nederlandse fysioloog en IVF-pionier prof.dr. G.H. Zeilmaker behaalde een wereldprimeur door voor het eerst een zwangerschap te bewerkstelligen met een ingevroren en ontdooid embryo, die zou leiden tot de geboorte van een gezond kind (1983). Daar waren vele experimenten met embryo's van de muis aan voorafgegaan. Met name het ontdooiprotocol kostte hoofdbrekens.

Het was al veel langer bekend dat gekweekte cellen en sperma konden worden ingevroren met behoud van vitaliteit. Aan de procedures worden hoge eisen gesteld, omdat elk embryo dat wordt ingevroren, uit een beperkt aantal cellen bestaat. Voor het behoud van de implantatiekans van het embryo moeten de meeste hiervan het invries- en ontdooiproces overleven.

4.7.1   Invriesprocedures

De invriesprocedures zijn erop gericht om de vorming van ijskristallen in de blastomeren te voorkomen. Water dat in de cellen bevriest zet uit, waardoor de cellen kunnen barsten. Daarnaast kunnen ijskristallen het celmembraan perforeren. Kristalvorming in het embryo wordt voorkomen door langzame afkoeling met zo'n 0,3 °C per minuut onder omstandigheden waarbij zich buiten het embryo al snel ijs heeft gevormd. Het water in de cellen kan nog niet bevriezen door de aanwezige zouten en eiwitten (vriespuntdaling). Verdere afkoeling zorgt dan voor het onttrekken van water aan het embryo. Wordt er te snel gekoeld, dan krijgt het water niet genoeg tijd om uit de cellen te verdwijnen en zal in de cellen bevriezen als kristallen. Wordt er te langzaam ingevroren, dan staat de cel te lang bloot aan de steeds hoger wordende interne zoutconcentraties die een gevolg zijn van het watertransport. Ook wordt een zogenoemd *cryoprotectant* toegevoegd aan het medium. Deze stof dringt de cellen van het embryo binnen en vervangt daar een gedeelte van het water en helpt zo de cel door het invriesproces. Echter, alle bekende stoffen met een dergelijke werking zijn in meerdere of mindere mate toxisch voor een levende cel.

Is eenmaal een temperatuur van -30 °C bereikt, dan vindt geen kristalvorming meer plaats maar bevriest het als een homogene massa, hetgeen onschadelijk is voor de cel. Dit wordt *vitrificatie*, letterlijk vertaald *verglassing*, genoemd. Het volume van de cel kan in dit stadium met zo'n 80% zijn afgenomen. Om praktische redenen gebruiken de meest toegepaste invriesprotocollen een langzaam traject tot ergens tussen -30 °C of -80 °C gevolgd door een snelle afkoeling tot -130 °C, waarna het materiaal kan worden overgebracht naar vloeibare stikstof; -196 °C.
Om een snelle koude/warmtegeleiding te garanderen worden de embryo's opgenomen in een klein volume invriesmedium in dunne speciale invriesrietjes. Er bestaan hiervan varianten die afgesloten kunnen worden met een dopje of met een speciaal apparaat worden dicht gesmolten.

4.7.2   Bewaren van embryo's

De meeste laboratoria bewaren de aan hen toevertrouwde embryo's in vloeibare stikstof (N_2). Bij deze temperatuur vindt geen verandering van het biologisch materiaal meer plaats en kunnen embryo's ten minste enige jaren met behoud van hun vitaliteit worden bewaard. Dierexperimenteel is dit aangetoond voor een termijn van ten minste vijftien jaar. De opslagcontainers zijn in feite uit hun krachten gegroeide thermoskannen met vacuüm geïsoleerde wanden.
Behalve de lage temperatuur heeft opslag onder vloeibare stikstof het voordeel dat de opslag onafhankelijk is geworden van elektronische apparatuur en dus van stroomvoorziening. Dit beperkt het risico op verlies aanzienlijk. Echter ook stikstof-bewaarvaten kunnen defect raken, waardoor ze continu staan aangesloten op een alarmeringssysteem dat het niveau van de stikstof bewaakt.

RISICO'S
De opslag van biologisch materiaal onder vloeibare stikstof kent ook risico's. Het eerste risico komt voort uit het feit dat de invriesrietjes nooit gegarandeerd dicht zijn en dat via vloeibare stikstof virussen kunnen worden overgedragen. Daarom

worden alle paren die materiaal willen laten invriezen, getest op hepatitis B, hepatitis C en hiv (zie paragraaf 4.8). Embryo's die ontstaan na IVF (of ICSI) en waarbij een van de partners drager is van een van deze virussen, kunnen niet in bewaring worden genomen, tenzij in een apart bewaarvat voor elk type virus. Wanneer embryo's van meerdere paren naast elkaar worden opgeslagen, dient het materiaal eenduidig gelabeld te zijn met prints die ook onder de gegeven extreme omstandigheden voor langere tijd duidelijk leesbaar moeten blijven. Uiteraard moet ook de bijbehorende administratie aan de hoogste eisen van tracering en inzichtelijkheid voldoen.

Werken met vloeibare stikstof brengt veiligheidsrisico's met zich mee voor degenen die ermee werken. Door de extreem lage temperatuur kunnen door aanraking met de huid ernstige brandwonden ontstaan. Maar vooral de ogen lopen bij een spataccident een groot risico definitief beschadigd te raken. Daarenboven neemt het volume van vloeibare stikstof bij verdamping met een factor 500 toe. Dit heeft tot gevolg dat de stikstofdamp, die reukloos is, na morsen door defecte afsluiters of vaten, de zuurstof in de ruimte ongemerkt kan verdringen. De ruimte waar vloeibare stikstof wordt gehanteerd moet dan ook altijd goed geventileerd zijn en voorzien van een goed functionerend zuurstofalarm, dat de medewerkers tijdig waarschuwt voor deze levensbedreigende situatie. Jaarlijks vallen er in Europa doden te betreuren door ongevallen met vloeibare stikstof. Alle medewerkers (én patiënten) die materiaal onder vloeibare stikstof vervoeren of hanteren, dienen over deze risico's geïnformeerd te worden.

4.7.3   Ontdooien van embryo's

Bij het ontdooien van de embryo's dient het embryo het verdrongen water weer op te nemen en het cryoprotectant moet worden uitgewassen. Gezien de volumeveranderingen die hierbij kunnen optreden, gebeurt het ontdooien zo snel mogelijk en het wegwassen van het cryoprotectant via een aantal tussenstappen, voordat het embryo over kan worden gebracht naar het standaard-kweekmedium. Dit maakt het ontdooiprotocol erg tijdrovend.
In een goed protocol zal zo'n 80% van de embryo's de procedure met meerdere intacte cellen overleven. Tot op heden gaat het invriezen en ontdooien van, ook de geheel intacte, embryo's nog altijd ten koste van hun vitaliteit c.q. implantatiekansen. Bij de huidige stand van de techniek kan de terugplaatsing van ingevroren embryo's de terugplaatsing van niet-ingevroren embryo's dan ook nog niet vervangen.

4.8   Wet- en regelgeving

De hieronder opgesomde regelgeving is direct van toepassing op de laboratoriumfase van IVF- en ICSI-behandelingen en is aanvullend op de Wet op de Geneeskundige Behandelingsovereenkomst (WGBO), Wet Maatschappelijke Ondersteuning (WMO) en meer algemeen geldende regelgeving aangaande privacy.

4.8.1   Planningsbesluit In-vitrofertilisatie

Het Planningsbesluit In-vitrofertilisatie (1998) is gebaseerd op de Wet op Bijzondere Medische Verrichtingen en bepaalt dat de laboratoriumhandelingen die IVF haar naam hebben gegeven, alleen in een van de *dertien* vergunninghoudende centra mogen worden uitgevoerd. Tevens is bepaald dat in Nederland tot nader order geen nieuwe instellingen voor een dergelijke vergunning in aanmerking komen.
De regeling verwijst nadrukkelijk naar richtlijnen en protocollen die zijn goedgekeurd door de Nederlandse Vereniging voor Obstetrie en Gynaecologie (NVOG) en de Vereniging van Klinisch Embryologen (KLEM). Alle vergunninghoudende centra zijn derhalve verplicht om zich bijvoorbeeld aan de daarin genoemde indicaties voor IVF en ICSI te houden. De centra dienen contractueel vastgelegde afspraken te maken met transport- en satellietziekenhuizen, goede voorlichting te geven aan hun patiënten, een goed protocol te hebben en zich te houden aan het TESA-moratorium. Ook zijn de centra verplicht deel te nemen aan de landelijke IVF-registratie.

4.8.2   Embryowet

De Embryowet (2002) heeft erg lang op zich laten wachten vanwege de ingrijpende discussie die nodig was over de morele status van de menselijke embryo's in stadia van ontwikkeling zoals die in het laboratorium worden gehanteerd. Deze wet heeft belangrijke praktische consequenties voor allen die met zaad-, eicellen en of embryo's in de weer zijn. Zo geeft de Embryowet regels over wetenschappelijk onderzoek met embryo's en gameten. Voordat deze wet in het Staatsblad verscheen, was volstrekt onduidelijk welk onderzoek met menselijke embryo's al dan niet was geoorloofd en waardoor dergelijk onderzoek in Nederland in feite niet van de grond kon komen.
De wet biedt een toetsingskader voor de Centrale Commissie Mensgebonden Onderzoek (CCMO) voor de beoordeling van protocollen die onderzoek aan humane embryo's voorstellen. Alle wetenschappelijk onderzoek aan humane embryo's dient door deze commissie te worden beoordeeld.
De wet geeft daarnaast een belangrijke stem aan de lokale medisch-ethische toetsingscommissie (METC) bij het beoordelen van de behandelprotocollen voor IVF in het algemeen, en het protocol eiceldonatie in het bijzonder. De wet geeft regels aangaande de zeggenschap over embryo's en verschaft daarmee duidelijkheid wie er bijvoorbeeld mag beslissen over de vernietiging of donatie voor wetenschappelijk onderzoek.
Hiermee zijn de overeenkomsten die met paren worden afgesloten over het bewaren van hun embryo's, nu binnen een wettelijk kader te plaatsen. Dit is in geval van discussie een grote verbetering. Deze wet is aanleiding geweest om in een samenwerkingsverband van NVOG, KLEM en CBO (Centraal Beleidsorgaan voor Intercollegiale Toetsing) een landelijk modelprotocol IVF op te stellen, dat kan dienen als model voor de lokale protocollen.

4.8.3   EU-richtlijn

Richtlijn 2004/23/EG van het Europese Parlement en de Raad van Europa (2004) omvat de vaststelling van de kwaliteits- en veiligheidsnormen voor het doneren, verkrijgen, testen, bewerken, bewaren en distribueren van menselijke weefsels en cellen. Medisch gezien is Nederland al lang geen eiland meer. Dat geldt ook voor de regelgeving aangaande geassisteerde voortplanting. Regelmatig worden we geconfronteerd met praktische vragen over ingevroren sperma of zelfs embryo's die paren vanuit of naar het buitenland willen vervoeren.

Deze richtlijn moet een dergelijke uitwisseling van materiaal veiliger maken. Deze Europese wetgeving bepaalt onder andere dat handelingen met menselijke embryo's nog slechts in gekwalificeerde centra mogen plaatsvinden onder verantwoording van een arts of bioloog. Op dit moment wordt gewerkt aan de precieze omschrijving van de eisen voor hygiëne, privacy, codering van opgeslagen sperma of embryo's, de mogelijkheden om de gegevens te traceren enzovoort. De Nederlandse wetgever zal deze zaken dienen te verwerken in een nieuwe versie van de Wet Veiligheid en Kwaliteit Lichaamsmateriaal.

4.8.4   Wet Veiligheid en Kwaliteit Lichaamsmateriaal

De Wet Veiligheid en Kwaliteit Lichaamsmateriaal is sinds februari 2003 van kracht en had in eerste instantie geen betrekking op het werken met embryo's, maar nadrukkelijk wel consequenties voor de spermabanken in Nederland. Deze laatste hebben een erkenning als weefselinstelling moeten aanvragen bij het ministerie van VWS. De vernieuwde versie van de wet zal ook betrekking hebben op de IVF-, ICSI- en IUI-behandelingen. Het bijbehorende Eisenbesluit Lichaamsmateriaal stelt heel expliciete eisen aan de kwalificaties van personeel, hygiëne, privacy, codering van opgeslagen sperma of embryo's, mogelijkheden tot tracering en bewaartermijn van de gegevens enzovoort.

4.8.5   Specifieke kwaliteitsnormen laboratiumdeel in-vitrofertilisatie

Specifieke Kwaliteitsnormen voor het Laboratoriumdeel van In-vitrofertilisatie is een richtlijn van de KLEM. Deze richtlijn bevat belangrijke afspraken om tijdens de activiteiten in het laboratorium, de kwaliteit van de IVF- en ICSI-behandelingen te kunnen waarborgen. Speciale aandacht wordt besteed aan het voorkomen van verwisselingen door dubbele controles op kritische momenten tijdens de IVF-behandeling voor te schrijven.

4.8.6   Standpunt NVOG-Screeningsprocedures Geassisteerde Voortplanting

Het Standpunt NVOG-Screeningsprocedures Geassisteerde Voortplanting is tot stand gekomen in een samenwerking tussen gynaecologen, klinisch embryologen en virologen en heeft tot doel de microbiologische risico's voor patiënten, hun embryo's of sperma in kaart te brengen en te minimaliseren. Alle Nederlandse IVF-centra zijn als gevolg van deze richtlijn gehouden aan een minimale screening van patiënten, voordat er met hun behandeling kan worden begonnen. Ook voor het testen van eiceldonoren en spermadonoren zijn minimale eisen opgesteld.

5 Intra-uteriene inseminatie

M. KOSTERMAN

5.1 Inleiding

Tot 1978, toen er voor het eerst een succesvolle IVF-poging gedaan werd, was intra-uteriene inseminatie (IUI) de enige mogelijkheid om kinderloze paren te helpen. In al deze jaren is het wezen van de behandeling hetzelfde gebleven, het semen zo dicht mogelijk bij de oöcyt te brengen en op het goede moment. Inmiddels zijn de behandelingen verfijnd en zijn er diverse variaties mogelijk. Het semen wordt opgewerkt (gewassen en gecentrifugeerd) om schadelijke stoffen die de bevruchting nadelig kunnen beïnvloeden, te verwijderen. Bij de vrouw kan de precieze tijd van ovulatie precies bepaald worden. De vrouw kan eventueel extra hormonen krijgen om de vruchtbaarheid te verhogen, afhankelijk van de indicatie en de zienswijze in de verschillende ziekenhuizen. Ook zijn de materialen voor het inbrengen van het zaad verbeterd.

Op dit moment is IUI waarschijnlijk een van de meest gebruikte technieken bij de behandeling van een fertiliteitsstoornis.

5.2 Vormen van inseminatie

5.2.1 IUI in een spontane cyclus

Bij IUI in een spontane cyclus wordt het semen in de uterus ingebracht. Hierbij wordt het semen opgewerkt. De reden is dat er zich in semen een gedeelte dode en slecht bewegende cellen, bacteriën en prostaatvocht bevinden, wat weer prostaglandinen bevat die, wanneer deze in de baarmoederholte komen, menstruatieachtige krampen kunnen geven.

Het insemineren wordt gedaan rondom de ovulatie. Om de tijd van de ovulatie zo goed mogelijk te bepalen wordt uit het bloed een LH-meting (luteïniserend hormoon) verricht, of via een ovulatietest uit de urine.

Omwille van de timing en de organisatie wordt in sommige ziekenhuizen ook wel een HCG-(humaan choriongonadotrofine-)injectie gegeven, zodat men het moment van de inseminatie beter kan plannen.

5.2.2 Indicaties

Indicaties voor IUI in de spontane cyclus zijn:
- onbegrepen fertiliteitsstoornis;
- mannelijke subfertiliteit;
- cervixfactor;
- immunologische factor;
- anejaculatie;
- retrograde ejaculatie.

ONBEGREPEN FERTILITEITSSTOORNIS

Bij het oriënterend fertiliteitsonderzoek (OFO) zijn geen afwijkingen gevonden die het uitblijven van zwangerschap kunnen verklaren. Er bestaat een indicatie voor IUI als er na een periode van afwachten (6-9 maanden) geen zwangerschap is opgetreden.

MANNELIJKE SUBFERTILITEIT

IUI is eveneens geïndiceerd bij een verminderde semenkwaliteit. Wel dienen er in ieder geval meer dan een miljoen beweeglijke spermatozoa aanwezig te zijn (zie hoofdstuk semen).

CERVIXFACTOR

Er kan sprake zijn van een negatieve post-coïtumtest (PCT): er bevinden zich geen beweeglijke zaadcellen in goed cervixslijmvlies. *Cervical hostility* (dysmu- corroe) is een stoornis waarbij het cervixslijm niet of slecht doordringbaar is voor de zaadcellen.

IMMUNOLOGISCHE FACTOR

In het semen zitten antilichamen, bijvoorbeeld als gevolg van een infectie of een vasectomie. Hierdoor kunnen de zaadcellen agglutineren (samenklonteren) en is geen bevruchting mogelijk. Om dit te voorkomen kan men het semen in een ruime hoeveelheid medium opvangen.

ANEJACULATIE

Bij patiënten met een dwarslaesie of patiënten die om andere redenen niet in staat zijn tot een ejaculatie, kan de uroloog of een revalidatiearts door middel van elektrostimulatie een ejaculatie opwekken. Omdat dit een zeer pijnlijke interven- tie is, wordt dit altijd onder narcose gedaan. Het verkregen semen is meestal van verminderde kwaliteit.

RETROGRADE EJACULATIE

Retrograde ejaculatie is een afwijking waarbij het semen tijdens de ejaculatie in de blaas terechtkomt. Dit kan een complicatie zijn van operaties aan het klei- ne bekken, waardoor er een stoornis optreedt in het afsluitmechanisme van de blaas tijdens ejaculatie. De aandoening komt ook wel voor zonder voorafgaande operaties.

Om het semen te kunnen opvangen wordt via een urinekatheter een vloeistof in de blaas gebracht, waarna de patiënt moet masturberen en vervolgens uit- plassen. In deze vloeistof bevindt zich dan het semen. De gemiddelde zwanger- schapskans per inseminatie bedraagt 8%. Dit geldt voor alle IUI's.

5.3 IUI in de gestimuleerde cyclus

Bij de gestimuleerde cyclus is het doel om in plaats van één eicel twee eicellen te verkrijgen. Hierdoor wordt de kans op zwangerschap vergroot.

5.3.1   Indicaties

De indicaties voor intra-uteriene inseminatie in de gestimuleerde cyclus zijn dezelfde als bij de spontane cyclus. Indien na zesmaal IUI tijdens de normale cyclus geen zwangerschap optreedt, kan worden voorgesteld om nog driemaal IUI met ovariële stimulatie te doen.

Er zijn ook ziekenhuizen die direct met IUI in een gestimuleerde cyclus starten. Dit hangt af van de mogelijkheden in het betreffende ziekenhuis en het beleid van de gynaecoloog.

Patiënten met cyclusstoornissen hebben over het algemeen meer baat bij een IUI-behandeling met hormoonstimulatie (zie hoofdstuk 1).

De gemiddelde zwangerschapskansen voor deze behandeling bedraagt per inseminatie 12% .

5.4   Behandeling

5.4.1   IUI in de spontane cyclus

De behandeling van IUI in de spontane cyclus bestaat uit het bepalen van de ovulatie in de cyclus van de vrouw, en het opwerken van het semen. De ovulatie wordt bepaald door middel van het luteïniserend hormoon in het bloed, of in de urine (door middel van de ovulatietest). De tests in het bloed en de urine vinden plaats vanaf de tiende dag van het begin van de cyclus of – afhankelijk van de lengte van de cyclus – eerder of later.

Bij de bloedtest gaat de vrouw dagelijks naar het laboratorium om de LH-waarde te laten prikken. De urinetest vindt thuis plaats. Hierbij laat men een aantal druppels urine op een testcassette vallen, waarbij vervolgens een referentiestreep verschijnt. Als de LH-waarde stijgt en er een piek komt, verschijnt er een tweede streep. Dit is het moment van de ovulatie. Men noemt dit een positieve test.

Stijgt in het bloed de LH-waarde boven de 23 of is de ovulatietest positief, dan moet de man de volgende dag semen produceren. Dit kan thuis of in het ziekenhuis gebeuren, afhankelijk van de afstand en de tijd die nodig zijn om in het ziekenhuis te komen. Het semen wordt opgewerkt en met behulp van een speculum en een speciale katheter in de uterus ingebracht. Na zestien dagen vindt óf een menstruatie plaats óf de patiënte kan een zwangerschapstest doen.

5.4.2   IUI in de gestimuleerde cyclus

Bij IUI in de gestimuleerde cyclus krijgt de vrouw gonadotrofinen toegediend. Hierbij moet ze zichzelf subcutaan injecteren. Het semen van de man wordt opgewerkt.

De schema's tussen de ziekenhuizen kunnen verschillen, meestal begint men vanaf de derde cyclusdag met het injecteren van gonadotrofinen. Vanaf cyclusdag 10 wordt bloed afgenomen voor de bepaling van de LH- en oestradiolwaarden. Ook wordt een echografie gemaakt om te zien hoeveel follikels zich ontwikkeld hebben en hoe groot ze zijn.

Als de bloedwaarden en de echografie voldoen aan de voorwaarden om te insemineren, stopt de vrouw met de gonadotrofinen en wordt een injectie HCG gegeven. Hiermee wordt de ovulatie in gang gezet.

Hiermee wordt de ovulatie in gang gezet en wordt afhankelijk van de grootte van de follikel en de hoogte van de bloedwaarden de IUI een of twee dagen later gedaan. Zestien dagen na de IUI, als er nog geen menstruatie is gekomen, kan een zwangerschapstest gedaan worden.

5.5 Complicaties

5.5.1 Ovarieel hyperstimulatiesyndroom

Het ovarieel hyperstimulatiesyndroom (OHSS) komt zeer zelden voor bij IUI in de gestimuleerde cyclus. Het syndroom wordt veroorzaakt door toediening van gonadotrofinen (zie hoofdstuk 6).

5.5.2 Infectie

Bij IUI wordt het semen rechtstreeks in de uterus ingebracht. Hierdoor bestaat bij iedere inseminatie de kans op infectie. Hoewel het semen wordt gespoeld en voor zover mogelijk ontdaan van schadelijke bacteriën, toch is er een – weliswaar lage – kans op infectie. De nazorg bestaat dan ook uit het geven van goede voorlichting. Deze houdt in dat bij het optreden van koorts de eerste dagen na de inseminatie, de vrouw direct contact moet opnemen met het betreffende ziekenhuis.

5.5.3 Meerlingzwangerschap

Bij IUI in de gestimuleerde cyclus is het risico op een meerlingzwangerschap 18% tot 20%. Een meerlingzwangerschap wordt evenals bij IVF/ICSI als een complicatie gezien. De zwangerschap en de vroeggeboorte zijn complicaties voor zowel de moeder (hogere mortaliteit) als voor de kinderen.

De Nederlandse Vereniging voor Obstetrie en Gynaecologie (NVOG) heeft aanbevelingen gedaan. Bij meer dan drie follikels > 16 millimeter moet worden afgezien van inseminatie.

Er bestaat altijd een kans dat deze patiënten spontaan zwanger worden, waarbij een meerlingzwangerschap dan ook tot de mogelijkheden behoort. Er wordt dan ook een coïtusadvies gegeven, hetgeen betekent: niet of beschermd vrijen.

5.6 Fysieke en emotionele belasting van de behandeling

Kinderen krijgen is voor de meeste mensen een natuurlijk gegeven, waarbij ze geen hulp nodig hebben. Als dan blijkt dat dit niet lukt, is dit vaak een grote teleurstelling. Via de huisarts komt men dan bij de gynaecoloog terecht.

De stap om naar de arts te gaan is meestal al een grote stap. Een intiem deel van het persoonlijke leven wordt ineens gemeengoed. Er worden veel vragen gesteld en onderzoeken gedaan. Voor velen is dit al een belastende periode. Daarnaast moet men regelmatig naar het ziekenhuis gaan, er vrij voor nemen en niet elke werkgever geeft daar zomaar toestemming voor.

Men kijkt om zich heen en het lijkt wel of iedereen kinderen krijgt. Het wordt steeds moeilijker om blij te zijn voor de zwangerschap van vriendinnen. Dan wordt de diagnose gesteld en het advies gegeven om IUI te doen. Velen zijn blij dat er wat gebeurt. Anderen vinden het verschrikkelijk. Dan komt er een periode waarin er veel naar het ziekenhuis gegaan moet worden, het zelf injecteren, bloed prikken, het ondergaan van echografieën en inseminatie. Er is een wachttijd die voor allen een bijzonder moeilijke tijd is. Bij de eerste inseminatie is de hoop groot. Na een aantal mislukte behandelingen wordt de hoop kleiner en is het voor vele paren moeilijk om een positief gevoel te blijven houden. Sommige paren stoppen na een paar behandelingen een paar maanden. Andere zoeken hulp bij een therapeut of maatschappelijk werk(st)er.

Als de IUI niet lukt, is IVF/ICSI de nog overgebleven optie. Maar als deze behandelingen ook niet lukken, zal het paar een rouwproces doormaken. Binnen dit rouwproces zal het paar – eventueel met behulp van derden – het besef van kinderloosheid en het verlies dat daarbij hoort verwerken, en zoeken naar nieuwe invullingen in het bestaan.

Literatuur

Frey Brochure no. 6. Inseminatietechnieken. April 2005.
Richtlijn No. 29 van de Vereniging voor Obstetrie en Gynaecologie (NVOG). Intra-Uteriene Inseminatie (IUI). 2000.

6 In-vitrofertilisatie en intracytoplasmatische sperma-injectie

L. BLONK EN J.A.M. KREMER

6.1 Inleiding

In 1978 werd Louise Brown geboren, het eerste kind ontstaan na in-vitrofertilisatie (IVF). In 1992 zorgde de intracytoplasmatische sperma-injectie (ICSI) voor een tweede belangrijke doorbraak in de voortplantingsgeneeskunde. IVF en ICSI zijn dus nog vrij jonge behandelingen.

In dit hoofdstuk wordt eerst in vogelvlucht uitgelegd wat een IVF/ICSI-behandeling inhoudt. Hierna worden de patiëntencategorieën benoemd waarvoor IVF/ICSI geïndiceerd is. De verschillende stadia van de behandeling – van intake tot zwangerschapstest – en de mogelijke complicaties worden hierna uitgebreid beschreven. Tot slot wordt aandacht besteed aan het onderdeel specifiek verpleegkundige zorg.

6.2 Een IVF/ICSI-behandeling in vogelvlucht

IVF/ICSI is een behandeling voor onvruchtbaarheid. In-vitrofertilisatie (IVF) betekent letterlijk *in-glasbevruchting* en wordt in Nederland ook wel reageerbuisbevruchting genoemd.

Een belangrijk aspect van IVF- en ICSI-behandelingen is het laten rijpen van meerdere follikels, de zogenoemde gecontroleerde hyperstimulatie. Vrouwen die een IVF/ICSI-behandeling ondergaan gebruiken hormonen (gonadotrofinen) om de ovaria te stimuleren. Niet één, maar meerdere follikels uit de cohort antrale follikels, groeien door het gebruik van gonadotrofinen uit tot Graafse preovulatoire follikels. Downregulatie, door *gonadotrophin-releasing hormone* (GnRH)-antagonist of -agonist voorkomt een premature ovulatie van de follikels (zie paragraaf 6.6.1).

Zodra de grootste follikels een diameter hebben van 18-20 millimeter wordt 34 tot 36 uur voor de follikelpunctie humaan choriongonadotrofine (HCG) toegediend. Door middel van een transvaginale follikelpunctie onder echogeleiding worden de follikels aangeprikt en follikelvloeistof met de oöcyten geaspireerd.

In het laboratorium vindt de bevruchting van de oöcyten plaats. Om bevruchting te laten plaatsvinden, brengt men in het laboratorium oöcyten samen met zaadcellen. De zaadcellen worden uit het sperma gehaald. Na het samensmelten van de eicel en de zaadcel in het laboratorium ontstaat een embryo. Na selectie worden de kwalitatief beste embryo's in de baarmoeder van de vrouw geplaatst. Nestelt het embryo zich in, dan is er sprake van een normale zwangerschap.

Indien er na de transfer kwalitatief goede embryo's overblijven, is het mogelijk om deze te cryopreserveren. Deze gecryopreserveerde embryo's kunnen in een latere cyclus na ontdooiing in een natuurlijke of nagebootste cyclus worden geplaatst.

6.2.1   IVF versus ICSI

Het verschil tussen een IVF- en ICSI-behandeling is de manier waarop de bevruchting in het laboratorium gebeurt. Het gehele voortraject van downregulatie en hyperstimulatie is identiek.

Bij IVF brengt men één oöcyt samen met ongeveer 50.000 tot 100.000 zaadcellen en wacht men op spontane bevruchting door een van de zaadcellen.

Bij ICSI selecteert een laboratoriummedewerker uit de geringe hoeveelheid sperma slechts één goed bewegende zaadcel per oöcyt. De zaadcel wordt opgezogen in een holle naald en vervolgens in de oöcyt geïnjecteerd. Daardoor vervalt een deel van de natuurlijke selectie die wel bij IVF plaatsvindt.

De belangrijkste indicatie voor een ICSI-behandeling is een laag aantal bewegende zaadcellen. ICSI kan ook worden uitgevoerd als na een IVF-behandeling geen bevruchting heeft plaatsgevonden.

6.2.2   ICSI-PESA

Percutane epididymale sperma-aspiratie (PESA) is een procedure waarbij de zaadcellen verkregen worden door het opzuigen van sperma uit de epididymis. Deze zaadcellen kunnen vervolgens gebruikt worden voor een ICSI-behandeling. Bij de microchirurgische epididymale sperma-aspiratie (MESA) wordt door middel van een incisie weefsel uit de epididymis, met daarin de zaadcellen, weggehaald. Een TESE (testiculaire sperma-extractie) is een variant op MESA, maar hierbij wordt er via een operatie weefsel met zaadcellen uit de testis gehaald. In Nederland mag alleen ICSI worden gedaan met chirurgisch verkregen zaad als het afkomstig is uit de epididymis, TESE is in Nederland vooralsnog niet toegestaan.

Alleen mannen bij wie geen zaadcellen in het ejaculaat worden gevonden door obstructie in de ductus deferens (een zogenoemde obstructieve azoöspermie), komen in aanmerking voor PESA.

Mannen met een non-obstructieve azoöspermie, waarbij de azoöspermie waarschijnlijk veroorzaakt wordt door een deficiëntie in de aanmaak of rijping van de spermatozoa, komen niet in aanmerking voor een PESA. Deze mannen hebben vaak een verhoogd FSH (FSH > 10) en/of kleine follikels (< 15 milliliter).

6.3   Indicaties voor IVF/ICSI

In de eerste jaren werd IVF alleen verricht bij afgesloten eileiders. Later kwamen daar vele andere indicaties bij. In 1998 heeft de Nederlandse Vereniging voor Obstetrie en Gynaecologie (NVOG) een richtlijn aangenomen met de indicaties voor IVF. De indicaties zijn:
- tubapathologie;
- onverklaarde subfertiliteit;
- ernstige endometriose;

- cervixfactor/immunologische subfertiliteit;
- hormonale stoornissen;
- andrologische subfertiliteit;
- oöcytdonatie.

6.3.1 Tubapathologie

Bij tubapathologie zijn de eileiders afgesloten of verwijderd. Indien reconstructieve tubachirurgie bij een absolute tubafactor niet zinvol wordt geacht, kan het paar direct geaccepteerd worden voor IVF. Bij een verminderde tubafunctie maar geen dubbelzijdige afsluiting, of soms na tubachirurgie, kan IVF plaatsvinden na twee jaar pogingen tot zwangerschap of respectievelijk een tot twee jaar postoperatief. Indien de vrouw 36 jaar of ouder is, worden deze perioden ingekort tot een jaar.

6.3.2 Onverklaarde subfertiliteit

Bij onverklaarde subfertiliteit is er geen oorzaak gevonden voor het uitblijven van een zwangerschap gedurende langere tijd. IVF wordt aangeboden na een bestaande kinderwens van ten minste drie jaar. Indien de vrouw 36 jaar is of ouder, geldt de periode tot na ten minste twee jaar. Loopt de vrouw tegen de 40, dan kan de termijn verkort worden als zou blijken dat zij twee jaar later het 40ᵉ levensjaar gepasseerd is en om die reden niet meer in aanmerking zou kunnen komen voor IVF. Voorafgaand aan IVF dient in een aantal cycli intra-uteriene inseminatie te hebben plaatsgevonden.

6.3.3 Ernstige endometriose

Bij minimale en lichte endometriose (eventueel na adequate behandeling) wordt het beleid gevoerd zoals bij onverklaarde subfertiliteit. Bij ernstige endometriose is de indicatiestelling identiek aan die bij tubapathologie.

6.3.4 Cervixfactor/immunologische subfertiliteit

Bij cervixfactor/immunologische subfertiliteit is sprake van:
- het niet of slecht doordringbaar zijn van het cervixslijm;
- er wordt nauwelijks of geen cervixslijm geproduceerd;
- een te lage zuurgraad van het cervixslijm;
- de aanwezigheid van autosperma-antistoffen op de zaadcellen van de man;
- het cervixslijm van de vrouw bevat isoantistoffen tegen de zaadcellen van de partner.

Na een infertiliteitsduur van twee jaar wordt de indicatie voor IVF gesteld, tenzij de vrouw (bijna) 40 jaar oud is. Hieraan voorafgaand zal in een aantal cycli intra-uteriene inseminatie zonder ovariële hyperstimulatie worden verricht.

6.3.5   Hormonale stoornissen

Met hormonale stoornissen wordt bedoeld: het hypo- of hypergonadotrope stoornissen of het polycysteus ovarieel syndroom (PCO-syndroom).

Tot IVF kan worden overgegaan na 12 cycli ovulatie-inductie met gonadotrofinen. Er kan eerder besloten worden tot IVF indien tijdens de behandeling met gonadotrofinen bij herhaling sprake is van het staken van cycli in verband met een dreigend ovarieel hyperstimulatiesyndroom. IVF wordt ook in een eerder stadium toegepast bij abnormale follikelgroei of het niet optreden van een ovulatie. Bij een lage ovariële respons (ook met hogere doses gonadotrofinen) moet IVF worden ontraden.

6.3.6   Andrologische subfertiliteit

Bij andrologische subfertiliteit is sprake van een verminderde kwaliteit van het sperma. De volgende criteria kunnen in de praktijk een leidraad zijn:
- VCM (volume × concentratie × motiliteit) < 1×10^6: primair ICSI;
- VCM $1\text{-}10 \times 10^6$: IVF na twee jaar (indien leeftijd vrouw > 36 jaar is IVF al na een jaar geïndiceerd); voorafgaand aan IVF dient in een aantal cycli intra-uteriene inseminatie verricht te worden;
- VCM > 10×10^6: beleid als bij onverklaarde subfertiliteit.

6.3.7   Oöcytdonatie

IVF wordt in zeldzame gevallen ook uitgevoerd als er sprake is van oöcytdonatie (zie hoofdstuk 8).

6.3.8   Factoren

Vooral de leeftijd van de vrouw, de duur van het uitblijven van een zwangerschap en de kwaliteit van het sperma zijn de belangrijkste factoren om te bepalen wanneer paren voor IVF/ICSI in aanmerking kunnen komen.

In de meeste IVF-centra wordt om in aanmerking te komen voor een IVF/ICSI-behandeling een leeftijdsgrens van de vrouw aangehouden van 40 tot 42 jaar. Meldrum (1993) beschrijft in zijn onderzoek dat een verhoogde leeftijd negatief associeert met de oöcytkwaliteit. Grimbizis e.a. (1998) beschrijven in hun onderzoek dat een verhoogde leeftijd negatief associeert met de embryokwaliteit.

6.4   Anamnese en lichamelijk onderzoek voorafgaand aan IVF/ICSI

Afhankelijk van de gegevens die onder andere in een intakegesprek verzameld worden, komen paren in aanmerking voor een IVF-, ICSI- of ICSI-PESA-behandeling. Omdat de meeste IVF/ICSI-behandelingen bij heteroseksuele paren worden uitgevoerd, wordt hier beschreven welke gegevens verzameld kunnen worden van de man en de vrouw.

6.4.1   *Gegevens van de man en de vrouw*

Gegevens van de man en de vrouw die van belang zijn, zijn:
*   tractusanamnese;
*   fertiliteitsanamnese (endocrinologische anamnese en bij de vrouw ook de cyclusanamnese);
*   seksuele anamnese;
*   duur subfertiliteit;
*   intoxicaties (roken, alcohol, drugs);
*   familieanamnese;
*   medicijngebruik;
*   lengte en gewicht.

GEGEVENS SPECIFIEK VAN DE VROUW
Specifieke gegevens van de vrouw zijn:
*   gynaecologische anamnese;
*   obstetrische anamnese;
*   gynaecologisch onderzoek (zo nodig *Pap smear*).

GEGEVENS SPECIFIEK VAN DE MAN
Specifieke gegevens van de man zijn:
*   andrologische anamnese;
*   omgevings- en beroepsfactoren (toxische stoffen);
*   andrologisch onderzoek.

6.5   Aanvullend onderzoek voorafgaand aan IVF/ICSI

6.5.1   *FSH*

Het basale follikelstimulerend hormoon (FSH) kan een maat zijn voor de ovariële reserve of biologische leeftijd van de vrouw. Het basale serum-FSH wordt bepaald in de vroege folliculaire fase van de menstruele cyclus. Door tegelijkertijd met het FSH het oestradiolgehalte te bepalen, kan gecheckt worden of het FSH inderdaad in de vroege folliculaire fase is bepaald. Het oestradiolgehalte is

Figuur 6.1   FSH en oestradiolwaarden tijdens de menstruele cyclus.

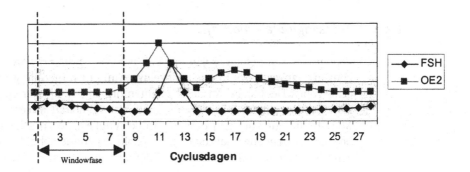

dan immers laag. Om te controleren of FSH inderdaad in de vroege folliculaire fase is bepaald, moet tegelijkertijd met de FSH-bepaling het oestradiolgehalte worden bepaald. Dit gehalte is immers laag ($\leq$ 150 mmol) in de vroege folliculaire fase (zie figuur 6.1).

Een stijging van het basale FSH met het stijgen van de leeftijd kan worden verklaard door daling van de ovariële oöcytvoorraad en het feit dat daardoor de negatieve feedback van de follikelcohort op de hypofyse tekortschiet.

In enkele onderzoeken is beschreven dat de verhoogde leeftijd en een hoog basaal-serum-FSH vaak correleren met een lage respons (weinig follikelgroei) in een IVF/ICSI-behandeling, ook als deze verhoging eenmalig is (Scott e.a. 1989, Toner e.a. 1989). In andere onderzoeken is beschreven dat er een negatieve correlatie is tussen een hoog basaal FSH-gehalte en de oöcyt- en embryokwaliteit, en daardoor op de zwangerschapskans (Hull e.a. 1996, Navot e.a. 1994, Akande e.a. 2002).

6.5.2 Infectiescreening

Recent is over de infectiescreening een standpunt van de NVOG verschenen (2004). Infectiescreening in het kader van een IVF-behandeling wordt uitgevoerd omdat bij het invriezen van sperma of embryo's theoretisch het risico bestaat dat andere materialen die in hetzelfde stikstofvat worden bewaard, worden besmet. Om deze reden moet voor het invriezen (cryopreservatie) screening op hiv, HTLV-I en -II (*human T-cell lymphotropic virus*) (op indicatie), hepatitis-B-virus en hepatitis-C-virus uitgevoerd worden, indien het sperma afkomstig is uit Azië, Afrika, Zuid-Amerika, het Caribische gebied met uitzondering van Marokko en Turkije. Dit houdt automatisch in dat er formeel geen reden is voor deze screening als er geen sprake is van cryopreservatie. Anderzijds betekent dit ook dat wanneer er geen toestemming wordt gegeven voor deze screening, er ook geen embryo's kunnen worden ingevroren voor eventuele latere embryotransfers.

Bij ICSI vindt infectiescreening niet alleen plaats in het kader van cryopreservatie van embryo's of sperma. Bij ICSI kan door de ICSI-procedure zelf – het injecteren van een zaadcel in de oöcyt – een virus direct in de oöcyt worden ingebracht en in theorie kan dit vervolgens worden opgenomen in het genoom (de genen). Dit geldt in principe voor ieder virus, maar in het bijzonder voor hepatitis B, hiv en HTLV-I en -II. In praktijk wordt bij ICSI de screening tot deze virussen (HTLV-I en -II op indicatie) beperkt en wordt van ICSI afgezien bij een positieve test voor een van deze virussen.

6.5.3 Transvaginale echografie

Echografieën in het kader van een IVF/ICSI-behandeling worden transvaginaal gemaakt vanwege de superieure beeldvorming in vergelijking met abdominale echoscopie. De afstand tot de te scannen organen is kleiner en er zijn minder storende invloeden van andere organen, waardoor transducers met een hogere MHz-frequentie kunnen worden gebruikt (Vugt e.a. 2003). Dit leidt tot een mooi beeld met een goede axiale en laterale resolutie (= onderscheidingsvermogen tussen twee verschillende punten die achter (axiaal) of naast (lateraal) elkaar liggen).

Behalve de transvaginale echografieën voor follikelmeting worden, voorafgaand en tijdens een IVF/ICSI-behandeling, ook gynaecologische echografieën gemaakt. De volgende aspecten worden dan gecontroleerd (NVOG 1999):

- uterus (in sagittale of longitudinale doorsnee):
  - ligging: in anteversie-flexie (AVF), retroversie-flexie (RVF), of strekstand;
  - myomen, uterus bicornis, uterus septus;
- endometrium (in sagittale/longitudinale doorsnee):
  - endometriumaspect, de dikte, de lagen en de begrenzing;
  - pathofysiologie: endometriumpoliep, endometriummaligniteit;
- ovaria (in sagittale/longitudinale of transversale doorsnee):
  - ligging;
  - grootte;
  - aantal en grootte van follikels;
  - pathofysiologie: cysten, endometriosecysten, maligniteit. Bij cysteuze afwijkingen dienen de volgende details te worden beschreven: diameter in minstens twee richtingen loodrecht op elkaar, echodensiteit van de inhoud, eventuele solide of papillaire structuren daarin, dikte en aspect (glad, dun, dik, onregelmatig) van de wand, uni- of multiloculair, aan- of afwezigheid van septa, en dikte plus aspect daarvan;
- tubae (in sagittale/longitudinale of transversale doorsnee):
  - normale tubae kunnen doorgaans niet echoscopisch worden geïdentificeerd;
  - pathofysiologie: met vocht gevulde tubae (hydrosalpinges) zijn echoscopisch wel te detecteren;
- verdere omgeving van de vrouwelijke inwendige geslachtsorganen en cavum Douglasi op bijzonderheden of pathologie.

6.5.4 Semenonderzoek

Het semenonderzoek vindt plaats in een vers monster, verkregen door masturbatie na twee tot vijf dagen onthouding, door ejaculatie in een schoon potje. Het semen moet op kamertemperatuur binnen een uur op het laboratorium ingeleverd worden.

Tijdens de zaadlozing is het semen vloeibaar, om daarna meteen te coaguleren. Onder invloed van proteolytische enzymen uit de prostaat vervloeit het semen na 5 tot 20 minuten en kunnen de aanwezige zaadcellen goed over het hele ejaculaat vermengd worden.

Bij twijfel kan naast de traditionele semenanalyse ook een proefbewerking plaatsvinden. Dit is een bewerkingstest waarbij het volume × de concentratie × de motiliteit (VCM) berekend wordt. Hiervoor wordt na 20 minuten het semen 1 : 1 verdund met medium en vervolgens op een vloeibaar filter gebracht. Na 20 minuten centrifugeren blijven het seminaal plasma, rondcellen, dode en slecht bewegende zaadcellen boven op het filter staan. Goed bewegende zaadcellen gaan door het filter heen. Het bovenste deel en het filter worden verwijderd en het concentraat wordt nog tweemaal nagewassen met medium. Op die manier ontstaat een concentraat van goed bewegende zaadcellen van het totale ejaculaat. Meestal heeft dit concentraat een volume van 0,3-0,4 milliliter. Voor het interpreteren van de uitkomst van het semenonderzoek ter indicatiestelling van de andrologische subfertiliteit (zie paragraaf 6.3.6).

6.5.5   DNA- en chromosomenonderzoek

Het is niet uitgesloten dat ernstige mannelijke subfertiliteit overgedragen kan worden naar de volgende generatie. Om paren die in aanmerking willen komen voor een ICSI-behandeling goed te kunnen counselen, wordt DNA- en chromosomenonderzoek, voorafgaand aan de eerste ICSI-behandeling, geadviseerd bij mannen met een ernstige oligospermie (< 100.000 zaadcellen/milliliter). Het DNA-onderzoek richt zich op het detecteren van Y-deleties (ontbreken van een stukje DNA op het Y-chromosoom). Het chromosomenonderzoek richt zich op het vaststellen van het mannelijk karyotype (46 XY).

6.6   De IVF/ICSI-behandeling

6.6.1   Agonist/antagonist

Downregulatie in een IVF/ICSI-behandeling is noodzakelijk ter preventie van premature luteïniserend hormoon(LH-)pieken, waardoor er al voor de punctie een eisprong kan plaatsvinden. Daarom wordt bij de meeste stimulaties het gebruik van gonadotrofinen gecombineerd met GnRH-agonisten of GnRH-antagonisten.

GnRH-AGONISTEN
GnRH-agonisten zetten de hypofyse aan tot productie van LH en FSH. De verhoogde LH- en FSH-spiegels resulteren aanvankelijk in een stijging van de oestrogeenspiegels (*flare-up*). Bij voortgezet gebruik treedt suppressie op door uitputting en ongevoelig worden van de gonadotrope hypofysecellen. De LH- en FSH-spiegels dalen en de oestrogeenspiegel daalt tot postmenopauzale waarden (*downregulatie*).
De GnRH-agonisten kunnen gegeven worden volgens een kort of een lang schema. Het korte schema start aan het begin van de behandelcyclus. Het lange schema start in de maand voorafgaand aan de eigenlijke IVF-behandeling.
Ten gevolge van de lage oestrogeenspiegels kunnen symptomen van oestrogeendeficiëntie optreden zoals opvliegingen, transpiratie en atrofie van het vaginaslijmvlies (overgangsverschijnselen). Ook hoofdpijn, stemmingswisselingen, slaapstoornissen, nervositeit, pijnlijke borsten en vermoeidheid zijn genoemde bijverschijnselen.

GnRH-ANTAGONISTEN
GnRH-antagonisten binden zich aan GnRH-receptoren op de hypofyse. Daardoor wordt de afgifte van LH en in mindere mate van FSH direct geblokkeerd en blijft deze blokkade bij voortgezet gebruik gehandhaafd. De LH-piek en daarmee de ovulatie wordt uitgesteld. GnRH-antagonisten kunnen veel korter worden gegeven dan GnRH-agonisten omdat blokkade van LH en FSH direct optreedt. De antagonisten worden gestart vanaf de vijfde of zesde dag van de toediening van gonadotrofinen.
Bij gebruik van GnRH-antagonisten worden – in tegenstelling tot het gebruik van GnRH-agonisten – geen symptomen van oestrogeendeficiëntie verwacht. De genoemde bijverschijnselen zijn hoofdpijn, misselijkheid, duizeligheid, moe-

heid en malaise. De kans op zwangerschap lijkt bij antagonisten wat lager te zijn
dan bij agonisten.

6.6.2 Gonadotrofinen

Door de toediening van gonadotrofinen tijdens een IVF/ICSI-behandeling ontstaat een ovariële hyperstimulatie, niet één – zoals in een natuurlijke cyclus
– maar meerdere follikels komen tegelijkertijd tot rijping.

Gonadotrofinen kunnen verkregen worden uit de urine van vrouwen in de menopauze (urinair FSH) of kunnen worden gemaakt in laboratoria (recombinant-
FSH). Op dit moment zijn eigenlijk alle preparaten (op één na) die gewonnen
worden uit urine, van de markt verdwenen en vervangen door recombinant-
FSH. De productie van het recombinant-FSH werd mogelijk omdat het lukte om
in het DNA van de eierstokcellen van de Chinese hamster een stukje menselijk
DNA in te bouwen dat codeert voor het menselijke FSH. Deze cellen zijn nu in
staat om in een bioreactor menselijk FSH te maken.

FSH zorgt voor follikelgroei en -rijping en voor ovariële oestrogeenproductie.

6.6.3 IVF/ICSI-behandeling zonder hormonen

IVF/ICSI in een natuurlijke cyclus – dus zonder hyperstimulatie – kan een optie
zijn voor paren wanneer sprake is van bezwaren tegen hormonale stimulatie, zowel op medische als psychische gronden. Een andere patiëntengroep waarvoor
IVF/ICSI in een natuurlijke cyclus een optie kan zijn, is voor paren waarbij sprake is van een extreme *oligoasthenoteratospermie* met bijvoorbeeld 1 à 5 bewegende
zaadcellen na opwerken. IVF/ICSI in een natuurlijke cyclus is niet geschikt voor
vrouwen met een anovulatoire of irregulaire cyclus.

In een natuurlijke cyclus wordt door vaginale echoscopie en LH- en oestradiolbepalingen de follikelgroei en rijping gecontroleerd. Timing van de follikelpunctie is essentieel, omdat in een natuurlijke cyclus geen downregulatie toegepast
wordt maar wel HCG wordt toegediend voor de follikelpunctie. Voortijdige ovulatie is dus mogelijk.

6.6.4 Echografie tijdens IVF/ICSI-behandeling

Tijdens een IVF/ICSI-behandelin g wordt de groei van de follikels door transvaginale echografieën gecontroleerd. Op cyclusdag 1, 2 of 3 (bij gebruik van GnRH-
antagonisten) of na voldoende downregulatie door GnRH-agonisten (meestal na
circa 14 dagen gebruik van de GnRH-agonist = lange schema) wordt de eerste
transvaginale echo gemaakt. Bij de uitgangsecho wordt gecontroleerd op aanwezigheid van cysten en wordt de dikte van het endometrium gemeten. Om
te mogen starten met de eigenlijke hyperstimulatie mogen er geen grote (> 25
millimeter) cysten of follikels aanwezig zijn in de eierstokken en moet het endometrium dun zijn. De hoeveelheid aanwezige antrale follikels (follikels tussen de
2 en 10 millimeter) bij deze uitgangsecho spelen naast het basale FSH-gehalte en
de leeftijd van de vrouw een rol in de dosering gonadotrofinen die voorgeschreven gaat worden.

Het meten van de diameter van de follikels kan in één, twee of drie richtingen worden verricht. Verschillende studies hebben laten zien dat het meten in drie richtingen goed correleert met het folliculaire volume (Kyei-Mensah e.a. 1996). Om praktische (tijds)redenen worden follikelmetingen in het kader van een IVF/ICSI-behandeling echter vrijwel altijd in twee richtingen verricht, waarbij het gemiddelde als diameter wordt afgegeven.

Tevens wordt tijdens IVF/ICSI-behandelingen de dikte van het endometrium in longitudinale/sagittale doorsnede transvaginaal gemeten. Onder invloed van de gonadotrofinen worden androgenen door granulosecellen omgezet in oestrogenen. Oestrogenen stimuleren de mitoseactiviteit van het endometrium. Door proliferatie vindt opbouw van klierbuizen en groei van daaromheen gelegen stroma en vasculaire endotheelcellen plaats. In de proliferatiefase is het endometrium opgebouwd uit drie lagen. Echoscopisch te dit te zien als een zogenoemd *triple-line*-endometrium. Een triple-line-endometrium zou een prognostische gunstige factor zijn voor het optreden van een zwangerschap. In de secretiefase heeft het endometrium een hyperechogeen aspect.

De dikte van het endometrium zegt iets over de receptiviteit (ontvangend vermogen) van het endometrium en de kans op implantatie van de embryo's. Het innestelingsproces is afhankelijk van vele factoren, onder andere eiwitten, suikers, hormonen en bloedvaten. De exacte werking van al deze factoren is nog onduidelijk, echter alle bovenvermelde factoren worden beïnvloed door de hormonale behandeling tijdens een IVF/ICSI-procedure. Een van de gemakkelijkste methoden om een indruk te verkrijgen van de uterusreceptiviteit is het meten van de dikte van het endometrium met behulp van echoscopisch onderzoek. Over het algemeen geldt, hoe dikker het endometrium, hoe hoger de kans op zwangerschap. Uit de literatuur blijkt dat er nog geen consensus is bereikt over de minimaal vereiste dikte van het endometrium voor een optimale zwangerschapskans (Devroey e.a. 2004, Dietterich e.a. 2002). De huidige tendens is dat ten tijde van de embryotransfer de minimaal vereiste dikte van het endometrium op > 8 millimeter wordt gesteld. Of een (te) dik endometrium (> 14 millimeter) de kans van innesteling negatief beïnvloedt, is ook nog discutabel. Dietterich e.a. (2002) concluderen in hun onderzoek dat er geen significant verschil is in implantatie- en zwangerschapskans tussen vrouwen met een endometriumdikte < 14 millimeter en vrouwen met een endometriumdikte > 14 millimeter. Daarentegen concluderen Weismann e.a. (1999) in hun onderzoek dat vrouwen met een endometriumdikte van > 14 millimeter een significant lagere implantatie- en zwangerschapskans hebben.

6.6.5   *Oestradiolbepalingen tijdens IVF/ICSI-behandeling*

Naast transvaginale echocontroles kan door serum-oestradiolbepaling de groei en rijping van de follikels gecontroleerd worden. Oestradiolconcentraties gemeten in perifeer bloed lopen synchroon met de ontwikkeling van rijpe follikels. Behalve het stimuleren van de mitoseactiviteit van het endometrium gaan oestrogenen follikelatresie tegen. De hoogte van het oestradiolgehalte correleert met het aantal mature (rijpe) oöcyten in de follikels (Forman e.a. 1991). Mature oöcyten verwachten we in follikels > 15 millimeter. Iedere mature oöcyt produceert een oestradiolwaarde van ongeveer 600 pmol/l à 800 pmol/l.

6.6.6   HCG-toediening voor follikelpunctie

Zodra de grootste follikels een diameter hebben van 18 tot 20 millimeter wordt 34 tot 36 uur voor de follikelpunctie humaan choriongonadotrofine (HCG) toegediend. Vanaf die tijd wordt gestopt met de downregulatie en de toediening van gonadotrofinen. HCG wordt verkregen uit de urine van zwangere vrouwen (actie moeders voor moeders), bindt ook aan de LH-receptor en lijkt in structuur en werking veel op LH. Het HCG zorgt voor loslating van de oöcyt in de follikel. Timing tussen het toedienen van HCG en de follikelpunctie is essentieel omdat, door het stoppen van de downregulatie, 38 tot 40 uur na de HCG-toediening een ovulatie mogelijk is.

6.6.7   Semen voor IVF/ICSI-behandeling

Het sperma dat geproduceerd is voor een IVF/ICSI-behandeling moet minimaal binnen *één* uur na productie ingeleverd worden op het IVF-laboratorium. In geval van IVF wordt van het zaadcelconcentraat (zie paragraaf 6.5.4) een verdunningsreeks gemaakt om later een verdunning te kiezen voor inseminatie bij de verkregen eicellen. In geval van ICSI is het aantal zaadcellen meestal aanzienlijk minder en worden bewerkingsmethoden uitgevoerd om voldoende normale en bewegende zaadcellen over te houden voor injectie van de eicellen.

6.6.8   Follikelpunctie

De follikelpunctie gebeurt onder plaatselijke of licht algemene verdoving (intraveneuze toediening van opiaten). Zo nodig krijgt de patiënt sedatieve medicatie verstrekt om voorafgaande aan de follikelpunctie in te nemen. De follikelpunctie wordt onder transvaginale echobegeleiding uitgevoerd. Via een naaldgeleider die op de probe van het echoapparaat is bevestigd, wordt de naald via de vaginawand intraperitoneaal gebracht. Eén voor één worden de follikels aangeprikt en via een vacuümsysteem geaspireerd en opgevangen in een reageerbuisje.
De downregulatie door de GnRH-agonisten en -antagonisten veroorzaakt een insufficiënte luteale fase. Door de downregulatie wordt de LH-productie, die noodzakelijk is voor een sufficiënte luteale fase, verstoord. Er zijn twee verschillende manieren om de luteale fase te herstellen: supplementatie van vaginaal progesteron of stimuleren van de corpora lutea met HCG, waardoor deze aangezet worden tot progesteronproductie. Door progesteron ondergaat het endometrium secretoire verandering (productie mucus) en wordt verdere groei geremd.

6.6.9   Laboratorium

Op het laboratorium worden de buizen met follikelvocht leeggegoten in petrischalen. Onder de microscoop worden de eitjes hieruit geïsoleerd en gespoeld in spoelmedium om resten follikelvloeistof en eventuele erytrocyten eraf te wassen. Daarna worden de grootste vlokken rijp granulosaweefsel (= cumulus; zie figuur 6.2 en 6.3) van de eicellen afgehaald, en worden de eicellen in kweek gebracht in speciale kweekbakjes. Daarbij worden de eicellen altijd verdeeld over verschillende schaaltjes in verband met risicospreiding (zie figuur 6.4, 6.5 en 6.6).

In geval van IVF wordt een zodanige zaadverdunning toegevoegd (= inseminatie), dat er circa 100.000 goed bewegende zaadcellen per milliliter aanwezig zijn in het kweekschaaltje.

In geval van ICSI wordt alle cumulus verwijderd van de eicellen met behulp van een enzym (hyaluronidase). Daarna kan de eicel pas goed beoordeeld worden. De eicel dient namelijk rijp te zijn – dat wil zeggen in metafase II (tweede rijpingsfase) – en het eerste poollichaampje uitgestoten te hebben. Bovendien moet de eicel er morfologisch normaal uitzien.

FASEN IN ONTWIKKELING EMBRYO

Op dag één na de inseminatie-injectie worden in geval van bevruchting *twee* pronuclei waargenomen. Als hierna de twee pronuclei – zij zijn beide nog een haploïde kern – zijn samengesmolten ontstaat er *één* diploïde kern.

Worden er geen pronuclei waargenomen, dan wil dat zeggen dat er geen bevruchting is opgetreden. In geval er slechts *één* pronucleus wordt waargenomen, is dit een teken van onvolledige bevruchting. Soms worden er meer dan twee pronuclei gezien, bijvoorbeeld *drie of vier*. Hieruit ontstaan afwijkende embryo's, die niet geselecteerd zullen worden voor de embryotransfer. Het is erg belangrijk

Figuur 6.2   Eicel cumulus.
Foto: J.W. Lens (VUmc)

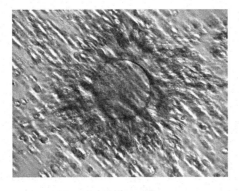

Figuur 6.3   Kaal gemaakte eicel.
Foto: J.W. Lens (VUmc)

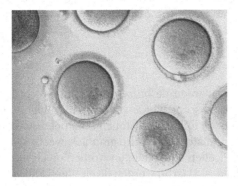

dit stadium waar te nemen omdat later in de ontwikkeling – voor de eerste deling tot een tweecellig embryo – deze pronuclei namelijk weer verdwijnen.

In het laboratorium wordt dagelijks de embryonale ontwikkeling gevolgd. De embryo's delen van een twee-, een vier-, en een acht-, naar een zestiencellig stadium. Dat laatste stadium wordt het *morulastadium* genoemd. Zodra het embryo een 64-cellig stadium bereikt (meestal op dag *vijf* na de bevruchting), ontstaat er door vochtopname uit de omgeving een centrale holte. Vanaf dit moment wordt het pre-embryo *blastocyste* genoemd.

Kwaliteit embryo
De kwaliteit van de embryo's wordt doorgaans op basis van de morfologische criteria geclassificeerd in vier gradaties zoals beschreven door Steer e.a. (1992) of Bolton e.a. (1989). Embryo's met een graad-vier-classificatie zijn opgebouwd uit egaal grote symmetrische blastomeren (cellen) zonder fragmentatie. Fragmentatie betekent letterlijk versplintering en bestaat uit deeltjes van een blastomeer die uit elkaar aan het vallen is. Fragmentatie is te zien als een fijne korreling rondom de blastomeren. Embryo's met een graad-drie-classificatie zijn opgebouwd uit

Figuur 6.4   Eicel.
Foto: J.W. Lens (VUmc)

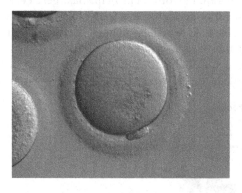

Figuur 6.5   Kweekbroedstoof.
Foto: J.W. Lens (VUmc)

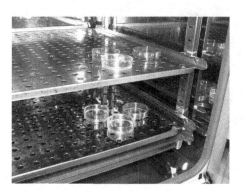

egaal grote symmetrische blastomeren en weinig (tot 10%) fragmentatie. Embryo's met een graad-twee-classificatie zijn opgebouwd uit enigszins onregelmatige blastomeren met 10 tot 50% fragmentatie. Bij embryo's met een graad-één-classificatie kunnen de blastomeren ternauwernood onderscheiden worden en is er > 50% fragmentatie.

Uit onderzoek blijkt dat de kwaliteit van het embryo een belangrijke voorspellende waarde heeft voor de implantatie- en zwangerschapskans (Terriou e.a. 2001, Hsu e.a. 1999, Hu e.a. 1998, Gardner e.a. 2000, Hunault e.a.2002, Van Royen e.a.1999). Embryo's met een classificatie van graad vier, drie, twee en één hebben respectievelijk een goede, redelijke, matige en slechte implantatiekans. In sommige instellingen wordt de classificatie precies andersom gehanteerd.

6.6.10   Embryotransfer

Op de tweede, derde, of vierde dag na de follikelpunctie (soms later) worden de kwalitatief beste embryo's in de uterus gebracht. Het embryo is dan in een viercellig (tweede dag na bevruchting) tot zestiencellig (vierde dag na bevruchting) stadium. Er zijn echter altijd wel embryo's, die zich niet conform de te verwachten snelheid ontwikkelen. Het embryo wordt onder een microscoop in het uiteinde van een katheter opgezogen. De techniek van een embryotransfer lijkt eenvoudig, maar het vereist ervaring om de meestal slappe punt van de katheter tot in het cavum uteri op te voeren. Er wordt in principe naar gestreefd de embryo's één tot anderhalve centimeter onder de fundus in het cavum uteri te plaatsen.

De vulling van de blaas kan invloed hebben op de uitvoering van de embryotransfer. Indien de uterus in AVF (anteversie-flexie) ligt kan een gevulde blaas de embryotransfer vergemakkelijken, doordat de uterus door de volle blaas meer in strekstand komt te liggen. Indien de uterus in RVF (retroversie-flexie) ligt wordt

Figuur 6.6   Kweekschaaltje.
Foto: J.W. Lens (VUmc)

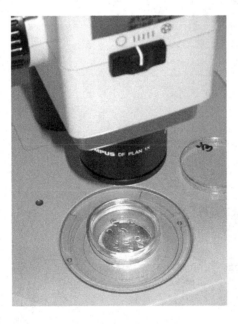

een lege blaas geadviseerd. Ook het meten van de sondelengte en/of het uitvoeren van een embryotransfer onder echogeleiding kunnen een hulpmiddel zijn bij de uitvoering van de embryotransfer.

6.6.11 *Cryopreservatie*

Indien er na de embryotransfer nog restembryo's overblijven, kunnen deze – na instemming van het paar – soms gecryopreserveerd worden. Omdat embryo's erg kwetsbaar zijn, is dit vooralsnog alleen mogelijk bij achtcellige graad-drie-embryo's of graad-vier-embryo's.

Voor cryopreservatie worden de embryo's gedehydreerd door ze door verschillende vloeistoffen te halen. Vervolgens worden ze opgezogen in rietjes, geïdentificeerd en dicht geseald. Daarna worden zij bij -7 graden Celsius gebracht in een alcoholbad, vrieskristallen worden geënt boven in het rietje en vervolgens wordt met een gecontroleerd vriesprogramma (0,3 graden per minuut) de temperatuur van -7 graden naar -36 graden gebracht. Daarna wordt het rietje opgeslagen in de vloeibare stikstof (-196 graden). De codering van het rietje is natuurlijk erg belangrijk, dat wil zeggen: kleur identificatiestaafje, kleur tube, nummer canister en nummer cryovat geven samen een unieke code voor de ingevroren embryo's van het patiëntenpaar. Tevens wordt ieder rietje voorzien van een sticker met naam en geboortedatum van de vrouw.

Als er na de embryotransfer van de 'verse' embryo's geen zwangerschap optreedt, kunnen gecryopreserveerde embryo's na ontdooiing in een natuurlijke of een artificiële (gestimuleerde) cyclus geplaatst worden.

In een natuurlijke cyclus worden de embryo's circa vier dagen na een gedetecteerde LH-piek in de baarmoeder gebracht. In een artificiële cyclus zorgt oestrogeen voor de proliferatie van het endometrium, en progesteron voor secretoire veranderingen van het endometrium.

De IVF-instelling sluit met het patiëntenpaar een contract af over wat er met de ingevroren embryo's gedaan moet worden als het paar uit elkaar gaat, als een van beiden overlijdt of als het patiëntenpaar de embryo's niet meer wil gebruiken. De maximale bewaartermijn is meestal vijf jaar. Het patiëntenpaar heeft het beschikkingsrecht over de embryo's. Ze mogen niet gebruikt worden voor andere doeleinden.

6.6.12 *Zwangerschapstest*

De tijd tussen de embryotransfer en zwangerschapstest ervaren veel paren als emotioneel belastend. Na een vrij intensieve periode met echocontroles, follikelpunctie en embryotransfer is de onzekere tijd van het wachten aangebroken.

Vijftien dagen na de embryotransfer is het HCG te detecteren in de (ochtend)urine. De zwangerschapstermijn van een IVF-zwangerschap wordt berekend op grond van de punctiedatum. De à-terme-datum is 38 weken na de punctie en 40 weken na de virtuele eerste dag van de laatste menstruatie (twee weken voor de punctie). Als de zwangerschapstest 18 dagen na de punctie positief is, is de duur van de zwangerschap dan volgens afspraak dus 4 weken en 4 dagen.

6.7   Complicaties tijdens of na een IVF/ICSI-behandeling

6.7.1   *Ovarieel hyperstimulatiesyndroom*

Door toediening van gonadotrofinen tijdens een IVF/ICSI-behandeling ontstaat een ovariële hyperstimulatie. De follikels worden door toediening van HCG tot ovulatie aangezet. De groei van veel follikels, gevolgd door de vorming van meerdere corpora lutea, gaat gepaard met vaatnieuwvorming in de ovaria (angioneogenese). Er kan ovarieel hyperstimulatiesyndroom (OHSS) ontstaan doordat deze nieuwe en bestaande vaatjes lek raken. Behalve water kunnen er kleine eiwitten (albumine) en elektrolyten uit het bloed naar een derde ruimte (vooral de buikholte, maar ook de pleuraholte, de weefselspleten en soms het pericard) weglekken. Afhankelijk van de mate van zo'n lekkage ontstaat er in meerdere of mindere mate een OHSS.

Omdat veel vocht weglekt naar de derde ruimte, ontstaat er in de bloedvaten (intravasculair) een te geringe hoeveelheid circulerend bloed (hypovolemie). Dit leidt tot hemoconcentratie, tachycardie, oligurie en soms anurie. De hemoconcentratie maakt het bloed stroperig. Dit kan in combinatie met de verhoogde aanmaak van stollingsfactoren door de lever, onder invloed van hoge oestrogeenspiegels, een verhoogde stollingsneiging veroorzaken. Deze wordt nog eens versterkt door de reactie van het beenmerg, waardoor vaak een trombocytose ontstaat.

Het zijn vooral de kleine eiwitten (onder andere albumine) die de vaatwanden passeren. Door het weglekken van albumine ontstaat een hypoalbuminemie. Deze hypoalbuminemie veroorzaakt een lagere colloïdosmotische druk met toenemend verlies van water en elektrolyten uit de circulatie en het ontstaan van oedemen.

Naast de grootste follikels zijn het waarschijnlijk vooral het grote aantal middelgrote follikels van 10 tot 14 mm doorsnede op de dag van de HCG-toediening, dat verantwoordelijk is voor het OHSS. Risicogroepen voor het krijgen van OHSS zijn vooral jonge (< 35 jaar) en magere vrouwen met PCO-achtige beelden en (dreigende) OHSS in de anamnese. OHSS ontstaat in ongeveer 0,1 tot 2% van de IVF/ICSI-behandelingen. Vrouwen met OHSS hebben last van een opgezette buik, buikpijn, misselijkheid/braken, een sterke gewichtstoename (> 1 kg/dag), dyspnoe en duizeligheid.
In de richtlijnen van de NVOG worden de OHSS-classificaties van mild tot zeer ernstig en het te voeren beleid – afhankelijk van de classificatie – weergegeven.

Preventie van OHSS
Preventie van OHSS richt zich op het geven van voorlichting en het formuleren van beleid. Patiënten met een potentiële kans op het ontwikkelen OHSS worden voorgelicht over de mogelijk optredende klachten samenhangend met OHSS (buikpijnklachten, benauwdheid, misselijkheid), de vochtintake, de kleur van de urine, de gewichtscontrole, de beperking van fysieke inspanning en de bereikbaarheid van de IVF-instelling bij klachten.

Het preventieve beleid ter voorkoming van OHSS kan bestaan uit: aangepaste lage dosering FSH (bijvoorbeeld 75-112,5 IE), die eventueel met kleine stapjes (bijvoorbeeld 25-37,5 IE) verhoogd kan worden. Verder is bewaking van de stimulatiefase door transvaginale echoscopie, eventueel aangevuld met oestradiolmeting, essentieel om OHSS tijdig te detecteren. Cave: lage serumoestradiolspiegels tijdens stimulatie met recombinant-FSH bij gelijktijdig gebruik van een GnRH-agonist sluit het ontstaan van OHSS niet uit.

Indien er een mogelijke kans op OHSS is – bij serumoestradiol > 10 nmol/l (2500 pg/ml) – wordt aangeraden de minimaal effectieve dosis (5000 IE HCG) voorafgaand aan de follikelpunctie voor te schrijven, in plaats van HCG Progesteron als luteale support te geven en eventueel de embryo's te cryopreserveren en de embryotransfer uit te stellen.

Indien er een wezenlijke kans op OHSS is – serumoestradiol > 12,8 nmol/l (4000 pg/ml) en/of meer dan 35 follikels met multipele kleine antrale follikels op het moment van de toediening van HCG – dan wordt toediening van HCG ontraden. In hoofdstuk 7 wordt dit onderwerp uitgebreid behandeld.

6.7.2   Infectie

Vanwege het invasieve karakter van een follikelpunctie, het inbrengen van een follikelpunctienaald via een potentieel infectieus gebied – de vagina – in het intraperitoneale gebied, bestaat bij iedere follikelpunctie de mogelijkheid van een infectie. Het risico op infectie ten gevolge van de follikelpunctie is laag namelijk 0,3% (Govaerts e.a. 1998, Dicker e.a. 1993).

Bij vrouwen met endometriose is de kans op infectie verhoogd omdat door het aanprikken van endometriose, bloedrijk weefsel in het intraperitoneale gebied vrij kan komen, wat een goede voedingsbodem is voor bacteriën. Ook het aanprikken van hydrosalpinx tijdens een follikelpunctie verhoogt de kans op een infectie omdat een daar al sluimerende chronische kolonisatie van bacteriën aanwezig kan zijn.

Profylactische antibioticatoediening voor de follikelpunctie wordt vaak gegeven bij aanwezigheid van endometriose, aanprikken van hydrosalpinx, actieve ziekte van Crohn, actieve colitis ulcerosa, of een eerdere ovariële infectie na follikelpunctie. Ten gevolge van infecties in de buik kunnen – zeker als deze niet tijdig behandeld worden – verklevingen ontstaan.

6.7.3   Bloeding

Na een vaginale punctie treedt er in meerdere of mindere mate bloedverlies op uit de insteekopeningen in de vagina. Meestal stopt de bloeding vanzelf, en is het bloedverlies veel minder dan bijvoorbeeld een menstruatie. Soms is het nodig het bloedverlies te stoppen met een gesteelde depper (compressie). Incidenteel is een gynaecologische tampon nodig, die na enige tijd weer verwijderd kan worden.

Heel soms kan echter een grotere inwendige bloeding optreden in het intraperitoneale gebied. Deze complicatie komt in ongeveer 0,2% van de puncties voor (Lukassen e.a. 2004, Templeton 1996). De inwendige bloeding ten gevolge van de follikelpunctie stopt meestal vanzelf. Het inwendige bloedverlies kan wel buikklachten veroorzaken.

6.7.4   Torsie

Een torsie (draaiing) van de tuba en het ovarium ten gevolge van een hyperstimulatie treedt in ongeveer 0,1% van de IVF/ICSI-behandelingen op (Govaerts e.a. 1998, Dicker e.a. 1993). Door een torsie van de tuba en het ovarium ontstaan circulatiestoornissen door afbinden van de bloedvaten en zenuwen. Dit veroorzaakt een heftige pijn meestal specifiek recht of links gelokaliseerd – dus eenzijdig – en uitstralend naar het bovenbeen. Is de pijn van voorbijgaande aard, dan is er meestal sprake van een gedeeltelijke torsie.

6.8   Complicaties bij zwangerschap ten gevolge van IVF/ICSI

6.8.1   Extra-uteriene graviditeit

In ongeveer 1% van alle zwangerschappen ontstaan na IVF/ICSI is sprake van een extra-uteriene graviditeit (EUG). Bij een natuurlijke zwangerschap is de kans op een EUG bij vrouwen < 25 jaar 0,5% en bij vrouwen > 30 jaar 1,5%. Bij een EUG kan het embryo zich in de tubae, ovarium, het ligamentum latum of in het peritoneum van de buikholte innestelen. Meestal (in 99,5 % van het totaal aantal EUG's) betreft het een tubaire EUG. Patiënten met een EUG of tubapathologie in de anamnese hebben een vergrote kans op een EUG. Bij tubapathologie kan door een doorgemaakte infectie, endometriose of operaties aan de tubae het trilhaarepitheel beschadigd zijn of adhesievorming zijn opgetreden. Ook afwijkende embryo's – embryo's met een chromosoomafwijking – hebben een grotere kans zich extra-uterien in te nestelen.

Klinische symptomen bij een vroege EUG kunnen zijn, irregulair bloedverlies en een dubieuze of laatpositieve zwangerschapstest. Latere klinische symptomen voor een EUG kunnen zijn: bij palpatie pijnlijke adnexen in het cavum Douglasi of andere tekenen van peritoneale prikkeling. In ernstige gevallen klaagt de patiënte over een eenzijdige krampende, stekende pijn, duizeligheid met flauwvallen en worden een snelle pols en een lage bloeddruk (verschijnselen van shock) gevonden.

Diagnostiek EUG
Bij het echoscopisch diagnosticeren van een EUG is er meestal sprake van een kenmerkende trias: dik hyperechogeen endometrium met een leeg cavum uteri, vrij vocht in cavum Douglasi en een ringstructuur buiten de uterus met of zonder embryonale hartactie.

Aanvullend onderzoek bestaat uit het meerdere dagen achter elkaar herhalen van HCG-bepalingen. Belangrijk is om bij het interpreteren van de HCG-waarden voor ogen te houden dat door een gestoorde ontwikkeling van het trofoblast van het embryo, de HCG-waarden vaak lager zijn dan bij een intra-uteriene zwangerschap. Als bij een waarde van 1500 IU/l of meer, er met een echo geen zwangerschap wordt gezien in de baarmoeder, is de kans op een EUG vrij hoog.

6.8.2   Abortus

Bij een IVF/ICSI-behandeling eindigt ongeveer 20 tot 25% van de zwanger-schappen in een spontane abortus. In 2003 was de kans op een abortus na IVF 21%, na ICSI 21,7% en na een cryo-embryotransfer 25,6% (Gerris e.a. 1999). De kans op een abortus na een IVF/ICSI-behandeling is verhoogd ten opzichte van natuurlijke zwangerschappen, waarbij de kans op een abortus tussen de 10 en 15% ligt. Hier zijn verschillende verklaringen voor: vrouwen die zwanger worden na IVF/ICSI voeren al in een vroeg stadium de zwangerschapstest uit. Als na een IVF/ICSI-behandeling kort na een positieve zwangerschapstest alsnog de menstruatie doorbreekt, is dat dus een vroege abortus. Bij een natuurlijke zwan-gerschap zou een dergelijke menstruatie waarschijnlijk – omdat er geen zwan-gerschapstest is uitgevoerd – als een wat verlate menstruatie gezien worden. Ver-der zijn vrouwen die zwanger worden na een IVF/ICSI-behandeling, gemiddeld ouder dan vrouwen die via de natuurlijke weg zwanger worden. De kans op een spontane abortus is sterk leeftijdsafhankelijk en neemt toe van 17,6% onder het 30^e jaar tot 39,1% boven het 40^e jaar Als laatste reden kan worden aangevoerd dat bepaalde vormen van pathologie die zowel leiden tot verminderde vruchtbaar-heid als tot een vergrote kans op abortus, bij IVF/ICSI-vrouwen sterker vertegen-woordigd zijn.

6.8.3   Meerlingzwangerschappen

Ook de meerlingzwangerschappen ontstaan na IVF/ICSI kunnen gezien wor-den als een complicatie van een IVF/ICSI-behandeling. In 2003 was 21,7% van alle IVF/ICSI-zwangerschappen een tweelingzwangerschap en 0,5% een drielingzwangerschap (Gerris e.a. 1999). Bij meerlingzwangerschappen is er een verhoogde kans op mortaliteit en morbiditeit van de kinderen veroorzaakt door onder andere vroeggeboorte, groeivertraging, aangeboren afwijkingen en liggingsafwijkingen. De kans op perinatale mortaliteit bij een dichoriale zwan-gerschap (twee-eiige tweeling met gescheiden chorion) is ongeveer 5%. Ook de kans op blijvende morbiditeit van de kinderen, vooral door groei-achterstand en vroeggeboorte, is groter. Ook voor de moeder is er een grotere kans op complica-ties tijdens de zwangerschap onder andere hypertensie, hyperemisis, anemie en zwangerschapsdiabetes.
In Nederland is in verband met de vergrote kans op complicaties bij moeder en kind en hoge medische kosten van een tweelingzwangerschap (Lukassen e.a. 2004), de intentie van een IVF/ICSI-behandeling om – ook als er twee embryo's worden geplaatst – een eenlingzwangerschap te bewerkstelligen.
De kans op een tweelingzwangerschap is vooral gecorreleerd aan de leeftijd van de vrouw en de kwaliteit van de embryo's.

6.9   Zwangerschapskansen tijdens een IVF/ICSI-behandeling

In 2003 waren de landelijke zwangerschapspercentages (doorgaande zwan-gerschappen) voor IVF, ICSI en cryo respectievelijk: 20,8%, 23,3% en 16,0% (NVOG). De kans van slagen is afhankelijk van veel factoren onder andere: indicatie, aantal IVF/ICSI-behandelingen, leeftijd van de vrouw, basaal FSH-gehalte, kwaliteit van de embryo's en dikte van het endometrium.

De uiteindelijke kans op de geboorte van een kind is gemiddeld 20% per IVF/ICSI-poging.

Ook factoren als een te hoog of te laag *body-mass index* (BMI) bij de vrouw en mogelijk ook van de man, roken van de man en vrouw, overmatig alcoholgebruik van de man en vrouw, het in aanraking komen met toxische stoffen en te hoge temperaturen van het scrotum van de man, kunnen de vruchtbaarheid en daardoor de zwangerschapskans negatief beïnvloeden. Dit zijn factoren waar de IVF/ICSI-patiënt zelf op kan interveniëren.

In Nederland hebben alle IVF-instellingen geparticipeerd in onderzoek (Lintsen e.a. 2005), waarbij de effecten van roken (> 1 sigaret/dag gedurende > 1 jaar) door de vrouw en een verhoogde BMI (> 27) van de vrouw op de kans van slagen van een eerste IVF-behandeling is onderzocht (ICSI-behandelingen waren uitgesloten). Uit dit onderzoek blijkt dat roken van de vrouw de kans van slagen verlaagt met 28% en dat een verhoogde BMI van de vrouw de kans van slagen verlaagt met 33%. Uit een ander onderzoek (Clarck e.a. 1998) blijkt dat bij een te hoog BMI van de vrouw ook een gering gewichtsverlies al een positief effect kan hebben op de zwangerschapskans. Een te hoog BMI veroorzaakt namelijk veranderingen in de hormoonhuishouding (verhoogde androgeen- en oestrogeenwaarden en verlaagde SHBG(*sex-hormone-binding globuline*)-waarden) die verbeteren bij gewichtsafname.

Het is belangrijk dat paren voorafgaand aan een IVF/ICSI-behandeling reële voorlichting krijgen over hun kans van slagen. De zorgverlener is volgens de Wet op de Geneeskundige Behandelingsovereenkomst (WGBO) wettelijk verplicht juiste en volledige informatie te geven aan de zorgvrager over een medische behandeling, de kans van slagen van de behandeling en de eventuele risico's, zodat de zorgvrager een weloverwogen afweging kan maken of en welke behandeling hij/zij wil (Ministerie van VWS 1995). In een onderzoek van Verhaak et al (2001) is beschreven dat indien een paar voorafgaand aan een IVF/ICSI-behandeling reële voorlichting heeft verkregen over de kansen van een IVF/ICSI-behandeling en het mogelijk mislukken van de behandeling, dit een positief effect kan hebben op de emotionele reactie indien de IVF/ICSI-behandeling niet tot een zwangerschap leidt. Het geven van reële voorlichting over de – soms geringe zwangerschapskansen – kan het proces van acceptatie, het openstaan voor andere mogelijkheden om de kinderwens te vervullen (bijvoorbeeld adoptie) of het zoeken naar een andere levensinvulling, versnellen en vergemakkelijken.

6.10 Specifieke verpleegkundige zorg

Verpleegkundige counseling bij IVF/ICSI-paren – zoals beschreven in Psychosocial nursing (Barry 1996) – bestaat uit de volgende elementen.
- Een therapeutische, empathische relatie opbouwen met het IVF/ICSI-paar.
- Duidelijkheid geven over de IVF-procedure. Het onvoorspelbare van de IVF-behandeling voor het paar wegnemen en het paar mentaal voorbereiden op de IVF-behandeling.

- Paren probleemoplossend en adviserend begeleiden voor, tijdens en na de IVF/ICSI-behandeling. En paren bijstaan bij het nemen van beslissingen door onder andere duidelijke informatie te verstrekken.
- Patiënten de mogelijkheid bieden om gevoelens (angst/emoties) betreffende de verminderde vruchtbaarheid en de behandeling te laten uiten en bespreekbaar te maken.
- Gesprek tussen paren begeleiden. Inzichtelijk maken dat de partner mogelijk anders omgaat met de verminderde vruchtbaarheid.
- Voor aanvullende psychosociale begeleiding verwijzen naar een therapeut bekend met vruchtbaarheidsproblematiek (bijvoorbeeld maatschappelijk werk, medisch psychologe, of patiëntenvereniging).

6.10.1   Therapeutische empathische relatie

Om een therapeutische empathische relatie op te kunnen bouwen met het IVF/ICSI-paar is het belangrijk vooraf gegevens van het paar te verzamelen en te interpreteren om zo inzichtelijk te maken wat de specifieke zorgvraag van het IVF/ICSI-paar is. Een verpleegkundige anamnese met daarin opgenomen een fertiliteits-, sociale en seksuele anamnese is daarvoor essentieel.
Tact en empathie zijn belangrijk bij het counselen van IVF/ICSI-paren. Voor deze paren is een IVF/ICSI-behandeling vaak de laatste mogelijkheid om een kind van henzelf te krijgen.

6.10.2   Voorlichting

Een belangrijke taak van de verpleegkundige is het IVF/ICSI-paar praktisch en mentaal voor te bereiden op de IVF/ICSI-behandeling, waarbij actieve participatie en de eigen verantwoordelijkheid van het IVF/ICSI-paar vooropstaat. De verpleegkundige verstrekt actief informatie, die gericht is op de voorlichting en voorbereiding betreffende het onderzoek en de behandeling. Behalve mondelinge informatie kunnen andere vormen van informatiemateriaal (folder, flyers, videoband, cd-rom, internet) een belangrijke aanvulling zijn. Deze kunnen opgenomen worden in een standaard informatiepakket voor IVF/ICSI paren.
Veel IVF/ICSI-paren hebben voorafgaand aan de intake al veel informatie vergaard over de IVF/ICSI-behandelingen via bijvoorbeeld internet (Haagen e.a. 2003). De verpleegkundige kan hierin een adviserende en coachende rol spelen, door het onderscheid aan te geven tussen betrouwbare en minder betrouwbare sites.

6.10.3   Probleemoplossend en adviserend begeleiden

Het probleemoplossend en adviserend bijstaan van het IVF/ICSI-paar door de verpleegkundige hangt nauw samen met het geven van voorlichting. Informeren, adviseren, preventie en GVO zijn de kernwoorden met als doel de slagingskans van de behandeling zo optimaal mogelijk te laten zijn. Daarnaast is het streven om de gezondheid en het welzijn zo goed mogelijk te houden. En als laatste punt het voorkomen van complicaties, door signalen vroegtijdig op te sporen.

Complicaties of lichamelijke klachten van patiënten ten gevolge van de IVF/ICSI-behandeling worden vaak tijdens telefonische contacten met een verpleegkundige geuit. Vanwege de fysieke afwezigheid van de patiënt, waardoor bepaalde lichaamssignalen worden gemist, is het belangrijk een volledige diepgaande anamnese af te nemen. Bij de klachten worden vele zaken doorgevraagd, waaronder:

- pijnklachten (locatie, intensiteit, frequentie, tijdstip ontstaan, in rust/bij inspanning, pijnstilling noodzakelijk);
- gewichtstoename (tijdsbestek);
- vochtopname (per dag);
- mictie (hoeveelheid, kleur);
- klachten van benauwdheid (in rust/bij inspanning);
- misselijkheid/braken, koorts (gemeten, hoe hoog, gemeten tijdens gebruik koortsremmende middelen);
- overige klachten.

6.10.4 Bespreekbaar maken gevoelens

Een IVF/ICSI-behandeling wordt door paren vaak als een fysiek en emotioneel ingrijpende behandeling ervaren. Om het IVF/ICSI-paar het (emotioneel) evenwicht te doen vinden of te laten behouden is het belangrijk om gevoelens betreffende de verminderde vruchtbaarheid en de behandeling bespreekbaar te maken. De verpleegkundige kan het paar gerichte begeleiding bieden door het aanleren van zowel cognitieve als praktische vaardigheden, die ondersteunend zijn in het omgaan met de specifieke situatie.

De mogelijkheid om tussen twee behandelingen in een langere rustperiode te nemen of eventueel zelfs voortijdig te stoppen met IVF/ICSI-behandeling(en) kan voor een paar mogelijk de beste optie zijn en moet zo nodig bespreekbaar gemaakt worden.

6.10.5 Gesprek begeleiden

De verminderde vruchtbaarheid en de IVF/ICSI-behandeling kan door de man en vrouw vanuit verschillende cognities benaderd en ervaren worden. Ook kunnen mannen en vrouwen verschillende *coping*stijlen hebben. Dit hoeft echter geen negatieve wissel te trekken op de partnerrelatie. In verschillende onderzoeken is beschreven dat een IVF/ICSI-behandeling meestal geen negatief effect heeft op de kwaliteit van de partnerrelatie en de verbondenheid tussen partners soms juist versterkt.

6.10.6 Verwijzing aanvullende begeleiding

De verpleegkundige kan een verwijzende rol hebben voor aanvullende psychosociale begeleiding door bijvoorbeeld een maatschappelijk werkende verbonden aan het IVF-team, een medisch psychologe, algemene instellingen voor maatschappelijk werk of een patiëntenvereniging. Uit dit scala van aanvullende begeleiding kan het paar dan, afhankelijk van copingstijl, een passende keuze of combinatie maken.

Literatuur

Akande VA, e.a. Biological versus chronological ageing of oocytes, distinguishable by raised FSH levels in relation to the success of IVF treatment. Hum Reprod 2002; 17: 2003-2008.

Augood C, Duckitt K, Templeton A. Smoking and female infertility; a systematic review and meta-analysis. Human Reprod 1998; 13: 1532-1539.

Barbieri R. The initial fertility consultation: recommendations concerning cigarette smoking, body mass index, and alcohol and caffeine consumption. Am J Obstet Gynecol 2001; 185: 1168-73.

Barry PD. Psychosocial nursing. Care of physically ill patients & their families. Derde editie. Philadelphia/New York: Lippincott, 1996.

Berg B, Wilson J. Psychosocial functioning across stages of treatment for infertility. J Beh Med 1991; 14: 11-26.

Boivin J, e.a. Reactions to infertility based on extent of treatment failure. Fertil Steril 1995; 63: 801-7.

Bolton VN, e.a. Development of spare human preimplantation embryos in vitro: an analysis of the correlations among gross morphology, cleavage rates and development to the blastocyst. J In vitro fert embryo transf 1989; 6: 30-35.

Clark A, e.a. Weight loss in obese infertile women results in improvement in reproductive outcome for all forms of fertility treatment. Hum Reprod 1998; 13: 1505-1505.

Devroey P, e.a. Reproductieve biology and IVF: ovarian stimulation and endometrial receptivity. Trends in Endocrinology and Metabolism 2004; 2: 84-90.

Dicker D, e.a. Severe abdominal complications after transvaginal ultrasonographically guided retrieval of oocytes for in vitro fertilization and embryo transfer. Fertil Steril 1993; 59: 1313-5.

Dietterich C, e.a. Increased endometrial thickness on the day of human chorionic gonadotrophin injection does not adversely affect pregnancy or implantation rates following in vitro fertilization-embryo transfer. Fertil Steril 2002; 4: 781-786.

Ellenbogen A, e.a. A follicular scoring system for monitoring ovulation induction in polycystic ovary syndrome patients based solely on ultrasonographic estimation of follicular development. Fertil Steril 1996; 65: 1175-7.

Fauser BCJM. Follicular development and oocyte maturation in hypogonadotrophic women employing recombinant follicle-stimulating hormone: the role of oestradiol. Hum Reprod Upd 1997; 3: 101-8.

Feichtinger W, e.a. Smoking and in vitro fertilization: a meta analysis. J of Assist Reprod and Gen 1997; 14: 596-599.

Forman RG, e.a. Follicular monitoring and outcome of in vitro fertilization in gonadotrophin-releasing hormone-agonist-treated cycles. Fertil Steril 1991; 55: 567-73.

Gardner DK, e.a. Blastocyst score affects implantation and pregnancy outcome: towards a single blastocyt transfer. Fertil Steril 2000; 6: 1155-1158.

Gerris J, e.a. Prevention of twin pregnancy after in vitro fertilization or intracytoplasmic sperm injection based on strict embryo criteria: a prospective randomized clinical trial. Hum Reprod 1999; 14: 2581-2587.

Govaerts I, e.a. Short-term medical complications of 1500 oocyte retrievals for in vitro fertilization and embryo transfer. Eur. J Obstet Gynaecol Reprod Biol 1998; 77: 239-43.

Grimbizis G, e.a. Intracytoplasmic sperm injection, results in women older than 39, according to age and the number of embryos replaced in selective or non-selective transfers. Human Reprod 1998; 13: 884-889.

Haagen EC, Tuil W, Hendriks J, De Bruijn RPJ, Braat DDM, Kremer JAM. Current Internet use and preferences of IVF and ICSI patients. Human Reprod 2003; 18: 2073-2078.

Hsu M, e.a. Embryo implantation in vitro fertilization and intracytoplasmic sperm injection: impact of cleavage status, morphology grade, and number of embryos transferred. Fertil Steril 1999; 4: 679-685.

Hu Y, e.a. Maximizing pregnancy rates and limiting higher-order multiple conceptions by determining the optimal number of embryos to transfer based on quality. Fertil Steril 1998; 4: 650-657.

Hughes E, Brennan B. Does cigarette smoking impair natural or assisted fecundity? Fertil Steril 1996; 66: 679-89.

Hull MGR, e.a. Delayed conception and active and passive smoking. The Avon Longitudinal Study of Pregnancy and Childhood Study Team. Fertil Steril 2000; 74: 725-33.

Hull MGR, e.a. The age-related decline in female fecundity: a quantitative controlled study of implanting capacity and survival of individual embryos after in vitro fertilization. Fertil Steril 1996; 65: 783-790.

Hunault CC, e.a. A prediction model for selecting patients undergoing in vitro fertilization for elective single embryo transfer. Fertil Steril 2002; 4: 725-732.

Jensen T, e.a. Body mass index in relation to semen quality and reproductive hormones among 1,558 Danish men. Fertil Steril 2004; 11; 82: 863-70.

Klonoff-Cohen H, Lam-Kruglick P, Gonzalez C. Effects of maternal and paternal alcohol consumption on the success rates of in vitro fertilization and gamete intrafallopian transfer. Fertil Steril 2003; 79: 330-9.

Kunzle R, e.a. Semen quality of male smokers and non smokers in infertile couples. Fertil Steril 2003; 79: 287-91.

Kyei-Mensah A, e.a Transvaginal three-dimensional ultrasound: accuracy of follicular volume measurements. Fertil Steril 1996; 65: 371-6.

Landelijke IVF-cijfers. Nederlandse Vereniging voor Obstetrie en Gynaecologie (NVOG). 1996-2003.

Lintsen AM, e.a. Effects of subfertility cause, smoking and body weight on the success rate of IVF. Hum Reprod 2005; 7.

Loveland J, e.a. Increased body mass index has a deleterious effect on in vitro fertilization outcome. J of Assist Reprod and Gen 2001; 18: 382-386.

Lukassen M, e.a. Cost analysis of singleton versus twin pregnancies after in vitro fertilization. Fertil Steril 2004; 81: 1240-1246.

Martini A, Molina R, Estofan D, Senestrari D, Fiol de Cuneo M, Ruiz R. Effects of alcohol and cigarette consumption on human seminal quality. Fertil Steril 2004; 82: 374-7.

McClure N, e.a. Luteal phase support and severe ovarian hyperstimulation syndrome. Hum Reprod 1992; 7: 758-64.

Meldrum DR. Female reproductive aging-ovarian and uterine factors. Fertil Steril 1993; 59: 1-5.

Ministerie van Volksgezondheid, Welzijn en Sport. Wet op de Geneeskundige Behandelingsovereenkomst. Rijswijk: 1995.

Montfoort A, e.a. Elective single embryo transfer (eSET) policy in the first three IVF/ICSI treatment cycles. Hum Reprod 2004; 18: 1-4.

Navot D, e.a. Age-related decline in female fertility is not due to diminished capacity of the uterus to sustain embryo implantation. Fertil Steril 1994; 61: 97-101.

Popovic-Todorovic B, e.a. A prospective study of predictive factors of ovarian response in standard IVF/ICSI patients treated with recombinant FSH. A suggestion for a recombinant FSH dosage normogram. Hum Reprod 2003; 18: 781-787.

Nichols J, e.a. Extremes of body mass index reduce in vitro fertilization pregnancy rates. Fertil Steril 2003; 79: 645-647.

Richtlijn No. 09 van de Nederlandse Vereniging voor Obstetrie en Gynaecologie (NVOG). Indicaties voor IVF. 1998.

Richtlijn No. 27 van de Nederlandse Vereniging voor Obstetrie en Gynaecologie (NVOG). Gynaecologische echoscopie. 1999.

Richtlijn No. 15 van de Nederlandse Vereniging voor Obstetrie en Gynaecologie (NVOG). Screening infectieziekten bij kunstmatige voortplanting. 2004.

Richtlijn 11 van de Nederlandse Vereniging voor Obstetrie en Gynaecologie (NVOG). Het ovarieel hyperstimulatiesyndroom. 1998.

Royen E van, e.a. Characterization of a top quality embryo, a step towards single-embryo transfer. Hum Reprod 1999; 9: 2345-2349.

Salvatore P, e.a. Psychopathology, personality, and marital relationship in patients undergoing in vitro fertilization procedures. Fertil Steril 2001; 75: 1119-25.

Scott RT, e.a. Follicle-stimulating hormone levels on cycle day 3 are predictive of in vitro fertilization outcome. Fertil Steril 1989; 51: 651-4.

Steer CV, e.a. The cumulative embryo score: a predictive embryo scoring technique to select the optimal number of embryos to transfer in an in vitro fertilization and embryo transfer programme. Hum Reprod 1992; 7: 117-9.

Templeton A, Morris JK, Parslow W. Factors that affect outcome of in-vitro fertilization. The Lancet 1996; 348: 1402-1406.

Terriou P, e.a. Embryo score is a better predictor of pregnancy than the number of transferred embryos or female age. Fertil Steril 2001; 3: 525-531.

The ESHRE Capri Workshop. Infertility revisited: the state of the art today and tomorrow. Risks of ovarian stimulation. Hum reprod 1996; 11: 1785-7.

Toner JP, e.a. Basal follicle-stimulating hormone level is a better predictor of in vitro fertilization performance than age. Fertil Steril 1991; 55: 784-91.

Verhaak CM, e.a. Stress and marital satisfaction among women before and after their first cycle of in vitro fertilization and intracytoplasmic sperm injection. Fertil Steril 2001; 76: 525-531.

Visser PH, e.a. Psychosocial aspects of in vitro fertilization. Psychosom Obstet Gynecol 1994; 15: 35-43.

Vugt JMG, e.a. Echoscopie in de verloskunde en gynaecologie. Maarssen: Elsevier gezondheidszorg, 2003.

Wada I, e.a. Does elective cryopreservation of all embryo's from women at risk of ovarian hyperstimulation syndrome reduce the incidence of the condition? Br J Obstet Gynaecol 1993; 100: 265-9.

Wang J, Davies R, Norman R. Body mass and probability of pregnancy during assisted reproduction treatment: retrospective study. BMJ 2000; 321: 1320-1321.

Wass P, e.a. An android body fat distribution in females impairs the pregnancy rate of in-vitro fertilization-embryo transfer. Hum Reprod 1997; 12: 2057–2060.

Weismann A, Gotlieb L, Casper RF. The detrimental effect of increased endometrial thickness on implantation and pregnancy rates and outcome in an in vitro fertilization program. Fertil Steril 1999; 1: 147-149.

Weaver SM, e.a. Psychosocial adjustment to unsuccessful IVF and GIFT treatment. Patient education and Counselling 1997; 31: 7-18.

Wischmann T, e.a. Psychosocial characteristics of infertile couples: a study by the 'Heidelberg fertility Consultation Service. Hum Reprod 2001; 16: 1753-1761.

Zitzmann M, e.a. Male smokers have a decreased success rate in vitro fertilization and intracytoplasmic sperm injection. Fertil Steril 2003; 79: 1550-1554.

WEBSITES

http://www.nvog.nl/files/09_indicaties_ivf.pdf
http://www.nvog.nl/files/27_gynaeco_echoscopie.pdf
http://www.nvog.nl/files/11_ova_hyper_syn.pdf
http://www.nvog.nl/files/landelijkeivfcijfers

7 Het ovarieel hyperstimulatiesyndroom

R. Schats

7.1 Inleiding

Het ovarieel hyperstimulatiesyndroom (OHSS) is een aandoening die eigenlijk niet spontaan voorkomt. Het syndroom treedt op als gevolg van ovariële hyperstimulatie met in de regel gonadotrofinen bij de behandeling van anovulatie, of als gevolg van gecontroleerde hyperstimulatie in het kader van een techniek voor geassisteerde voortplanting. De gelijktijdige aanwezigheid van een zwangerschap die door de behandeling is ontstaan, leidt tot een ernstiger en langduriger beloop. Het kan een zeer ernstige aandoening zijn met fatale afloop.

Het OHSS wordt gekenmerkt door klachten van een opgezette buik, buikpijn, dyspnoe en algehele malaise als gevolg van vergrote ovaria, ascites en verminderde orgaanperfusie.

De oorzaak van het OHSS is nog maar ten dele bekend, het instellen van causale therapie is vaak niet mogelijk, omdat de vrouwen met de ernstige vorm bijna zonder uitzondering zwanger zijn geworden door de ingestelde behandeling.

Preventie van de aandoening blijft een eerste vereiste, echter ondanks de beste voorzorgen is het OHSS niet altijd te vermijden. De behandeling van een OHSS bestaat voornamelijk uit symptomatische therapie. Bij de behandeling dient er met kracht naar gestreefd te worden om complicaties te voorkomen, omdat deze over het algemeen verantwoordelijk zijn voor een minder goede afloop (bijvoorbeeld trombo-embolische complicaties).

7.2 Pathofysiologie

Ovulatie-inductie of gecontroleerde ovariële hyperstimulatie die tot een OHSS hebben geleid, hebben met elkaar gemeen dat er multipele follikels zijn gegroeid die tot ovulatie werden aangezet. Naast de grootste follikel(s) is het waarschijnlijk vooral het (grote) aantal middelgrote follikels van 10-14 millimeter doorsnede op de dag van de ovulatie-inducerende HCG-injectie, dat verantwoordelijk is voor het OHSS. De ontwikkeling van veel follikels, gevolgd door de vorming van multipele corpora lutea, gaat gepaard met vaatnieuwvorming in de ovaria (angioneogenese).

Het *lek zijn van nieuwgevormde vaten*, en het mogelijk *lek raken van bestaande vaten* is een belangrijke factor in het ontstaan van het OHSS, waarbij water, kleine eiwitten (albumine) en elektrolyten uit het bloed naar de extravasculaire ruimte weglekken. Afhankelijk van de omvang van deze verschuivingen ontstaat in meerdere of mindere mate een OHSS. Door het weglekken van water naar de derde ruimte (vooral de buikholte, en verder de pleuraholte, de weefselspleten en soms het pericard) ontstaat intravasculair een tekort aan circulerend volume (hypovolemie). Dit leidt tot hemoconcentratie, tachycardie en oligurie, en soms anurie.

Eigenlijk is er sprake van een aparte vorm van *shock* (definitie shock: tekort aan circulerend volume). Patiënten met OHSS lopen door de verplaatsing van intravasculair volume naar de extravasculaire ruimte 'in zichzelf' leeg.

De *hemoconcentratie* maakt het bloed stroperig, hetgeen de kans op trombo-embolische complicaties vergroot, zeker als daar ook nog bij opgeteld wordt de verhoogde aanmaak van stollingsfactoren door de lever, onder invloed van hoge oestrogeenspiegels, hetgeen leidt tot een verhoogde stollingsneiging. Dit wordt nog eens versterkt door de reactie van het beenmerg, waardoor vaak een trombocytose ontstaat. Meestal is er ook een (hemoconcentratie-onafhankelijke) leukocytose die de indruk kan wekken dat er een infectie bestaat, die bij IVF het gevolg van de follikelpunctie zou kunnen zijn.

De grootte van de capillaire lekkage bepaalt welke eiwitten weglekken. Het zijn vooral de kleine eiwitten die de vaatwanden passeren, onder andere albumine. De ascites die bij een OHSS ontstaat is dus een exsudaat. De ontstane hypoalbuminemie veroorzaakt een lagere colloïd-osmotische druk (zie figuur 7.1) met toenemend verlies van water en elektrolyten uit de circulatie en het ontstaan van oedemen. Bij het ontstaan van de verhoogde capillaire permeabiliteit lijkt een hoofdrol weggelegd voor het ovariële prorenine – renine-angiotensinesysteem – met als gevolg de productie van allerlei vasoactieve stoffen (bijvoorbeeld cytokinen, waaronder interleukine en prostaglandinen) en de aanzet tot steroïdgenese, angioneogenese en hyperpermeabiliteit. Onder invloed van HCG blijken geluteïniseerde granulosacellen *vascular endothelial growth factor* (VEGF) te produceren, een stof die de vasculaire permeabiliteit ook nog eens verhoogt (zie figuur 7.1).

Figuur 7.1   Extra- en intravasculaire vochtverschuivingen: HCG, angiotensine-II-systeem, VEGF en de gevolgen.

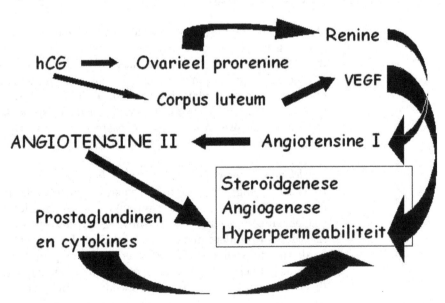

Tabel 7.1   Klinische classificatie OHSS

Criteria	Matig	Ernstig	Zeer Ernstig
Grootte ovaria	5-12 cm	> 12 cm	Variabel
Opgezette buik	Mild	Ernstig	Gespannen
Ascites	Nee	Ja	Gespannen
Hydrothorax	Nee	Ja	Ja
Pericardvocht	Nee	Zelden	Zelden
Misselijkheid, braken	Soms	Ja	Ja
Dorst	Soms	Ja	Ja
ARDS	Nee	Nee	Mogelijk
Trombose, embolieën	Nee	Nee	Mogelijk

7.3   Klinisch beeld en klachten patiënte

Het OHSS begint in de regel in de luteale fase. Er bestaat een vroege en een late vorm. De vroege vorm treedt 3 tot 7 dagen en de late vorm 12 tot 17 dagen na de ovulatie-inducerende HCG-injectie op. Hieruit mag inderdaad afgeleid worden dat het hormoon HCG een grote rol speelt bij het ontstaan van het syndroom, zoals in figuur 7.1 is aangegeven.

De vroege vorm gaat in de regel snel weer over en is zelden een reden voor opname. Als de vroege vorm overgaat in de late vorm, omdat er een zwangerschap is ontstaan, is het klinische beeld meestal ernstiger. De geïsoleerde late vorm treedt eigenlijk nooit op als er geen zwangerschap is ontstaan. Er is immers HCG nodig om het syndroom te laten ontstaan.

Bij een spontane of geïnduceerde abortus verdwijnt het OHSS snel, door de snel dalende HCG-spiegels. Het klinisch beeld wordt beheerst door vergrote ovaria en de gevolgen van de verhoogde vasculaire permeabiliteit: hemoconcentratie, verhoogde stollingsneiging, verminderde orgaandoorstroming en vorming van ascites.

De patiënt presenteert zich vaak met klachten van een pijnlijke, opgezette buik en sterke gewichtstoename. Soms zal spontaan gemeld worden dat de urineproductie verminderd is in combinatie met de behoefte om veel te drinken. Soms klagen patiënten ook over moeite met ademhalen en/of kortademigheid Alle symptomen zijn te verklaren uit de pathofysiologie van het OHSS, zoals eerder beschreven. Bij lichamelijk onderzoek is de opgezette buik vaak evident, het is vaak mogelijk om de aanwezigheid van ascites via klassiek onderzoek van het abdomen aan te tonen (percussie en palpatie). Soms kunnen er bij auscultatie van de longen aanwijzingen worden verkregen voor de aanwezigheid van pleuravocht (crepitaties).

In tabel 7.1 is een aantal klinische symptomen en bevindingen bij lichamelijk en echoscopisch onderzoek bij elkaar gezet, zodat op basis van de ernst van de afzonderlijke items patiënte ingedeeld kan worden. Deze indeling is nuttig, omdat voor een matig OHSS in de regel alleen poliklinische controles voldoende zijn,

Tabel 7.2   Classificatie op laboratoriumbevindingen: hematologie en chemie

Criteria	Matig	Ernstig	Zeer Ernstig
Hematocriet	< 0,45	> 0,45	> 0,50
Leukocytose (10 g/l)	< 15.000	> 15.000	> 25.000
Leverfuncties	Normaal	Gestoord	Gestoord
Creatinine (μmol/l)	< 90	> 100	< 150
Creat. klaring (ml/min.)	> 100	50-100	< 50
Albumine (g/l)	> 30	20-30	< 20

terwijl bij de ernstige vormen klinische observatie noodzakelijk is of er zelfs een indicatie voor intensive care (IC) bestaat.

Bij klinische klachten en symptomen van een OHSS zal aanvullend laboratoriumonderzoek worden verricht om de ernst nader te kunnen kwalificeren. De belangrijkste parameters die van belang zijn om de ernst goed in kaart te brengen of te vervolgen, zijn samengebracht in tabel 7.2. De hematocriet is een simpele, maar belangrijke parameter. Bij een waarde van boven de 0,45 zal in de regel opname van de patiënt volgen. Dit is een soort kritische grens die de mate van hemoconcentratie aangeeft. De albumineconcentratie is de meest directe maat voor de mate van ascites. Albumine kan ook met name gebruikt worden als parameter om het verloop van het OHSS te objectiveren. Zodra het albumine (spontaan) weer begint te stijgen, zijn de grootste problemen voorbij. Blijkbaar vindt er weer terugresorptie van ascites plaats en zijn de capillaire vaten minder permeabel.

7.4   Preventie

Bij OHSS bestaat er geen causale therapie of is een behandeling niet mogelijk vanwege een zich ontwikkelende zwangerschap. Om die reden is preventie van uitermate groot belang. In wezen bestaan er wel causale behandelingen, maar die zijn beide *zeer onaantrekkelijk*.

1   Het toedienen van angiotensine-II-converting-enzyme-remmers (ACE-remmers, onder meer gebruikt bij de behandeling van hypertensie). Deze medicatie is echter een contra-indicatie in een (jonge) zwangerschap, daar het de angioneogenese zal remmen, terwijl dit fenomeen het kenmerk van een jonge zwangerschap is.

2   Het afbreken van de zwangerschap. Ook dit is bijzonder onaantrekkelijk bij patiënten die vaak een zware behandeling hebben ondergaan om juist zwanger te worden.

Preventie bestaat *primair* in het onderkennen van de risicofactoren vooraf, het stimuleren met een aangepaste dosis gonadotrofinen, een adequate bewaking en desnoods het afbreken van de stimulatiefase door de ovulatie-inducerende HCG-injectie te onthouden. De HCG-injectie is zoiets als het overhalen van de trekker van een geweer! Daarna is er geen houden meer aan, de follikelaspiratie moet daarna plaatsvinden.

Het is bij highriskpatiënten van het allergrootste belang dat bij de echogeleide follikelaspiratie alle aanwezige follikels, met name de middelgrote (10-14 millimeter in doorsnede) worden aangeprikt en leeggezogen. Dit is een vorm van *secundaire* preventie.

Men spreekt van *tertiaire* preventie als er bij een patiënte, die enkele dagen na de HCG-injectie al symptomen of klachten heeft van een dreigend OHSS, niet wordt overgegaan tot een embryotransfer. Hiermee wordt de late vorm, omdat er geen zwangerschap kan ontstaan, voorkomen.

7.4.1 Schematisch overzicht preventieve maatregelen

HERKENNEN RISICOFACTOREN

Voorafgaand aan een behandeling dienen de volgende risicofactoren te worden herkend:
* jonge vrouwen (< 32 jaar);
* magere vrouwen;
* patiënten met polycysteus ovariumsyndroom (PCOS);
* in de anamnese al eerder een (dreigend) OHSS.

DOSERINGSSCHEMA'S

Bij ovulatie-inductie dient altijd een *low-dose step-up*-schema te worden gebruikt. Bij gecontroleerde ovariële hyperstimulatie moet bij een verhoogd risico voor een OHSS worden gestart met een aangepaste, lage dosering FSH (bijvoorbeeld 75-112,5 IE). Eventuele verhoging van de dosis moet met kleine stapjes (bijvoorbeeld 25-37,5 IE) gebeuren.

MONITOREN VAN DE STIMULATIEFASE

Ovulatie-inductie en gecontroleerde ovariële hyperstimulatie kunnen succesvol worden uitgevoerd door bij de bewaking alleen gebruik te maken van vaginale echoscopie. Het is daarentegen aan te raden om bij patiënten in de risicogroepen het monitoren uit te breiden met serum-oestradiolbepalingen. Het met slechts weinig FSH snel ontstaan van veel follikels en dientengevolge snel bereiken van een hoge oestradiolspiegel, is tekenend voor een high-risk-situatie. Echter, relatief lage serum-oestradiolspiegels tijdens stimulatie met recombinant-FSH bij gelijktijdig gebruik van een GnRH-agonist sluit het ontstaan van OHSS niet uit.

PREVENTIE PERIOVULATOIR

De periovulatoire preventie kent de volgende regel: *stop de behandeling: geef geen HCG!* Het onthouden van de ovulatie-inducerende HCG-toediening is de enige manier om OHSS te voorkomen tijdens ovulatie-inductie of gecontroleerde ovariële hyperstimulatie. Het is niet duidelijk onder welke waarde van het serum-oestradiol het risico op een ernstig OHSS klein is. Waarschijnlijk is het totaal aantal aanwezige follikels een betere voorspeller. Bij ovulatie-inductie zou geen ovulatoire HCG-dosis mogen worden gegeven wanneer er > 3 dominante follikels van > 18 millimeter of > 5 follikels van > 15 millimeter zijn ontstaan en/of het serum-E2 > 3,0 nmol/l (1000 pg/ml = 3,7 nmol/l) is gestegen; dan geldt tevens een coïtusverbod.

Voor gecontroleerde ovariële hyperstimulatie gaf de ESHRE Capri Workshop (1996) aan dat een serum-E2 > 12,8 nmol/l (4000 pg/ml) en/of meer dan 35 follikels met multipele kleine antrale follikels op het moment van de toediening van HCG, een hoog risico op een ernstig OHSS geeft. Bij een serum-oestradiol-spiegel > 10 nmol/l (2700 pg/ml) moet worden aangenomen dat er een verhoogd risico bestaat op een OHSS.

Bij voortzetting van de behandeling kan men de volgende secundair preventieve maatregelen nemen.
- Ter overweging: HCG-dosis halveren: geef de minimale effectieve dosis: 5000 IE HCG in plaats van (de gebruikelijke) 10.000 IE.
- Bij follikelpuncties altijd alle follikels, ook de kleine, leegprikken: hoewel een follikelpunctie een OHSS niet voorkomt, wordt de kans hierop wel verkleind.
- Advies aan de patiënt: ruim drinken en letten op de kleur van de urine; elke ochtend wegen en bij een gewichtsstijging > 1 kg/dag contact opnemen en de polikliniek bezoeken voor echoscopie en bloedonderzoek.
- Preventie in de luteale fase. Zonder gebruik van een GnRH-agonist is luteale support bij ovulatie-inductie niet nodig; bij gecontroleerde ovariële hyperstimulatie is de noodzaak van luteale ondersteuning niet aangetoond.

Bij gebruik van een GnRH-agonist bij highriskpatiënten dient men progesteron als luteale support te geven in plaats van HCG.

TERTIAIRE MAATREGELEN
Bij IVF kan er, zeker als er op de dag van de embryotransfer al klachten zijn die op een OHSS wijzen, worden besloten om verder geen luteale support te geven, de embryo's te cryopreserveren en de embryotransfer uit te stellen naar een volgende cyclus.

7.5 Behandeling van het OHSS

De behandeling van het OHSS is symptomatisch. Het primaire doel van de behandeling van een OHSS is optimalisatie van de intravasculaire toestand. Hypovolemie en hemoconcentratie worden bestreden door de vochtintake te verhogen, hypoalbuminemie vereist waar nodig substitutie. De consequenties van dit beleid kunnen een toename van de ascites en eventueel een hydrothorax zijn. Klachten die hierdoor ontstaan, kunnen via (zo nodig herhaalde) puncties worden verholpen. Een tweede belangrijke pijler is het trachten te voorkomen van de ernstige complicaties die kunnen optreden. Trombo-embolische complicaties dienen in dit kader genoemd te worden.

7.5.1 Een licht tot matig OHSS

Bij een licht tot matig OHSS zijn de adviezen aan de patiënt:
- rusten en ruim drinken (water, vruchtensappen);
- letten op de kleur van de urine;

- dagelijks wegen: bij gewichtsstijging >1 kg/dag: contact opnemen met het ziekenhuis;
- bij toename van de klachten: contact opnemen met het ziekenhuis.

Bij HCG als luteale support zijn de adviezen:
- stoppen en overstappen op progesteron, zo nodig pijnstilling. Eerste keuze: paracetamol, prostaglandinesynthetetaseremmers zijn relatief een contra-indicatie gezien kans op verslechtering van de nierfunctie (Indocid® is in dit kader berucht) door prerenale vasoconstrictie en anurie bij ondervulling. Bij voldoende rust zijn pijnstillers veelal niet (meer) nodig;
- zo nodig anti-emeticum: cave hypotensie en anurie bij fenothiazinederiva-ten (Haldol®);
- frequente tot dagelijkse poliklinische controle met bloedonderzoek. Zinvolle bepalingen: Hb, Ht, leukocyten, trombocyten, albumine, Na, K, creatinine, urinezuur, ALAT, ASAT, LDH, en γGT. *Opname bij hemoconcentratie (hematocriet boven 45%)!*

7.5.2   Een ernstig OHSS

Gezien de zeldzaamheid van een ernstig OHSS en het daarmee veelal ontbreken van ervaring in de optimale behandeling daarvan, wordt sterk aangeraden over zulke patiënten in een vroege fase te overleggen (collegiaal overleg) en met hen samen of in een (IVF-)centrum te behandelen. Complicaties die als gevolg van een OHSS ontstaan, dienen lege artis (naar de regelen van de kunst) te worden behandeld.

Opname
De behandeling bestaat uit een aantal maatregelen.
- Bedrust, dekenboog ter ontlasting van de opgezette buik, nauwkeurige vocht-balans (vochtintake: oraal en per infuus versus urineproductie), gewicht, buikomtrek, pols en tensie.
- Infuus: NaCl 0,9% 2-2,5 liter per 24 uur; geen glucosezout of andere combi-natie-zoutoplossingen geven, omdat de natrium-input hiermee te gering is en hyponatriëmie dreigt (cave hersenoedeem); de hematocrietwaarden en de urineproductie bepalen het vochtbeleid. Met het adequaat vullen lukt het in de regel snel om het hematocriet snel onder de 0,40 te laten zakken.
- Albuminesubstitutie: 20%-oplossing: Reeds bij opname kan het serumal-bumine sterk verlaagd zijn. Als gevolg van de hemodilutie door het NaCl-infuus, het verder weglekken van kleine eiwitten en mogelijk ontoereikende albumineproductie daalt het serumalbumine soms verder tot lage waarden. Dit geeft een verlaagde colloïd-osmotische druk waardoor oedemen kunnen ontstaan (bijvoorbeeld vulva-oedeem). Ter overweging: houd het serumalbu-mine ten minste boven de 20 g/l (normaal 34-47 g/l).
- Ascites- en pleurapunctie: bij klinische ascites met tachypnoe, kortademig-heid, benauwdheid en veelal verminderde nierfunctie is een ascitespunctie aangewezen. Deze ingreep geeft vaak een onmiddellijke (tijdelijke) verbete-ring van de klinische toestand van de patiënte. Het is soms nodig om deze procedure te herhalen als de situatie daarom vraagt. Het verrichten van een ascitespunctie verbetert in de regel ook de nierfunctie omdat de nierdoor-

stroming wordt bevorderd. Bij blijvende dyspnoe nadien en (echoscopisch) aangetoonde hydrothorax valt een pleurapunctie te overwegen. Dit is echter zelden noodzakelijk.

- Trombose- en embolieprofylaxe: bij opname wordt gestart met een laagmoleculair heparinepreparaat. Dit dient men te continueren tot er een stabiele toestand met voldoende hemodilutie is bereikt en de patiënt weer is gemobiliseerd. Dit ook mede gezien de bedrust, de hoge oestrogeenspiegels en de vaak aanwezige reactieve trombocytose. NB: denk bij ernstige hoofdpijn en/of verwardheid aan een sinus-sagittalistrombose.
- Traumapreventie: Bedrust ter preventie van een bloeding in ovariumcyste of een torsie van een vergroot multicysteus ovarium; een vaginaal toucher is overbodig en eigenlijk een contra-indicatie.
- Pijnbestrijding (zie paragraaf 7.5.1).
- Anti-emeticum (zie paragraaf 7.5.1).
- Diureticum: alleen bij een dreigende decompensatio cordis ten gevolge van een doorgeschoten correctie van het circulerend volume wordt een diureticum gegeven.
- ACE-remmers: deze zouden op theoretische gronden kunnen worden aangewend; gezien hun teratogeniteit (verhogen de kans op misvormingen) en de (mogelijkheid van een) zwangerschap vormen deze medicamenten een contra-indicatie. NB: gezien de zeer grote kans op de aanwezigheid van een zwangerschap is in geval van een OHSS voorzichtigheid met medicatie en röntgendiagnostiek geboden. Een thorax- of een buikoverzichtsfoto is zelden geïndiceerd.

7.6   Voorlichting aan de patiënte

Patiënten met een verhoogd risico voor OHSS dienen voor hun behandeling hierover te worden geïnformeerd. Met hen worden bij het afspreken van de HCG-injectie (en bij IVF aansluitend aan de punctie en de transfer) nogmaals de alarmsignalen van het OHSS en de bereikbaarheid van het behandelteam besproken. Met highriskpatiënten kan ook bij voorbaat een controleafspraak worden gemaakt. Ruim drinken is een standaardadvies.

7.6.1   De bereikbaarheid

Patiënten moeten altijd direct zonder drempel contact met hun behandelaar of het behandelteam kunnen krijgen, gezien de ernstige complicaties die bij het OHSS kunnen optreden.

Literatuur

Abdallah HI, e.a. The effect of the dose of HCG and the type of gonadotropin stimulation on oocyt recovery rates in an IVF program. Fertil Steril 1987; 48: 958-63.

Dahl Lyons CA, e.a. Early and late presentation of the ovarian hyperstimulation syndrome: two distinct entities with different risk factors. Hum Repr 1994; 9: 792-9.

Ellenbogen A, e.a. A follicular scoring system for monitoring ovulation induction in polycystic ovary syndrome patients based solely on ultrasonographic estimation of follicular development. Fertil Steril 1996; 65: 1175-7.

Fauser BCJM. Follicular development and oocyte maturation in hypogonadotrophic women employing recombinant follicle-stimulating hormone: the role of oestradiol. Hum Reprod Update 1997; 3: 101-8.

McClure N, e.a. Luteal phase support and severe ovarian hyperstimulation syndrome. Hum Reprod 1992; 7: 758-64.

Navot D, Bergh PA. Ovarian hyperstimulation syndrome: a practical approach. In: Ovarian endocrinopathies. The proceedings of the 8th Reinier de Graaf Symposium, Amsterdam, The Netherlands, 2-4; 11; 1993; 215-25.

Richtlijn No. 2 van de Nederlandse Vereniging van Obstetrie en Gynaecologie (NVOG). Anovulatie en kinderwens. Utrecht: NVOG, 1996.

The ESHRE Capri Workshop. Infertility revisited: the state of the art today and tomorrow. Risks of ovarian stimulation. Hum Reprod 1996; 11: 1785-7.

Wada I, e.a. Does elective cryopreservation of all embryo's from women at risk of ovarian hyperstimulation syndrome reduce the incidence of the condition? Br J Obstet Gynaecol 1993; 100: 265-9.

8 Eiceldonatie

M. KORTMAN

8.1 Inleiding

Eiceldonatie is het afstaan van eicellen door een vrouw (donor) met als doel bij een andere vrouw (*acceptor*) een zwangerschap mogelijk te maken. Eiceldonatie is niet hetzelfde als draagmoederschap: hierbij wordt de zwangerschap die (al dan niet met eigen eicellen) door de draagmoeder gedragen waarna het kind na de geboorte wordt afgestaan aan de wensmoeder.

In 1984 werd voor het eerst door Lutjen e.a. een geboorte na embryodonatie gerapporteerd. De eerste zwangerschap na eiceldonatie was beschreven door Trounson e.a. (1983); deze zwangerschap eindigde in een miskraam. Inmiddels wordt eiceldonatie gezien als een normale behandeling voor onvruchtbaarheid. Het doneren van eicellen werd tot voor kort in Nederland vrijwel uitsluitend toegepast bij vrouwen met prematuur ovarieel falen. Inmiddels is er een snel toenemende vraag naar eiceldonatie van oudere vrouwen die nog een volstrekt regelmatige en ovulatoire cyclus hebben maar bij wie de eierstokken tijdens hun IVF-behandeling niet veel eicellen meer blijken te bevatten. Bij deze vrouwen is de kans op zwangerschap met eigen eicellen laag. De kans op zwangerschap na eiceldonatie wordt vooral bepaald door de leeftijd van de donor. De baarmoeder blijkt tot op hoge leeftijd ontvankelijke te zijn voor de implantatie van bevruchte eicellen.

De kans op zwangerschap na een eiceldonatiebehandeling is in vergelijking met een IVF-behandeling goed (Paulson e.a. 1997, Remohi e.a 1997). Voorzichtigheid is echter geboden met de interpretatie van de cijfers. In sommige landen wordt veelvuldig gebruikgemaakt van jonge (betaalde) donoren. Dit is een situatie die wezenlijk verschilt van die in Nederland, waarbij de vrouw meestal zelf een donor zoekt, die bij voorkeur zelf reeds kinderen heeft en waarbij de leeftijd van de donor dan ook vaak ruim boven de 30 jaar ligt. Verder is het in veel landen (nog) gebruikelijk om (aanmerkelijk) meer embryo's terug te plaatsen dan in Nederland wenselijk geacht wordt, hetgeen tot uitdrukking komt in hoge percentages meerlingzwangerschappen.

8.2 Indicatie voor eiceldonatie

Hoewel het mogelijk is met behulp van gedoneerde eicellen tot op hoge leeftijd zwanger te worden is in Nederland de maximumleeftijd van de ontvangster gesteld op 45 jaar. In de buitenlandse literatuur worden zwangerschappen beschreven bij vrouwen tot 63 jaar! Voor een uitgebreide beschouwing omtrent de overwegingen hiervoor wordt verwezen naar het betreffende advies van de Gezondheidsraad (1997).

8.2.1   Algemeen geaccepteerde indicaties

PREMATUUR OVARIEEL FALEN

Bij prematuur ovarieel falen betreft het vrouwen die wel een uterus hebben maar geen functionerend ovarium, door bijvoorbeeld een chromosomale afwijking of chemische, radiologische of chirurgische destructie van de ovaria. Bij een substantieel deel van de vrouwen is de oorzaak echter onbekend. Het klinisch beeld van prematuur ovarieel falen (ook wel climacterium praecox genoemd) bestaat uit het uitblijven van de menstruaties (primaire of secundaire amenorroe) met hoge FSH-serumspiegels en lage oestradiolwaarden bij een vrouw die jonger is dan 40 jaar. Het bekendste voorbeeld betreft de patiënten met het syndroom van Turner: deze vrouwen hebben slechts één X-chromosoom, waardoor de ovaria ten tijde van de menarche geen eicellen meer bevatten (*streak ovaries*).

ONBEREIKBAARHEID VAN DE OVARIA

Dit betreft vrouwen bij wie er een indicatie bestaat voor een IVF-behandeling, maar bij wie de ovaria – zowel vaginaal als laparoscopisch – niet bereikbaar zijn voor de punctie.

GENETISCHE INDICATIE

Bij een genetische indicatie gaat het om vrouwen met een hoog risico op een kind met een geslachtsgebonden of een autosomaal dominante, ernstige genetische afwijking waarbij diagnostiek voor de implantatie of de geboorte geen relevante optie is.

8.2.2   Te overwegen indicaties

VERMINDERDE KWALITEIT VAN DE EICELLEN

Een verminderde kwaliteit van de eicellen is moeilijk vast te stellen. Soms kan overwogen worden om een eiceldonatie te verrichten als het bij een IVF-behandeling bij herhaling voorkomt dat de eicellen door meerdere zaadcellen bevrucht lijken te zijn (polyspermie). Dit geldt eveneens als de embryo's bij herhaling van zeer slechte kwaliteit zijn, waardoor er als gevolg hiervan geen terugplaatsing kan plaatsvinden.

VERMINDERDE OVARIËLE RESERVE

Een vrouw heeft bij de geboorte een bepaalde hoeveelheid eicellen; in de loop van het leven neemt deze voorraad gestaag af. Met de kwantiteit neemt ook de kwaliteit van de eicellen af. Het aantal chromosomaal afwijkende eicellen neemt met de leeftijd toe. Dit uit zich in verminderde kans op zwangerschap, een grotere kans op een spontane abortus en een grotere kans op chromosomale afwijkingen bij het kind met het stijgen van de leeftijd van de vrouw. De individuele eicelvoorraad op een bepaalde leeftijd verschilt per vrouw. De verschillen in (stimuleerbare) eicelvoorraad zijn in IVF-centra wel bekend. Er zijn echter geen goede methoden voorhanden om de eicelvoorraad of eicelkwaliteit voorafgaand aan een behandeling te meten, zodanig dat voorspeld kan worden hoe groot de kans op zwangerschap is.

De meeste centra in Nederland hanteren een leeftijdsgrens van 40 jaar voor een reguliere IVF-behandeling. Dit hangt samen met de kleinere kans op succes bij oudere vrouwen. Enkele centra behandelen op indicatie ook vrouwen die ouder zijn dan 40 jaar: wie nog voor een behandeling in aanmerking komt wordt voornamelijk bepaald door een schatting van de eicelvoorraad te maken door middel van echoscopisch onderzoek (antrale follikelmeting).

Bij vrouwen bij wie er ondanks adequate stimulatie nog maar weinig eicellen laten groeien (lage ovariële respons) of bij oudere vrouwen met een lage antrale follikelmeting kan eiceldonatie een mogelijkheid zijn om nog zwanger te kunnen worden. In Nederland komt een verminderde ovariële reserve toenemend als indicatie voor een eiceldonatiebehandeling voor.

8.2.3   Vooralsnog geen indicatie

EICELDONATIE NA MISLUKTE IVF

In het licht van een eiceldonatiebehandeling maakt het uit of een patiënte niet zwanger is geworden na een IVF-behandeling omdat er nog maar weinig of geen eicellen waren (verminderde ovariële respons), of dat er steeds voldoende eicellen waren maar toch geen zwangerschap optrad. In de literatuur wordt vaak geen onderscheid gemaakt tussen deze categorieën. In slechts één studie is er specifiek gekeken naar de resultaten bij vrouwen met een normale ovariële respons die niet zwanger werden na meerdere IVF-behandelingen (Yaron e.a. 1998). In deze studie werd overigens een acceptabel zwangerschapspercentage gevonden (25,6% per embryo transfer (ET)).

Zolang de oorzaak van het bij herhaling mislukken van een verder normaal verlopende IVF-behandeling niet bekend is, is het vooralsnog niet gerechtvaardigd een invasieve en potentieel schadelijke behandeling te verrichten bij de donor zonder dat voldoende onderbouwd is of dit daadwerkelijk de kans op zwangerschap verhoogt. Een tweede argument om deze patiëntengroep niet voor eiceldonatie in aanmerking te laten komen is dat velen het als ongewenst zien om bij patiënten die al lang tevergeefs geprobeerd hebben zwanger te worden, het behandeltraject opnieuw te verlengen.

8.3   De donor

Handel in eicellen is wettelijk verboden. (Mogelijk) als gevolg hiervan komt de praktijk zoals in de Verenigde Staten en Groot-Brittannië gebruikelijk is – werven en betalen van donoren door instellingen – in Nederland niet voor.

De meest voorkomende praktijk in Nederland is dat de wensouders zelf een donor meebrengen: een vriendin of familielid die bereid is de IVF-procedure voor hen te ondergaan. Gezien de (geringe) kans dat een IVF-behandeling tot vruchtbaarheidsproblemen bij de donor leidt, is het gewenst dat de donor een voltooid gezin heeft en/of dat er geen reden is om aan te nemen dat er in de toekomst een kinderwens ontstaat.

In enkele instellingen is het mogelijk dat patiënten vanuit hun eigen IVF-behandeling enkele eicellen afstaan (al dan niet anoniem) ten behoeve van donatie. Door het afstaan van eicellen ten behoeve van iemand anders wordt de kans op een eigen zwangerschap in principe verkleind. Dit is alleen aanvaardbaar indien in een vorige behandeling veel eicellen met een hoog bevruchtingspercentage werden verkregen. Verder kan het gebeuren dat de acceptor wel, maar de donor niet zwanger wordt; dit kan in deze situatie door de donor als (zeer) pijnlijk worden ervaren. Donor én acceptor moeten ingelicht worden over de wettelijk verplichte registratie bij de Stichting Donorgegevens Kunstmatige Bevruchting (2001-2002).

8.3.1   Leeftijd

De wettelijke minimumleeftijd van een donor is 18 jaar (of 16 jaar en gehuwd). Terughoudendheid met jonge donoren (< 30 jaar) is echter aangewezen. De mogelijkheid dat (zeer) jonge vrouwen minder weerstand hebben tegen eventueel uitgeoefende druk om tot donatie over te gaan, is namelijk niet denkbeeldig. Verder is de kans aanwezig dat met name zeer jonge vrouwen niet goed kunnen overzien wat eventueel optredende complicaties en daarmee gepaard gaande onvruchtbaarheid voor hen kunnen betekenen. Vrouwen die jonger dan 30 jaar zijn en die zelf geen kinderen hebben, zijn in principe in dit opzicht minder geschikt als donor.

Als maximumleeftijd van de donor wordt vanuit oogpunt van effectiviteit, de leeftijdsgrens van 40 jaar aangehouden. Bij donoren die ouder dan 36 jaar zijn, moet gewezen worden op de verhoogde risico's van chromosomale afwijkingen en de mogelijkheid van prenatale diagnostiek.

8.3.2   Contra-indicaties voor het donorschap

Er is een absolute contra-indicatie voor donorschap bij vrouwen:
- met een verhoogd risico op complicaties ten gevolge van de stimulatie of punctie;
- met wie geen goede communicatie mogelijk is of die anderszins niet ter zake kundig zijn;
- met een niet-behandelbare seksueel overdraagbare aandoening;
- die ouder dan 40 jaar zijn of een verhoogde vroegfolliculaire FSH-waarde hebben;
- met een ernstige erfelijke aandoening (in de familie).

Er is een relatieve contra-indicatie voor donorschap bij vrouwen:
- die een eigen kinderwens hebben;
- die geen kinderen hebben en jonger dan 30 jaar zijn.

8.3.3   Vooronderzoek van de donor

GENETISCHE AANDOENINGEN

Het verdient aanbeveling de donor te screenen op erfelijke aandoeningen door middel van een vragenlijst en eventueel stamboomonderzoek. Bij aanwezigheid van een erfelijke aandoening wordt in overleg met de donor, het ontvangende paar, de klinisch geneticus en de behandelend arts besloten tot behandeling over te gaan dan wel ervan af te zien. De behandelend arts behoudt het recht om bij een verhoogd risico op ernstige aandoeningen bij het kind, van behandeling af te zien.

OVERDRAAGBARE AANDOENINGEN

Omdat met de eicellen ook bepaalde ziektes overgedragen kunnen worden, moet de donor getest worden op hiv, hepatitis B en C, HTLV-I en -II (eenmalig). Voorafgaand aan iedere donatie wordt deze screening herhaald.

8.4 Behandeling

Tijdens een normale menstruele cyclus is het baarmoederslijmvlies (endometrium) slechts korte tijd (enkele dagen na de eisprong) geschikt voor de innesteling van een embryo. De menstruele cycli van acceptor en donor moeten zodanig op elkaar worden afgestemd dat ten tijde van de embryotransfer (= 2-5 dagen na de punctie) het endometrium van de acceptor geschikt is voor het ontvangen van embryo's.

Voorafgaand aan de behandeling wordt bij de donor een echografisch onderzoek van de eierstokken verricht teneinde de bereikbaarheid van de ovaria voor de punctie te beoordelen.

De donor wordt met gonadotrofinen gestimuleerd volgens een standaardschema zoals gebruikelijk in de instelling. Als er veel eicellen groeien, moet rekening worden gehouden met het optreden van een ovarieel hyperstimulatiesyndroom (OHSS) na de HCG-gift. Als zodanig moet, meer nog dan bij een reguliere IVF-behandeling, ter preventie hiervan afgelasting van de cyclus serieus overwogen worden (NVOG-richtlijnnr. 14).

De acceptor wordt behandeld met een substitutieschema met oestrogenen waaraan na de eicelpunctie progesteron wordt toegevoegd. Als zij zelf nog een menstruele cyclus heeft, moet een GnRH-agonist of -antagonist bijgegeven worden teneinde voortijdige LH-stijging en progesteronproductie te voorkomen. Immers, voortijdige progesteronproductie zou betekenen dat het endometrium voortijdig 'rijp' is, dus ten tijde van de embryotransfer niet meer geschikt voor innesteling. Of de acceptor goed reageert op de hormoontoediening, wordt bepaald aan de hand van echografisch onderzoek van de baarmoeder, waarbij de dikte van het endometrium wordt gemeten. Soms wordt ook de hoogte van het oestradiol in het bloed gemeten. Als de endometriumopbouw onvoldoende is, kan de dosis of de toedieningsvorm van oestrogeen worden aangepast (bijvoorbeeld oestrogeenpleisters).

8.5 Zwangerschap

Zwangerschappen na eiceldonatie geven een grotere kans op complicaties dan die welke op natuurlijke wijze zijn ontstaan of 'gewone' IVF-zwangerschappen. De belangrijkste gerapporteerde complicaties zijn zwangerschapshypertensie en pre-eclampsie (31-34%), spontane abortus (14-32%) en bloedverlies in het eerste trimester van de zwangerschap (12-53%). Het grootste deel van de zwangerschappen in deze studies werd beëindigd door middel van een sectio caesarea (circa 70%) waarbij een substantieel deel electief was.

Sommige auteurs maken melding van een verhoogd risico op ernstig bloedverlies tijdens en na de bevalling (Abdalla e.a. 1998) en op placenta praevia. Alhoewel de oorzaak van de verhoogde kans op bloeddrukproblemen niet bekend is, wordt aangenomen dat dit een gevolg is van het feit dat de foetus immunologisch volledig vreemd is. Hierdoor treedt een afwijkende immunologische respons op, direct gericht tegen weefsel of orgaanspecifieke antigenen van de placenta.

Bij patiënten met het syndroom van Turner moet speciale aandacht besteed worden aan het verhoogde risico op cardiovasculaire complicaties. Er bestaat bij deze patiënten een verhoogde kans op hypertensie en op cardiovasculaire malformaties zoals coarctatio aortae, afwijkingen van de aortaklep en aneurysma dissecans. Een cardiologisch consult en echografie van het hart voorafgaand aan de behandeling zijn dan ook aangewezen. Gezien de verhoogde risico's die er bij patiënten met het syndroom van Turner bestaan, verdient het aanbeveling om bij hen slechts één embryo terug te plaatsen.

Op grond van de verhoogde kans op zwangerschapscomplicaties na eiceldonaties is controle door de gynaecoloog aangewezen.

In het schaarse vervolgonderzoek dat er bij de kinderen die zijn geboren na eiceldonatie is verricht, is de algemene gezondheid van deze kinderen vergelijkbaar met IVF-kinderen.

8.6 Counseling

Ingevolge de Embryowet (2001-2002) is voor iedere afzonderlijke eiceldonatieprocedure toestemming vereist van de medisch-ethische commissie van het ziekenhuis die beoordeelt of 'het met de terbeschikkingstelling te dienen belang in evenredige verhouding staat tot de risico's en bezwaren van de ingreep, mede gelet op de omstandigheden waarin betrokkene verkeert'.

Praktisch gezien kan dit vorm worden gegeven door een gezamenlijke (schriftelijke) rapportage aan deze commissie door de behandelend gynaecoloog, en een aan de afdeling verbonden psycholoog of maatschappelijk werkende die gespecialiseerd is in de psychosociale en medische aspecten van onvruchtbaarheid. Bij eiceldonatie worden geslachtscellen afgestaan door een 'derde partij' (de donor). Bijgevolg zijn de gevolgen complexer dan bij het gebruik van eigen genetisch materiaal. Om die reden is de psychosociale counseling voorafgaand aan de behandeling een onmisbaar onderdeel van het behandelingstraject. Deze counseling wordt dus (deels) uitgevoerd door een andere persoon dan de behandelend arts. De uiteindelijke verantwoordelijkheid voor de te verrichten eiceldonatiebehandeling ligt bij de gynaecoloog. In voorkomende gevallen kan de ethische commissie besluiten de donor en/of acceptor zelf te zien.

8.6.1 Counseling door de gynaecoloog

Deze counseling betreft vooral de medische aspecten van de behandeling. In ieder geval moeten de volgende zaken hierbij aan de orde komen.

- Hebben de wensmoeder en haar partner de eigen infertiliteit voldoende verwerkt om aan een dergelijke procedure te beginnen?
- De verhoogde kans op complicaties bij zwangerschappen die door middel van eiceldonatie tot stand zijn gekomen.
- Heeft de donor vrijwillig haar hulp aangeboden?
- Screening op seksueel overdraagbare aandoeningen en de wijze waarop de uitslagen hiervan besproken zullen worden.

- Heeft de donor een ziektekostenverzekering?
- Zijn er eventueel financiële gevolgen bij een (tijdelijke) arbeidsongeschikt-heid van de donor?
- Is er overeenstemming over de bestemming van de restembryo's?
- Wil de donor zeggenschap houden over eventuele restembryo's indien deze niet meer voor zwangerschap bij de acceptor worden gebruikt?
- Is er overeenstemming over het eventueel laten verrichten van prenatale di-agnostiek?
- Welke vorm van anticonceptie gebruikt de donor? Zij moet ook gewezen worden op de eventuele kans op zwangerschap tijdens de behandeling en de voorzorgen die zij hiertegen kan nemen.

De donor wordt uitgebreid voorgelicht over de behandeling die zij zal onder-gaan, de slagingskans, alsmede de complicaties en risico's voor de gezondheid en vruchtbaarheid die deze met zich meebrengt.
Verder wordt de verplichte registratie bij de Stichting Donorgegevens van donor en wensmoeder – conform de wettelijke regeling – besproken.
De donor moet in ieder geval één keer door de gynaecoloog *alleen* worden gezien om te bespreken in hoeverre zij echt vrijwillig haar hulp heeft aangeboden.

8.6.2 De psychosociale counselor

Internationaal wordt algemeen aanvaard dat een psychosociaal counselor voor-afgaand aan de behandeling zowel met donorpaar als wensouders gesprekken voert. De psychosociale counselor voert voorafgaand aan de behandeling ge-sprekken met wensouders en donorpaar afzonderlijk én met wensouders en do-norpaar tezamen. Van deze gesprekken wordt schriftelijk verslag uitgebracht bij de behandelend gynaecoloog die, rekening houdend met dit advies, een besluit neemt tot wel/niet behandelen.

8.7 Verpleegkundige aspecten bij eiceldonatie
R. VERWEIJ

8.7.1 Besluitvorming

Eiceldonatie is geen gemakkelijke behandeling. De donor moet stevig in haar schoenen staan, want zij krijgt te maken met allerlei emoties (van haarzelf, van haar partner en van de wensouders) en zij moet een lichamelijk belastende be-handeling ondergaan. Daarom is het belangrijk dat de partner van de donor ach-ter haar keuze voor donatie staat. In sommige ziekenhuizen zal hier expliciet naar gevraagd worden. Als het gaat om donatie van een bekende donor, is het belangrijk de donatie, de behandeling zelf en alle bijkomende zaken met elkaar te bespreken. Goede afspraken maken over de relatie die de donor bij een ge-slaagde donatie zal hebben met het kind en de wensouders, is daarbij uiteraard van groot belang. Het is goed om ruim de tijd te nemen om erover te praten en na te denken; bij een overhaaste beslisisng is niemand gebaat! (Brochure Freya 2004)

Casus

In een tijdschrift stond een oproep voor een eiceldonor, en bij de kapper gezeten viel het oog van Elske Smit daarop. Elske wist uit eigen ervaring dat de donor dan een IVF-behandeling moest ondergaan. Bij haar zus, die ook door middel van IVF twee kinderen had gekregen, was Elske namelijk donor geweest. Even was ze toen nog bang geweest dat zijzelf misschien ook verminderd vruchtbaar zou zijn, maar gelukkig was dat bij Sven en haar niet het geval geweest. Wel wist ze hoe wanhopig haar zus toen verlangde naar kinderen. Samen met Sven sprak ze over deze nieuwe oproep en ze bedachten dat het best fijn was als zij iemand zouden kunnen helpen met hun 'bouwsteentje'. Na veel mailtjes heen en weer, ontmoetten ze Karel en Carolien, de wensouders die de oproep geplaatst hadden. Carolien was dertig en vervroegd in de overgang. De enige mogelijkheid om een kind te krijgen was via eiceldonatie en omdat zijzelf voor een donor moesten zorgen, hoopten ze dat er iemand gehoor gaf aan deze oproep. Omdat Elske zelf met gehandicapte kinderen werkte, vond ze het wel belangrijk te weten of Karel en Carolien het haar zouden aanrekenen wanneer het kind wat zou mankeren. Pas toen alle vier tevreden waren met de uitgesproken gevoelens en de genomen beslissingen, werd er een afspraak gemaakt bij de gynaecoloog voor een gesprek over eiceldonatie.

8.7.2   Geven van voorlichting

Bij de gynaecoloog ondergaan de wensouders alle onderzoeken die noodzakelijk zijn voor het stellen van de diagnose. Een hoge FSH-waarde geeft aan dat het lichaam te hard moet werken om nog follikels te laten rijpen. De uitslag van een AFC (antrale follikel-*counting*) geeft aan dat IVF geen zin meer heeft en dat eiceldonatie nog de enige mogelijkheid is om een zwangerschap tot stand te brengen. Vervolgens zegt de arts dat men zelf voor een donor moet zorgen en er ontstaan nog meer vragen. Men gaat zich verdiepen in deze behandeling door via de patiëntenvereniging informatie op te vragen. Hoe kan een eiceldonor worden gevonden en hoe hebben anderen dat gedaan?

Om tot een juiste keuze te kunnen komen is het voor de wensouders van belang dat er goede voorlichting wordt gegeven, waarbij de hulpverleners tevens openstaan voor vragen en gevoelens van de ouders.

De arts is diegene die uitleg geeft over de IVF-behandeling, waarbij met name de zwaarte van de behandeling voor de donor – fysiek zwaarder dan voor de acceptor – wordt besproken.

- De donor zal niet alleen zichzelf iedere dag de injecties moeten geven, maar ze kan ook last krijgen van bijwerkingen.
- De donor zal meerdere malen voor controles moeten komen. Dit kan zijn weerslag vinden in haar eigen gezin, relatie of werk.
- De donor ondergaat de behandeling zonder eigenbelang.
- Het zwaarste onderdeel van de behandeling is de follikelpunctie.
- Zowel de donor als de wensvader ondergaan een bloedscreening.
- Zowel de wensouders als de donor zullen voor een gesprek worden verwezen naar het maatschappelijk werk.

- De risico's van de IVF-behandeling, zoals een infectie, waardoor de donor zelf onvruchtbaar zou kunnen worden.
- Voor iedere eiceldonatie afzonderlijk wordt toestemming gevraagd aan de medisch-ethische commissie (Lutjen e.a. 1984).

8.7.3 Psychosociale begeleiding acceptor

Een vrouw die geconfronteerd wordt met onvruchtbaarheid, bijvoorbeeld door een vervroegde overgang, zal vaak schuldgevoelens hebben ten opzichte van haar partner. Zij kan zich als 'een kat in de zak' voelen (Lutjen e.a. 1984). Haar partner die altijd zo graag kinderen wilde treft haar, en juist zij zal nooit aan die wens kunnen voldoen. Ze voelt dat ze faalt.

Tijdens het telefonisch verpleegkundig spreekuur kunnen de mensen hun vragen over eiceldonatie stellen en hun onzekerheden hierover uiten. Indien de verpleegkundige het antwoord schuldig blijft, wordt er overleg gepleegd met een arts en wordt er teruggebeld.

Het grootste deel van de psychosociale begeleiding wordt echter gegeven door het maatschappelijk werk. Bij het maatschappelijk werk wordt het paar ondersteund in hun besluit en verder aan het denken gezet. Men wordt geconfronteerd met situaties die zich later kunnen voordoen, zodat men zich hierop kan voorbereiden.

Bij het maatschappelijk werk wordt het paar ondersteund in hun besluit en verder aan het denken gezet. Men wordt geconfronteerd met situaties die zich later kunnen voordoen, zodat men zich hierop kan voorbereiden.

Grenzen
Vaak blijkt dat de acceptor niet weet wat ze moet doen uit dankbaarheid voor de donor. Het komt voor dat de acceptor de donor toezegt dat deze bij de bevalling mag zijn. Dit over de grenzen gaan naar de donor toe is geen goede weerspiegeling van de werkelijkheid. Op het moment dat de bevalling daar is, kan het voor de wensouders een bedreiging zijn dat de donor als eerste hun kind zal zien. Het is niet goed om zover te gaan in dankbaarheid dat zelfs de intiemste gebeurtenis wordt gedeeld met buitenstaanders, hoe goed bedoeld ook. Het is belangrijk om de eigen gevoelens toe te laten en deze uit te spreken, opdat men van elkaar weet waar men aan toe is. Soms is het prettig om gemaakte afspraken op papier te zetten. In ieder geval moet benadrukt worden dat de emotionele en lichamelijke belasting van de behandeling voor zowel donor als wensouders niet onderschat moeten worden.

8.7.4 Impact van eiceldonatie

Met name bij eiceldonatie wordt gezien dat een vrouw een eicel wil afstaan ten behoeve van haar zus. Dit is natuurlijk een mooi gebaar, maar het is dan wel belangrijk om na te gaan of deze vrouw zich niet onder emotionele druk voelt staan omdat zij wel kinderen heeft en haar zus niet.

De impact van eiceldonatie is soms groter dan vooraf wordt beseft. De donor krijgt te maken met haar eigen emoties, die van haar partner, en die van de wensouders. De hormonale veranderingen kunnen lichamelijke en psychische klachten veroorzaken, waardoor zij anders zal functioneren dan men van haar gewend is.

Daarnaast is het zo dat de donor voor keuzes komt te staan. In geval van een mislukte IVF-behandeling zal zij een keuze moeten maken voor wel of geen verdere eiceldonatie en de consequenties die dat heeft voor zichzelf, voor de donor en voor hun onderlinge relatie.

De donor zal ook rekening moeten houden met het feit dat het kindje meer op haar kan lijken dan op haar zus, en dat dit wel eens gevolgen kan hebben voor haar gevoel voor het kindje.

Het is dus van belang dat al deze zaken van tevoren worden overdacht en worden uitgesproken.

8.7.5   Gewenst leven

Vruchtbaarheidsproblemen hebben een grote impact op het leven van wensouders (zie hoofdstuk 10). Er is geen vanzelfsprekendheid meer om voor kinderen te kiezen. Daarnaast worden bij hun vrienden kinderen geboren, gaat men op kraamvisite, en gaan zeker bij jonge ouders de gesprekken over kinderen en alles wat daarbij komt. Een leven met en rondom kinderen.

Het is dan ook niet verwonderlijk dat wensouders een grote dankbaarheid voelen ten opzichte van de donor, omdat zij de mogelijkheid geeft voor een dergelijk gewenst leven.

8.7.6   Privacy rondom kinderloosheid en eiceldonatie

De privacy rondom kinderloosheid en eiceldonatie is bij een familielid, bijvoorbeeld zus of nicht, moeilijker te handhaven dan bij iemand van buitenaf. Zussen zijn onderling vaak vertrouwd met elkaar, en met het uitspreken van wensen ten aanzien van het krijgen van kinderen. Verdere familieleden die op de hoogte zijn van de ongewenste kinderloosheid, worden ook op de hoogte gesteld van de eiceldonatie. Toch komt het ook nog regelmatig voor dat men erg alleen staat in de beleving van de kinderloosheid en daar zelfs de familie niet in wil laten delen. De beweegredenen blijven persoonlijk en de keus van het wenspaar (of de donor) kan men slechts respecteren.

8.7.7   Nazorg

Bij de behandeling door middel van eiceldonatie behoort ook de nazorg voor de wensouders en de donor. Evaluatiegesprekken met het maatschappelijk werk kunnen behulpzaam zijn bij het verwerken van de zowel positieve als negatieve ervaringen van de behandelingen. De patiëntenverenigingen Freya en het Fiom geven veel informatie; via lotgenotencontacten kan men deelnemen aan gespreksgroepen.

Literatuur

Abdalla HI. Obstetric outcome in 232 ovum donation pregnancies. Br J Ob Gyn 1998; 105: 332-7.

Baetens P, e.a. Counselling couples and donors for oocyte donation: the decision to use either known or anonymous oocytes. Human Reproduction 2000; 15: 476-84.

Bancsi LFJMM, e.a. Basal follicle stimulating hormone level is of limited value in predicting ongoing pregnancy rates after in vitro fertilization. Fertil Steril 2000; 73: 552-7.

Bartlett J. Psychiatric issues in non anonymous oocyte donation. Psychosom 1991; 12: 433-7.

Boivin J, Kentenich H. ESHRE guidelines for counseling in infertiltiy. ESRHRE Monographs. Oxford: Oxford University Press, 2002.

Brewaeys A. Review: parent-child relationships and child development in donor insemination families. Hum Reprod Update 2001; 7; 38-46.

Commissie Herziening Planningsbesluit IVF. Planningsbesluit IVF. Den Haag: Gezondheidsraad; 1997; pp 107-14.

Creus M,e.a. Day 3 inhibin B and FSH and age as predictors of assisted reproduction treatment outcome. Hum Reprod 2000; 15: 2341-6.

Cunningham FG, Leveno KL, Bloom SL, Hauth JC, Gilstrap III LC, Wenstrom KD. Williams Obstetrics. 21e edition, p. 631. McGraw-Hill Pub, New York 2001.

Esposito MA, Coutifaris C, Barnhart KT. A moderately elevated day 3 FSH concentration has limited predictive value, especially in younger women. Hum Reprod 2002; 17: 118-23.

Embryowet, Eerste Kamer, vergaderjaar 2001-2002; 27; 423; nr 47.

Foudila T, Söderström-Anttila V, Hovatta O. Turner's syndrome and pregnancy after oocyte donation. Human Reprod 1999; 14: 532-5.

Freya. Brochure eiceldonatie. Oktober 2004.

Galama JMD. Advies van de Nederlandse Werkgroep Klinische Virologie met betrekking tot infectiescreening bij IVF procedures. Ned T v Microb; 9; 1999.

Greenfield D. Recipient counselling for oocyte donation. In: Hammer-Burns L, Covingston S, editors. Infertility counselling. New York: Parthenon Publishing, 1999.

Human Fertilisation and Embryology Authority (HFEA). Code of Practice. Londen: HFEA. 1998.

Kalfoglou K, Gittelsohn J. A qualitative follow-up study of women's experiences with oocyte donation. Hum Reprod 2000; 15: 798-805.

Klock S. Psychosocial evaluation of the infertile patient. In: Hammer-Burns L, Covingston S, editors. Infertility counselling. New York: Parthenon Publishing, 1999.

Lass A, e.a. One thousand initiated cycles of in vitro fertilization in women > 40 years of age. Fert Ster 1998, 70 (6), 1030-34.

Lutjen P, e.a. The establishment and maintenance of pregnancies using in vitro fertilisation and embryo donation in a patient with primary ovarian failure. Nature 1984; 307; 174-175.

Michalas S, e.a. A flexible protocol for the induction of recipient endometrial cycles in an oocyte donation programme. Human Reprod 1996; 11: 1063-6.

Noyes N, e.a. Factors useful in predicting the success of oocyte donation: a 3-year retrospective analysis. Fert Ster 2001: 76: 92-7.

Pados G, e.a. The evolution and outcome of pregnancies from oocyte donation. Human Reprod 1994; 9: 538-42.

Paulson RJ, e.a. Cumulative conception and live birth rates after oocyte donation: implications regarding endometrial receptivity. Human Reprod 1997; 12: 835-9.

Remohi J, e.a. Endometrial thickness and serum oestradiol concentrations as predictors of outcome in oocyte donation. Fert Ster 1997; 12: 2271-6.

Remohi J, e.a. Pregnancy and birth rates after oocyte donation. Fertil Steril 1997; 67: 717-23.

Remohi J, e.a. Long oestradiol replacement in an oocyte donation program. Hum Reprod 1995: 10: 1387-91.

Roest J, e.a. The ovarian response as a predictor for successful in vitro fertilization treatment after the age of 40 years. Fertil Steril 1996; 66: 969-73.

Ron-El R, e.a. Outcome of assisted reproductive technology in women over the age of 41. Fert Ster 2000; 74 (3); 471-75.

Rooij AJ van, e.a. Patients of advanced age and patients with elevated follicle-stimulating hormone levels demonstrate differences in the poor response rate and in embryo quality in in vitro fertilization. Fert Ster; 3; 2003.

Schover L. e.a. Psychological follow up of women evaluated as oocyte donors. Human Reprod 1991; 10, 1487-1491.

Söderström-Antilla V, e.a. Health and development of children born after oocyte donation compared with that of those born after in-vitro fertilization, and parents' attitudes regarding secrecy. Human Reprod 1998; 13: 2009-15.

Söderström-Anttila V, e.a. Obstetric and perinatal outcome after oocyte donation: comparison with in-vitro fertilization pregnancies. Human Reprod 1998; 13: 483-90.

Sharif K, e.a. Age and basal follicle stimulating hormone as predictors of in vitro fertilisation outcome. Br J Ob Gyn 1998; 105: 107-12.

Stolwijk AM, e.a. The impact of the woman's age on the success of standard and donor in vitro fertilisation. Fert Ster 1997: 67 (4) 702-10.

Sybert VP. Cardiovascular malformations and complications in Turner Syndrome. Pediatrics 1998; 101: 1-7.

The American Society for Reproductive Medicine. Guidelines for gamete and embryo donation. Fertil Steril 2002; 77 no.6 (supplement 5).

Trounson A, e.a. Pregnancy established in an infertile patient after transfer of a donated embryo fertilized in vitro. Br Med JJ 1983; 286; 835-839.

Watt AH, e.a. The prognostic value of age an d follicle-stimulating hormone levels in women over forty years of age undergoing in vitro fertilization. J Assisted Reprod Genet 2000; 17: 264-8.

Wet donorgegevens kunstmatige bevruchting. Eerste Kamer vergaderjaar 2000-2001; 23; 207, nr 201.

Witz CA, e.a. Is there a risk of cytomegalovirus transmission during in vitro fertilization with donated oocytes? Fert Ster 1999; 71: 302-7.

Yaron Y, e.a. Oocyte donation in Israel: a study of 1001 initiated treatment cycles. Human Reprod; 1998; 13: 1819-24.

Younis J.S., Simon A., Laufer N. Endometrial preparation: lessons from oocyte donation. Fert Ster 1996: 66, (6), 873-884.

9 Kunstmatige inseminatie met donorzaad

F. Prak

9.1 Inleiding

Bij kunstmatige inseminatie wordt het sperma op een andere wijze in de vrouwelijke geslachtsorganen gebracht dan door middel van de normale geslachtsgemeenschap. Als het sperma daarbij niet afkomstig is van de eigen partner maar van een donor, dan spreken we van kunstmatige inseminatie met donorzaad (KID). Een paar kan zelf een donor zoeken (zogenoemde 'eigen donor') of kiezen voor een donor van de spermabank. Door schaarste aan donoren via de reguliere spermabanken is er momenteel een opkomend commercieel circuit, hoewel de handel in levend menselijk materiaal bij wet verboden is. Een eigen donor kan zijn zaad per keer afleveren voor zelfinseminatie thuis, of hij kan het laten invriezen bij een spermabank. Een spermabank werkt uitsluitend met ingevroren zaad dat vlak voor de inseminatie wordt ontdooid. Door het gebruik van ingevroren zaad wordt het risico op het overbrengen van besmettelijke ziektes zoals aids, hepatitis (geelzucht) en geslachtsziektes verwaarloosbaar klein. Wel neemt, door het gebruik van ingevroren zaad, de kans op zwangerschap af omdat de kwaliteit van het zaad door de invries- en ontdooiprocedure achteruitgaat. In dit hoofdstuk wordt uitsluitend verder ingegaan op KID met zaad van de spermabank.

9.2 Geschiedenis

Kunstmatige inseminatie met donorzaad (KID) wordt in Nederland sinds 1948 toegepast, maar pas sinds de jaren zeventig is er wat meer openheid over deze vorm van fertiliteitsbehandeling. Aanvankelijk werd KID onder strikte geheimhouding uitgevoerd; rondom KID heerste een absolute taboesfeer. De spermadonor was uiteraard anoniem (zogenoemde 'A-donor'). In de loop van de jaren tachtig ontstond er echter een (politieke) discussie over KID, waarbij het met name gaat over het vervallen van de anonimiteitswaarborg voor de spermadonor.

Men erkent inmiddels dat het voor een kind van groot belang kan zijn om te weten op welke manier het is verwekt. Als de identiteit van de donor te achterhalen is, kan dit voor het kind geruststellend zijn. Vooral in de puberteit hebben kinderen behoefte aan duidelijkheid over hun identiteit. Maar ook later, als ze zelf aan kinderen willen beginnen, kan het belangrijk zijn een beeld te hebben van de eigen afstamming. Een en ander is in 1990 vastgelegd in het VN-Verdrag voor de Rechten van het Kind waarin onder andere is opgenomen dat een kind altijd de mogelijkheid moet hebben om informatie te kunnen krijgen over zijn biologische afstamming.

In Nederland is vanaf 1 juni 2004 uiteindelijk de Wet Donorgegevens Kunstmatige Bevruchting in werking getreden. Deze wet gaat ervan uit dat kinderen in beginsel het recht hebben om te achterhalen van wie zij afstammen. Het anonieme (zaad)donorschap is voortaan in Nederland bij wet verboden. Er mag uitsluitend nog gebruikgemaakt worden van geregistreerde of bekende donoren (zogenoemde 'B-donoren'), waarbij een uitzondering geldt voor sperma dat gedoneerd is vóór de ingangsdatum van de nieuwe wet. De instelling waar de KID heeft plaatsgevonden, is voortaan verplicht na de geboorte van het kind bepaalde gegevens (waaronder persoonsidentificerende gegevens) van zowel de moeder, het kind als de donor) te verstrekken aan de Stichting Donorgegevens Kunstmatige Bevruchting. Op verzoek van een kind, ouder of arts kan de stichting vervolgens bepaalde gegevens vrijgeven. Een aantal andere, maar nog lang niet alle, Europese landen heeft ook wettelijke regels die de anonimiteit van een donor beperken. In België behoort KID met een 'A-donor' op dit moment nog steeds tot de mogelijkheden.

9.3   Indicatiestelling

Redenen voor KID worden als volgt genoemd.
- Onvruchtbaarheid of sterk verminderde vruchtbaarheid van de man. Deze kan aangeboren zijn of het gevolg zijn van een (infectie)ziekte (zoals de bof), radiotherapie, chemotherapie of een sterilisatie in het verleden.
- De aanwezigheid bij de man van een ernstige erfelijke aandoening, zoals de ziekte van Huntington, familiair coloncarcinoom of *cystische fibrose* (taaislijmziekte).
- Als er geen bevruchting van de eicellen is opgetreden bij een in-vitrofertilisatie (IVF-behandeling) en het paar afziet van ingrijpender bevruchtingstechnieken zoals intracytoplasmatische sperma-injectie (ICSI).
- Kinderwens bij lesbische paren of alleenstaande vrouwen. Nadrukkelijk dient hierbij te worden opgemerkt dat er bij deze categorie vrouwen veelal geen sprake is van een medisch probleem.

Het wel of niet kiezen voor KID en dus het krijgen van een kind dat genetisch niet afkomstig is van beide ouders is, met name in een heteroseksuele (man/vrouw-)relatie, vaak een zeer moeilijke afweging. Er wordt in onze cultuur nu eenmaal veel waarde gehecht aan het biologisch ouderschap. Daarnaast behoort, door de komst van geavanceerde medisch-technologische voortplantingstechnieken, voortplanting met het eigen zaad nu steeds vaker tot de reële mogelijkheden daar waar vroeger alleen KID of adoptie restte. KID brengt echter minder (potentiële) medische risico's voor moeder en kind met zich mee dan de meer geavanceerde fertiliteitsbevorderende behandelingen. Bovendien is KID voor de vrouw een veel minder belastende behandeling om te ondergaan.

9.4   De behandeling

9.4.1   Algemeen

De inseminatie heeft de meeste kans van slagen als zij wordt uitgevoerd op de dag van de ovulatie (eisprong). Voor KID wordt gebruikgemaakt van ingevroren sperma, dat vlak vóór de inseminatie wordt ontdooid. Het ontdooide sperma kan met behulp van een slangetje vooraan in de baarmoedermond worden gebracht (intracervicale inseminatie) of dieper in de baarmoederholte worden gespoten (intra-uteriene inseminatie). Voor een intra-uteriene inseminatie dient het zaad eerst een bepaalde bewerking op het laboratorium te ondergaan, het zogenoemde opwerken (zie paragraaf 3.6.3). De kans op zwangerschap is ongeveer 10% per inseminatie (cyclus).

9.4.2 Timing van de inseminatie

Voor een optimale kans van slagen van de behandeling is het belangrijk om precies te weten wanneer de ovulatie plaatsvindt (ovulatiedetectie). Men kan dit te weten komen door gebruik te maken van het verschijnsel dat er op de dag voorafgaande aan de ovulatie een hoge concentratie van een bepaald hormoon, het luteïniserend hormoon (LH), in het bloed en in de urine aanwezig is. Deze zogenoemde LH-piek kan door middel van een bloedtest of door middel van een urinetest worden gedetecteerd. De bloedtest kan alleen in het ziekenhuis worden uitgevoerd maar de urinetest kan eenvoudig door de vrouw zelf thuis worden gedaan. Men kan het beste vanaf 18 dagen voor de te verwachten menstruatie beginnen met testen. De test dient dagelijks te worden uitgevoerd totdat hij positief is. De KID vindt vervolgens daags na de positieve test plaats. Overigens is het gebruik van een basale temperatuurcurve (BTC) niet geschikt voor ovulatiedetectie. Op het moment dat de basale temperatuur omhooggaat is de eisprong al voorbij en heeft inseminatie geen zin meer. Wel kan de BTC worden gebruikt om achteraf te zien of de inseminatie goed getimed is.
Een andere mogelijkheid voor monitoring van de cyclus en timing van de inseminatie is het regelmatige verrichten van vaginale echoscopieën met als doel het getimed opwekken van de eisprong met behulp van een hormooninjectie met humaan choriongonadotrofine (HCG) op het moment dat er een rijpe follikel (eiblaasje) zichtbaar is op de echo.
Hyperstimulatie van de eierstokken met behulp van tabletten of hormooninjecties wordt niet aanbevolen in verband met de grote kans op het ontstaan van meerlingzwangerschappen met alle risico's van dien.

9.4.3 Uitvoering van de inseminatie

De vrouw ligt op de gynaecologische stoel met haar benen in de beensteunen. Er wordt een speculum (eendenbek) in de schede gebracht zodat de baarmoedermond à vue komt. Vervolgens wordt een slangetje in de baarmoederhals (bij een intracervicale inseminatie) of dieper in de baarmoeder (bij een intra-uteriene inseminatie) gebracht en wordt het spuitje, met daarin het donorzaad, dat aan het slangetje bevestigd zit, leeg gedrukt. De behandeling is pijnloos. In sommige instellingen adviseert men de vrouw hierna nog enige tijd te blijven liggen. In andere instellingen mag de vrouw meteen weer opstaan. Soms wordt er een kapje op de baarmoedermond geplaatst om te voorkomen dat het zaad weer grotendeels naar buiten loopt, doch de effectiviteit hiervan is nooit onomstotelijk bewezen.

9.5   Zwangerschap na KID

9.5.1   Algemeen

De gemiddelde kans op het ontstaan van een zwangerschap na KID bedraagt 10% per inseminatie. Deze kans kan per individuele vrouw echter sterk verschillen, waarbij de leeftijd van de vrouw en de kwaliteit van het donorzaad een belangrijke rol spelen: hoe jonger de vrouw en hoe beter de kwaliteit van het zaad, hoe groter de kans op het ontstaan van een zwangerschap. Uiteraard zullen de fertiliteit belemmerende factoren bij de vrouw, zoals bijvoorbeeld verstopte eileiders ten gevolge van een *Chlamydia*-infectie of een cyclusprobleem moeten worden uitgesloten. Uiteindelijk wordt na één jaar KID ongeveer 70% van de vrouwen zwanger. Indien na één jaar KID geen zwangerschap is ontstaan, kan in-vitrofertilisatie (IVF) met gebruik van donorzaad worden voorgesteld. De uiteindelijke kans op een zwangerschap kan hierdoor nog vergroot worden.

Ingevolge de Wet Donorgegevens Kunstmatige Bevruchting moeten de gegevens van vrouwen die zwanger geworden zijn na KID, verstrekt worden aan de Stichting Donorgegevens Kunstmatige Bevruchting die een register beheert waarin de persoonsidentificerende gegevens van zowel de donor, de moeder als het kind zijn opgeslagen.
Met het zaad van één donor mogen maximaal 25 kinderen worden verwekt, dit om later de kans op het ontstaan van een bloedverwantenhuwelijk (halfbroer trouwt met halfzus) te minimaliseren. In een dergelijk zogenoemd consanguïen huwelijk is namelijk de kans op het krijgen van kinderen met een aangeboren afwijking (bijvoorbeeld een stofwisselingsziekte) vergroot. Vindt er onverhoopt toch een relatie plaats tussen twee nakomelingen van dezelfde donor, dan is de kans op een erfelijke ziekte of aangeboren aandoening bij hun kinderen ten hoogste acht tot tien procent (tegen een 'normaal' risico van vijf procent). Wegens de huidige mogelijkheid van KID-kinderen om in de toekomst contact met de donor te zoeken, valt het evenwel te overwegen om voor een kleiner aantal kinderen dan 25 te kiezen.

Ouders zijn niet verplicht hun kind te vertellen dat het verwekt is door middel van KID. Als de ouders 'het geheim' bewaren en het kind dus niet inlichten over zijn afstamming van een donor, dan zal het kind waarschijnlijk nooit te weten komen dat zijn zorgouders niet zijn biologische ouders zijn. Deze 'wat-niet-weet, wat-niet-deert'-gedachte staat op gespannen voet met het recht van het kind om te weten van wie het afstamt.
Over het algemeen is het wenselijk om een kind reeds op jonge leeftijd over zijn of haar herkomst in te lichten. Kinderen die dit namelijk pas op (bijna) volwassen leeftijd te horen krijgen, kunnen dit ervaren als een ernstige aantasting van de vertrouwensrelatie die zij tot op dat moment met hun ouders hadden.

9.5.2   *Wet Donorgegevens Kunstmatige Bevruchting*

Vanaf 1 juni 2004 is de Wet Donorgegevens Kunstmatige Bevruchting in werking gegaan. Deze wet zorgt ervoor dat kinderen die via donorinseminatie of door middel van eiceldonatie zijn verwekt, kunnen achterhalen van wie zij afstammen. De anonimiteit van de zaad- of eiceldonor is hiermee ondergeschikt geworden aan het belang van het kind om informatie over zijn biologische afkomst te krijgen. Een behandelende instelling is verplicht de gegevens van vrouwen die zwanger zijn geworden na een behandeling waarbij gebruik is gemaakt van donorzaad of donoreicellen, aan de Stichting Donorgegevens Kunstmatige Bevruchting ter beschikking te stellen. De stichting bewaart, beschermt en beheert een register waarin alle donorgegevens centraal in een database zullen worden opgeslagen en ten minste tachtig jaar zullen worden bewaard.

Er is gekozen voor een systeem, waarin uitgegaan wordt van de toestemming van de donor als vereiste voor de verstrekking van zijn persoonsidentificerende gegevens. Donoren geven, bij aanvang van hun donorschap, in principe toestemming tot opheffing van hun anonimiteit, indien daartoe een verzoek gedaan wordt. De donor kan echter op een later moment in zijn leven toch redenen hebben om anoniem te willen blijven. De anonimiteit wordt dan alleen tegen de wil van de donor doorbroken, als na een belangenafweging de belangen van de verzoeker (het kind) zwaarder wegen dan de belangen van de donor bij geheimhouding. De donor zal zijn belangen bij geheimhouding dus moeten aantonen en alleen als hij zwaarwegende redenen heeft om zijn gegevens geheim te houden, zal de stichting daar in haar belangenafweging rekening mee houden. Het belang van het kind – weten van wie je afstamt – staat in de nieuwe wet echter voorop. Als de donor of het kind het niet eens is met de beslissing van de stichting, is beroep bij de rechtbank mogelijk. De nieuwe wet betreft dus niet een volledige opheffing van de anonimiteit van de donor.
De donor heeft overigens geen enkel recht op contact met het kind en krijgt geen informatie over de identiteit van de vrouwen die zwanger geworden zijn met zijn zaad. Ook de ouders worden nooit geïnformeerd over de identiteit van de donor.

De consequenties van de nieuwe wet voor het kind kort samengevat.
- Een kind van 12 jaar of ouder kan zelf gegevens opvragen bij de stichting, waarbij geldt dat aan kinderen van 12 tot en met 15 jaar alleen fysieke en sociale gegevens worden verstrekt. Deze gegevens staan vermeld in een zogenoemd donorpaspoort.
- Een kind van 16 jaar of ouder kan de stichting verzoeken om verstrekking van de persoonsgegevens van de donor. Het gaat hierbij om voor- en achternaam, geboortedatum, adres en woonplaats. Hiervoor is wel toestemming van de donor nodig.
- Is een kind jonger dan 12 jaar, dan kunnen de ouders bepaalde donorgegevens bij de stichting opvragen. Het betreft alleen gegevens van fysieke en sociale aard zoals vermeld in het donorpaspoort.
- De huisarts van een kind kan bij de stichting medische gegevens over de donor opvragen. We kunnen hier denken aan de bloedgroep, erfelijke gegevens of medische gegevens over de familie van de donor.

Voor kinderen onder de achttien jaar zijn de gegevens gratis beschikbaar. Iedereen van achttien jaar of ouder betaalt voor verstrekking van de gegevens.

9.5.3   Lesbisch ouderschap

Een kind dat na KID geboren wordt in een relatie tussen twee vrouwen, staat door geboorte niet in familierechtelijke betrekking tot beide vrouwen. In de wetgeving (het afstammingsrecht) vallen biologisch en juridisch ouderschap samen. Op de geboorteakte van het kind staat alleen de biologische moeder vermeld, het kind heeft dus officieel maar één ouder. Twee vrouwen kunnen sinds 1 januari 2002 wel automatisch gezamenlijk gezag uitoefenen over een kind zonder dat daarvoor de beslissing van de rechter nodig is. Voorwaarde hiervoor is dat het kind geboren is tijdens het huwelijk/geregistreerd partnerschap van de biologische moeder met de niet-natuurlijke moeder en dat het kind juridisch geen vader heeft (zoals in geval van KID met een donor van de spermabank).

Voor het tot stand brengen van een juridisch afstammingsverband is *adoptie* door de niet-natuurlijke moeder de aangewezen weg. De biologische moeder moet verklaren dat zij akkoord gaat met de voorgenomen adoptie. Als er een adoptie is uitgesproken, dan wordt van die adoptie aantekening gedaan op de geboorteakte van het kind. Pas vanaf dat moment zijn er twee ouders bekend en heeft het kind officieel twee ouders, die gezamenlijk het ouderlijk gezag uitoefenen.

Adoptie wordt door een rechter uitgesproken bij vonnis. Van dit vonnis kan hoger beroep worden aangetekend door de betrokkenen en belanghebbende partijen. De donor volgens de Wet Donorgegevens Kunstmatige Bevruchting geldt hierbij niet als belanghebbende partij. Wat betreft de rechten en plichten wordt overigens geen onderscheid gemaakt tussen gezamenlijk gezag en gezamenlijk ouderlijk gezag.

Een ouder die gezag uitoefent:

- is verplicht het kind te verzorgen en op te voeden;
- vertegenwoordigt het kind wettelijk;
- beheert het vermogen (geld en goed) van het kind.

9.6   Het spermadonorschap

9.6.1   Intake en selectie

De werving van donoren voor een spermabank verloopt over het algemeen door middel van advertenties in de media en via internet (bijvoorbeeld via de website van een spermabank). Vanuit de spermabanken geldt de richtlijn dat de leeftijd van een donor tussen de 18 (meerderjarigheid) en de 45 jaar (bovengrens op genetische gronden) moet liggen. Spermadonorschap kan als een vorm van maatschappelijk gedrag worden gezien; doneren dient een maatschappelijk doel, namelijk het in vervulling laten gaan van de kinderwens van anderen. Individuele en sociale motieven spelen daarnaast vaak ook een belangrijke rol. Onder de donoren is sprake van een hoog altruïsme. Veel spermadonoren zijn ook bloed- en/of orgaandonor. Een spermadonor mag slechts voor één spermabank doneren.

De Nederlandse spermabanken beogen geen winst. Door de spermabanken worden geen betalingen gedaan voor het geven van sperma. Er worden ook geen premies verstrekt voor het aanbrengen van nieuwe donoren. De donor ontvangt slechts een vergoeding voor in redelijkheid gemaakte (reis)kosten. De Commissie van de Medisch Wetenschappelijke Raad (MWR) van het Centraal Beleidsorgaan voor de Intercollegiale Toetsing (CBO) heeft in 1992 richtlijnen en adviezen opgesteld over medisch-technische aspecten van KID.

VOORWAARDEN DONORSCHAP
Voorwaarden voor het spermadonorschap zijn:
- lichamelijk en geestelijk gezond;
- leeftijd tussen de 18 en 45 jaar;
- het ontbreken van erfelijke aandoeningen in de (naaste) familie;
- het ontbreken van een verhoogd risico op hiv of een andere geslachtsziekte, dus bij voorkeur een monogaam (hetero-)seksueel leven leidend, niet regelmatig reizend naar of afkomstig uit landen waar veel aids voorkomt, geen seksueel overdraagbare aandoening (soa) in het recente verleden en geen voorgeschiedenis van intraveneus drugsgebruik;
- bereidheid om een donorpaspoort in te vullen;
- bereidheid om te zijner tijd zijn identiteit te verstrekken, als een kind dat vraagt;
- niet elders al sperma te doneren of te hebben gedoneerd;
- bereidheid om een schriftelijke overeenkomst met de semenbank aan te gaan over de wederzijdse rechten en plichten (het zogenoemde donorcontract);
- de aanwezigheid van voldoende beweeglijke zaadcellen na ontdooiing van het ingevroren sperma (hetgeen lang niet altijd het geval is);
- bereidheid om regelmatig gedurende een periode van enkele jaren naar de instelling te komen voor het doneren van zaad en het ondergaan van de noodzakelijke onderzoeken op soa's.

9.6.2   Screening

In 2003 is de Wet Veiligheid en Kwaliteit Lichaamsmateriaal (WVKL) aangenomen. De Nederlandse spermabanken vallen onder deze wet. Deze wet stelt strenge eisen aan de verkrijging, de bewaring, de bewerking, het transport en de uitgifte van semen voor kunstmatige voortplanting. Strenge voorschriften zijn nodig omdat de rietjes ingevroren sperma opgeslagen worden in vaten met vloeibare stikstof. In één vat bevinden zich rietjes van verschillende donoren. Bij het breken van een rietje kan besmet materiaal terechtkomen in de vloeibare stikstof en bestaat er theoretisch een kans op besmetting van de overige rietjes in hetzelfde vat.

Het sperma van een donor mag pas voor inseminatie worden vrijgegeven als na een periode van *zes* maanden (quarantaineperiode) alle in hetzelfde vat aanwezige donoren nog steeds negatief zijn voor alle testen van de *screening*. Evenals bij natuurlijke voortplanting bestaat namelijk bij KID het risico op het overbrengen van soa's op de vrouw en op het te verwekken kind. Screening van een donor hoort dus altijd aan de behandeling vooraf te gaan.

De Nederlandse Vereniging voor Obstetrie en Gynaecologie (NVOG) heeft in samenwerking met de Vereniging van Klinisch Embryologen (KLEM), de Nederlands Belgische Vereniging voor Kunstmatige Inseminatie (NBVKI) en de Nederlandse Werkgroep voor Klinische Virologie (NWKV) in september 2004 richtlijnen opgesteld omtrent screening van spermadonoren. Donoren die na een eerste inventarisatie geschikt lijken, moeten vervolgens getest worden op hiv (aidsvirus), hepatitis B en C (geelzucht), cytomegalovirus (cytomegalie), lues (syfilis), gonorroe, *Chlamydia*, en HTLV-I en -II (leukemievirus). Het onderzoek dient na zes maanden herhaald te worden en het sperma wordt zo lang in een quarantainevat bewaard om contaminatie van het definitieve bewaarvat te voorkomen.

9.6.3 Genetische screening

Naast screening op infectieziektes dient er ook een genetische screening van de donor plaats te vinden. Onder genetische screening wordt verstaan het doen van onderzoek naar de aanwezigheid van een aanleg voor bepaalde erfelijke aandoeningen (vaak *voordat* die aandoeningen zich manifesteren). Een genetische screening wordt bij voorkeur door een klinisch geneticus (erfelijkheidsdeskundige) uitgevoerd. Door het uitvragen van de familiegeschiedenis tot en met de derde graad kan een stamboom worden gemaakt. Aan de hand van een dergelijke stamboom kan vervolgens worden nagegaan of er in genetisch opzicht contra-indicaties voor het spermadonorschap bestaan. Soms is aanvullend onderzoek in de vorm van een karyotypering (chromosomenonderzoek) nodig alvorens een verhoogd risico op overdracht van een bepaalde erfelijke aandoening op het nageslacht met zekerheid kan worden uitgesloten.

9.6.4 Het donorpaspoort

Het donorpaspoort heeft als doel persoonlijke en sociale informatie over de donor vast te leggen, terwijl diens anonimiteit gewaarborgd blijft. Het donorpaspoort is bedoeld als document speciaal voor het kind, maar kan desgewenst ook worden opgevraagd door de ouders. Iedere spermadonor is verplicht een donorpaspoort in te vullen. Het donorpaspoort bestaat uit drie delen.
- In deel 1 geeft de donor een zelfbeschrijving aan de hand van een aantal algemene kenmerken, zoals leeftijd, uiterlijke kenmerken, genoten opleiding(en) en beroep, gezindte, burgerlijke staat en gezinssituatie, alsmede de motivatie om spermadonor te worden.
- In deel 2 geeft de donor een zelfbeschrijving door middel van een eigen tekst.
- In deel 3 geeft de donor een zelfbeschrijving aan de hand van 35 voorgedrukte persoonlijkheidskenmerken. Bij ieder van deze kenmerken dient de donor aan te kruisen in hoeverre het kenmerk (bijvoorbeeld 'vastberaden') op hem van toepassing is.

9.6.5 Anonieme donoren

Vanaf 1 juni 2004 is in Nederland de Wet Donorgegevens Kunstmatige Bevruchting in werking getreden. Tot die tijd werden nog regelmatig KID-behandelingen met een A-donor uitgevoerd. Zelfs na deze datum mag volgens de wet nog KID met zaad van een anonieme donor worden gedaan, mits het zaad voor 1 juni

2004 is gedoneerd. Dit is natuurlijk niet in geest van de letter van de nieuwe wet. In de jaren voorafgaand aan de komst van de nieuwe wet is, met het oog op de komst van de nieuwe wet, al vaak aan donoren gevraagd om een donorpaspoort in te vullen. Aan donoren, die aanvankelijk gekozen hadden voor het anonieme spermadonorschap, is tevens verzocht zich met de komst van de nieuwe wet alsnog te laten registreren als identificeerbare donor en (schriftelijk) toestemming te geven voor opheffing van hun anonimiteit. Uiteraard hebben niet alle A-donoren positief op dit verzoek gereageerd.

De invoering van de nieuwe wet blijkt een *negatief* effect te hebben op de bereidheid tot spermadonatie. Het maatschappelijk motief lijkt, met name bij donoren met een eigen gezin, niet opgewassen te zijn tegen de bijkomstige negatieve gevolgen van het donorschap (confrontatie met een biologisch kind) door opheffing van de anonimiteitswaarborg.

Sinds de invoering van de nieuwe wet kunnen verschillende typen KID-kinderen worden onderscheiden.

- KID-kinderen die nu in de puberteit of ouder zijn. Voor deze kinderen is het niet mogelijk om iets over hun biologische afkomst te weten te komen. Met de donor is destijds een anonimiteitswaarborg afgesproken. Er bestaat geen donorpaspoort, alle (persoons)gegevens zijn vernietigd.
- Voor KID-kinderen die vanaf het begin van de jaren negentig tot de inwerkingtreding van de nieuwe wet zijn verwekt met een A-donor, is het vaak wel mogelijk om zich een beeld te vormen van hun donor. Vanaf dat moment is namelijk door de behandelende instellingen in toenemende mate gebruikgemaakt van het donorpaspoort. Voor het verstrekken van de fysieke en sociale gegevens aan het kind is geen toestemming van de donor vereist. Persoonsgegevens van de donor mogen echter alleen verstrekt worden indien de donor hiertoe schriftelijke toestemming heeft gegeven.
- KID-kinderen, verwekt met semen gedoneerd na 1 juni 2004, kunnen vanaf de leeftijd van 16 jaar bij de stichting een verzoek doen tot verstrekking van de persoonsgegevens van de donor en contact met hem zoeken.

9.6.6   Matchen van donoren

Onder *matching* wordt verstaan de selectie van een passende donor bij een paar dat een KID-behandeling zal ondergaan. Bij een heteropaar zal zo veel mogelijk uitgegaan worden van de uiterlijke kenmerken van de (toekomstige) vader. Er wordt gelet op haarkleur, haarvorm, kleur van de ogen en het postuur. Tevens wordt er gekeken naar de bloedgroep en de resusfactor. Uiteraard zal er geen donor van een ander ras worden gekozen. Is er op deze manier geen donor te matchen die aan alle gegevens voldoet, dan kunnen de kenmerken van de vrouw bij de selectie van de donor worden meegenomen. Bij een problematische matching kunnen de gegevens van de directe familieleden soms uitkomst bieden. Verder staat in de richtlijnen voor KID dat een vrouw die nog nooit een infectie met het cytomegalovirus (CMV) heeft gehad, alleen geïnsemineerd mag worden met het zaad van een donor die ook CMV negatief is. Deze richtlijn is opgesteld om een primo-infectie met CMV in de zwangerschap te voorkomen. Een deel van de mannen die een CMV-infectie heeft gehad, blijft het virus uitscheiden via zijn zaad. Een vrouw kan ten gevolge van een inseminatie, maar ook door gewoon seksueel contact, een CMV-infectie oplopen. Een primo-infectie met CMV in de zwangerschap kan tot ernstige afwijkingen bij het (ongeboren) kind leiden.

Vrouwen die in aanmerking willen komen voor KID dienen dus op het al dan niet aanwezig zijn van CMV-antistoffen in hun bloed te worden onderzocht.

Bij lesbische paren wordt bij de matching voornamelijk gekeken naar de bloedgroep, de resusfactor, het ras en de CMV-status.

9.7 Counseling

9.7.1 Aandachtspunten bij heteroparen

Bij counseling komen de volgende aandachtspunten bij heteroparen aan bod.
- Hoe lang is de infertiliteit van de partner al bekend? Is dit gegeven door beide partners al voldoende verwerkt? Een consult bij een maatschappelijk werker/psycholoog, die zich gespecialiseerd heeft in infertiliteitsproblematiek, kan in dit verband wenselijk zijn.
- Hoe staan beide partners ieder afzonderlijk ten opzichte van de keuze voor KID?
- Denkt het paar later wel of niet aan het kind te zullen vertellen op welke wijze het is verwekt? Bespreek in dit verband de voor- en nadelen van openheid en geheimhouding.
- Alternatieven zoals IVF-ICSI al dan niet in combinatie met PESA (zaadcellen verkrijgen uit de epididymis (bijbal) via een punctie), MESA (zaadcellen verkrijgen uit de epididymis via een microchirurgische ingreep) of TESE (zaadcellen verkrijgen uit de testikel via een microchirurgische ingreep) dienen tijdens de counseling aandacht te krijgen evenals adoptie, pleegzorg en samen (kinderloos) verdergaan.
- Informeer of er in de familie van de vrouw erfelijke ziektes voorkomen (genetische vragenlijst).
- Besteed aandacht aan de nieuwe donorwet en noem in dit verband de verplichte registratie van de moeder bij de Stichting Donorgegevens Kunstmatige Bevruchting.
- Bespreek of het in de betreffende instelling wel of niet mogelijk is om meerdere kinderen van dezelfde donor te krijgen.

9.7.2 Aandachtspunten bij lesbische paren

Bij counseling komen de volgende aandachtspunten bij lesbische paren aan de orde.
- Hoe is de keuze tot stand gekomen wie de biologische moeder wordt?
- Besteed aandacht aan het feit dat binnen een relatie of huwelijk van twee vrouwen het juridisch ouderschap uitsluitend aan de biologische moeder toevalt, en bespreek in dit verband de mogelijkheid tot adoptie door de niet-natuurlijke moeder.
- Informeer of er in de familie van de vrouw erfelijke ziektes voorkomen (genetische vragenlijst).

- Besteed aandacht aan de nieuwe donorwet en noem in dit verband de verplichte registratie van de moeder bij de Stichting Donorgegevens Kunstmatige Bevruchting.
- Bespreek of het in de betreffende instelling wel of niet mogelijk is om meerdere kinderen van dezelfde donor te krijgen.

9.7.3 Effect van opvoeding door één ouder

Er is nog weinig onderzoek gedaan naar wat de effecten op kinderen zijn, als ze vanaf het begin opgroeien met maar één ouder. Uit de studies die er zijn, blijkt dat de effecten – in onder andere welbevinden, schoolprestaties, sociale vaardigheden en probleemgedrag – niet zo groot zijn. Als ze er zijn, is dit eerder het gevolg van armoede, stigmatisering of van conflicten bij de scheiding dan van de afwezigheid van een tweede ouder. In Nederland geldt het twee-oudergezin als ideaal. In ongeveer tien procent van de autochtone Nederlandse gezinnen voeden moeders hun kind(eren) alleen op.

Niet alle Nederlandse instellingen accepteren alleenstaande vrouwen met kinderwens voor KID.

9.8 Verpleegkundige aspecten bij KID
R. Verweij

9.8.1 Besluitvorming

De keuze om het KID-traject in te gaan is een moeilijke beslissing. Al is de behandeling op zich niet zo belastend, emotioneel is KID ingrijpend voor de wensouders. In sommige instellingen wordt het paar standaard verwezen naar het maatschappelijk werk voor een gesprek over de keuze voor KID. In andere instellingen wordt er alleen bij twijfel omtrent dit besluit (bijvoorbeeld twijfel bij de arts of bij het paar) het maatschappelijk werk geconsulteerd.

Zoals gezegd is KID ingrijpend. Daarom is het van belang dat ouders met elkaar de gevoelens hierover kunnen bespreken. In het algemeen kunnen we stellen dat het vermogen om binnen een relatie onderwerpen bespreekbaar te maken, mede afhankelijk is van de gelijkwaardigheid binnen die relatie. Dit geldt zeker bij een kinderwens, waarbij het belang van het kind voorop moet staan.

Indien er sprake is van onvruchtbaarheid, dan kan de man zich daarover minderwaardig voelen, en bijvoorbeeld tegen zijn wil instemmen met donorinseminatie. De man moet dus ruimte nemen om zijn onvruchtbaarheid te verwerken. Daarnaast kan hij zich afvragen of hij wel zal kunnen houden van een kind dat niet van hem is, en niet op hem lijkt. Bij de vrouw kan het gebruik van donorzaad een gevoel van overspel teweegbrengen.

Voor beiden echter kan het gebruik van donorzaad de mogelijkheid bieden om vanaf de conceptie de intiemste facetten van het 'ouderschap' te beleven, want biologisch en genetisch is het kind in ieder geval van de vrouwelijke partner. Het wordt door haar gedragen, gebaard en gevoed. Samen kunnen zij dus wel een zwangerschap, een bevalling en het geven van borstvoeding ervaren.

Voor lesbische paren zal de besluitvorming weer anders verlopen, omdat het juridisch ouderschap uitsluitend aan de biologische moeder toevalt. De niet-natuurlijk moeder kan het kind wel adopteren.

Het paar kan ook kiezen voor KID in geval er sprake is van een erfelijke ziekte (zie casus).

Casus

De heer en mevrouw De Bruin hebben een afspraak met de gynaecoloog gemaakt voor een gesprek over de mogelijkheden van KID. Zelf zijn zij er al van overtuigd dat deze keuze de enige mogelijkheid is om een kindje van henzelf te krijgen, zonder aldoor onzeker te moeten zijn over zijn toekomstbeeld. Bij meneer komt namelijk de ziekte van Huntington in de familie voor. Hij heeft hier inmiddels ook al een broer door verloren. De ziekte van Huntington is een erfelijke aandoening die bepaalde delen van de hersenen aantast en uit zich onder andere in onwillekeurige bewegingen die langzaam verergeren, verstandelijke achteruitgang en een verscheidenheid van psychische symptomen. Meestal overlijdt de patiënt door bijkomende oorzaken zoals longontsteking. De eerste symptomen openbaren zich meestal tussen het 35e en 45e levensjaar. De diagnose kan bevestigd worden door genetisch onderzoek. Meneer De Bruin wil het antwoord op de vraag of hij het gen heeft niet weten, maar wil de ziekte zeker niet doorgeven aan zijn nageslacht. Het paar heeft de beslissing om KID-behandelingen te ondergaan dus weloverwogen genomen.

9.8.2 Geven van voorlichting

Deze voorlichting zal uit een aantal elementen bestaan.
- Het geven van uitleg over het verschil tussen verwekker en zaaddonor. De verwekker brengt een zwangerschap op een natuurlijke manier tot stand, waardoor hij via de rechter een vaderrol af zou kunnen dwingen. De zaaddonor doneert alleen zaad, dus kan hij geen enkele aanspraak maken op een vaderrol.
- De keuze van de donor: een bekende (broer, vriend) of anonieme donor.
- Het maken van goede afspraken, bijvoorbeeld of de donor wel of geen rol gaat spelen in het leven van het kind. Vooral bij een bekende donor zal deze vraag van belang zijn.
- Afspraken over openheid of geheimhouding, schriftelijk vast te leggen in een donorcontract (zie paragraaf 9.5.2).

De meeste voorlichting wordt door de gynaecoloog of IVF-arts gegeven tijdens een intakegesprek. Tijdens het telefonisch verpleegkundig spreekuur worden aan de verpleegkundige eveneens veel vragen gesteld over donorbehandelingen en wat de mogelijkheden zijn en de wachtlijsten zijn.

9.8.3 Psychosociale begeleiding

Bij vruchtbaarheidsproblemen kan er een verschil zijn in beleving tussen partners onderling (zie hoofdstuk 10). Bij de acceptatie en verwerking spelen ook andere factoren een rol, zoals geloofsovertuiging, cultuur en opvoeding. De verpleegkundige kan in de begeleiding tijdens het KID-traject (in samenwerking met het maatschappelijk werk) deze verschillen signaleren en benoemen.

Patiëntenvereniging Freya en het Fiom verzorgen themadagen over deze onderwerpen en bieden de mogelijkheid om met lotgenoten in contact te komen. Ook kunnen zij veel betekenen in de nazorg, wanneer men dit traject zonder het gewenste resultaat afgesloten heeft.

9.8.4 Impact van zaaddonatie

De impact van zaaddonatie wordt onderscheiden in:
- het bijstellen van de dromen en verwachtingen, zoals aanvaarden van onvruchtbaarheid, of genetische aandoening in de familie;
- het verschil in gelijkenis van het kind en de niet-biologische vader: het matchen is dus van belang;
- de keuzes die gemaakt moeten worden over het openbaar maken van KID (wie in de omgeving mag het weten, bijvoorbeeld familie, vrienden, werkgever);
- het omgaan met opmerkingen die te maken hebben met machogedrag, en die voor een niet-biologische vader zeer kwetsend kunnen overkomen;
- voor lesbische paren spelen oordelen en vooroordelen over hun relatie, mede in samenhang met de wens en opvoeding van het kind een rol.

9.8.5 Privacy

De onderwerpen onvruchtbaarheid, KID, IVF enzovoort zijn privacygevoelige onderwerpen. Iedereen heeft eigenlijk de wens om zwangerschap binnen de slaapkamer te kunnen regelen. Dat is helaas niet altijd mogelijk, maar dat neemt niet weg dat er altijd rekening moet worden gehouden met die privacy. Nu zijn lesbische stellen al enigszins afhankelijk van het medisch circuit wanneer zij bijvoorbeeld zelf niet over een donor beschikken. Zij hebben al rekening gehouden met een mindere privégebeurtenis.

Bij de heterostellen gaat de gynaecoloog opeens een rol spelen in een gebeurtenis die normaliter binnen de intimiteit van de relatie plaatsvindt. Door in de medische molen terecht te komen en allerlei verplichte onderzoeken te ondergaan, blijft er weinig privé over.

Naast de privacy van de paren geldt ook die van de donor. Bij de KID-behandelingen geeft de verpleegkundige naast uitleg over de behandeling, ook informatie over de privacy van de donor. Verteld zal bijvoorbeeld worden dat er alleen gewerkt wordt met donornummers die dubbel gecheckt worden, maar dat de verpleegkundige niet weet welke donor bij welk nummer hoort. Bij het niet-ontstaan van een zwangerschap wordt er overgegaan op een andere geschikte donor van wie de identiteit niet bekend is. Ook bij telefonisch contact, wanneer de verpleegkundige de patiënt het verdere beleid voor de behandeling moet meedelen, wordt er geen naam van een ziekenhuis genoemd om de privacy te waarborgen.

9.8.6 *Nazorg*

De meeste paren beginnen de KID-behandelingen vol goede moed. Wanneer echter de eerste behandeling eindigt in een menstruatie, zijn sommige paren verrast. Dat was dus ook nog een mogelijkheid. Na verschillende behandelingen gaat men de moed verliezen. Soms komen de paren nog omdat het protocol dit voorschrijft. En ook al wordt er verteld dat er ook in de volgende behandelingen nog zwangerschappen kunnen ontstaan, men wordt toch ongeduldig en vindt dat het allemaal een beetje te lang duurt.

Deze paren zouden nog eens een extra gesprek met de arts of het maatschappelijk werk kunnen voeren, waarbij de ongenoegens uitgesproken kunnen worden en het beleid nog eens wordt toegelicht. Ook gesprekken met lotgenoten kunnen paren soms helpen de behandeling vanuit een ander visie te benaderen.

Literatuur

Algemene informatiebrochure KID van de Divisie Perinatologie en Gynaecologie van het Universitair Medisch Centrum Utrecht, uitgave mei 2005.

Bruyn JK de (coördinator), CBO-advies medisch-technische aspecten van kunstmatige donorinseminatie. I.s.m. Nederlands/Belgische Vereniging voor Kunstmatige inseminatie, Nederlandse Vereniging voor Obstetrie en Gynaecologie en Vereniging voor Klinische Genetica Nederland. Engelse versie 1997: Advice on medical technical aspects of artificial insemination with donorsemen. The Dutch consensus. Centraal Begeleidingsorgaan voor de Intercollegiale Toetsing (CBO). 1992.

De Revolutie van de Bewust Alleenstaande Moeders. Intermediair 2001; 8; 32.

Informatiebrochure nr. 18 KID van Freya, de Patiëntenvereniging voor vruchtbaarheidsproblematiek. Juni 2005.

Standpunt 15 van de Nederlandse Vereniging voor Obstetrie en Gynaecologie: Screening infectieziekten bij kunstmatige voortplanting. 2004.

VWS brochure 'Weten van wie je afstamt'. Ministerie van Volksgezondheid, Welzijn en Sport, Den Haag 2003.

Wet Donorgegevens Kunstmatige Bevruchting, Staatsblad 240 van het Koninkrijk der Nederlanden, jrg 2002.

Wet Veiligheid en Kwaliteit Lichaamsmateriaal (WVKL). Tweede Kamer vergaderjaar 2000-2001, 27 844, nrs 1-2 en het (concept) Eisenbesluit lichaamsmateriaal, bij de WVKL. Wet aangenomen door de Eerste Kamer der Staten-Generaal 28-1-2003.

ZorgONderzoek Nederland ZON. Commissie evaluatie regelgeving. Bereidheid tot donatie van sperma bij opheffing van anonimiteitswaarborg. SWOKA: Instituut voor strategisch consumentenonderzoek. 1999.

Zwet R van der, Wijck L van. Leeronderzoek naar spermadonoren. Amsterdam: Universiteit van Amsterdam, Faculteit der Maatschappij- en Gedragswetenschappen 2001.

WEBSITES
Patiëntenvereniging voor vruchtbaarheidsproblematiek: www.freya.nl
VWS: www.postbus51.nl
Website van de spermabank van het Universitair Medisch Centrum Utrecht: www.umcutrecht.nl

10 De beleving van ongewenste kinderloosheid

M. van den Boogaard

De heer en mevrouw De Jong, respectievelijk 31 en 27 jaar, hebben sinds 5 jaar een relatie. Ongeveer anderhalf jaar geleden zijn ze gestopt met anticonceptie in verband met een kinderwens. In eerste instantie waren ze vrij laconiek onder de situatie. Als het zou lukken om zwanger te raken, dan was dat fijn. Zo niet, dan zou hun leven zonder kinderen maar met elkaar, ook de moeite waard zijn. Inmiddels staat de eerste afspraak bij een gynaecoloog in de agenda. Ze willen vooral weten wat er aan de hand is en of er een simpele oplossing voor is. IVF gaat ze veel te ver.

10.1 Inleiding

Voor veel mensen is het al vanaf hun vroege jeugd duidelijk: ik wil (later) kinderen. Voor anderen kan dit pas een rol gaan spelen op het moment dat er zich een geschikte partner aandient, die (ook) kinderwens heeft. Weer anderen gaan pas denken over het wel of niet krijgen van een kind bij het bereiken van de 40-jarige leeftijd. Een kritische grens waarvan de meesten weten dat de kans op spontane zwangerschap drastisch is afgenomen. Immers, al na het 30^e levensjaar neemt de vruchtbaarheid van de vrouw gestaag af.

Het komt ook voor dat er een verschil bestaat tussen partners over het krijgen van kinderen. Voor sommige paren is dit een reden om de relatie te beëindigen. Andere paren kiezen ervoor om een zwangerschap aan te gaan. De verschillen in kinderwens kunnen weer opspelen bij fertiliteitsproblemen.

Casus

De klap was behoorlijk hard aangekomen. Uit de semenanalyse bleek dat de semenkwaliteit van de heer De Jong dusdanig slecht was dat het paar uitsluitend voor een IVF/ICSI-behandeling in aanmerking kwam. Mevrouw De Jong is er kapot van. Ze voelt zich niet in staat om te werken. Ze is erg emotioneel en heeft veel behoefte om over hun probleem te praten. De heer De Jong echter heeft een drukke baan en werkt net als anders. Daarnaast sport hij ook fanatiek en heeft hij regelmatig een afspraak met vrienden. Kortom: zijn wereld draait gewoon door. Bovendien vindt hij dat, door erover te praten er toch niets aan de situatie verandert, dus waarom zou hij dat dan doen?

10.2 Verschil in beleving tussen mannen en vrouwen

Een kinderwens die niet in vervulling gaat, betekent voor een paar een confrontatie met onzekerheid en onmacht. Iets wat zo basaal is, namelijk zich voortplanten, lukt niet. 14% van de paren heeft vruchtbaarheidsproblemen. Daarvan zoekt ongeveer10% professionele hulp om een oorzaak te vinden voor het uitblijven van een zwangerschap (Van Balen e.a. 1991). Wanneer er geen behandeling mogelijk is, zal men moeten accepteren dat hun toekomst zonder (genetisch eigen) kinderen zal zijn. Als een paar echter nog in een behandeltraject terechtkomt, dan is er nog een kans op zwangerschap.

Partners kunnen verschillen over het bespreken met anderen over hun ongewenst kinderloos zijn. Reden om dit niet te doen zijn bijvoorbeeld schaamte over de vruchtbaarheidsproblemen, of angst voor kwetsende opmerkingen uit de omgeving.
Wanneer een partner zelf niet open wil zijn over de problemen en die geslotenheid ook van de ander verwacht, kan dat een zware druk leggen op die ander en op de relatie (Van Eck 2004).

In het dagelijkse leven zullen paren regelmatig geconfronteerd worden met familie, vrienden en collega's die wel kinderen krijgen. Hoe men hier mee omgaat, hangt af van diverse factoren. Net als bij elk ingrijpende gebeurtenis in het leven zullen de verschillen in beleving tussen de partners naar boven komen. Bij de verwerking zal de een behoefte hebben aan rust en stilte, en de ander zal zich op het werk storten en daarnaast nog een gevuld sociaal leven hebben. Het valt niet mee tot compromissen te komen als je op zulke belangrijke punten van mening verschilt. Hoe ga je binnen je relatie om met dit soort verschillen?

Partners kunnen eveneens van mening verschillen over het wel of niet doen van een behandeling, bijvoorbeeld:
• hoeveel behandelingen;

Figuur 10.1   Bewustwording van onvruchtbaarheid: gevoelens bij mannen en vrouwen.

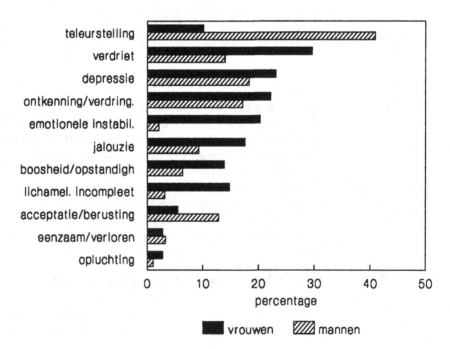

- wat te doen als de behandelingen niet lukken;
- keuze over een volgend behandeltraject;
- de grenzen van de partners en is deze grens voor beiden dezelfde.

De beleving van dreigende kinderloosheid hangt ook af van de mate van kinderwens. Uit onderzoek (Van Balen 1991) blijkt dat vrouwen een sterkere kinderwens hebben dan mannen.

Andere verschillen tussen mannen en vrouwen worden weergegeven.

- *Vrouwen hebben langer behoefte om door te gaan met behandelen dan mannen*, bijvoorbeeld tot de leeftijd dat zwangerschap fysiek niet meer mogelijk is (Verhaak 2003). Mannen zijn gemotiveerd voor vruchtbaarheidsbehandelingen als het maar leidt tot het gewenste resultaat. Zo niet, dan zijn mannen eerder geneigd zelf te bepalen wanneer ze willen stoppen met behandelen en niet door de medische mogelijkheden die er misschien nog zijn. Mannen zijn er eerder aan toe om hun energie op andere dingen te richten.
- *Vrouwen hebben meer behoefte aan praten.* Ze zijn ook meer thuis in het voelen en verwoorden van hun emoties. Zij hebben het vaker nodig om dingen *samen* te beleven. Vrouwen onderling delen immers vaker persoonlijke dingen. Ook hebben vrouwen meer behoefte aan lotgenotencontact.
- *Mannen gaan over het algemeen anders om met emoties.* Ze hebben minder behoefte aan het uiten van hun gevoelens, hetgeen natuurlijk niet betekent dat zij ze niet hebben. Mannen hebben doorgaans meer behoefte aan tijd en ruimte om op hun eigen manier met hun emoties om te gaan. Zij gaan ogenschijnlijk gewoon door met hun leven, zoals werken, sporten enzovoort, alsof er niets aan de hand is.
- *Er is een verschil in de fysieke beleving.* Vrouwen worden elke maand weer ongesteld. Ze voelen aan hun lijf dat er weer geen zwangerschap is, maar wel de hormonale schommelingen, buikpijn en eventuele andere klachten die met een menstruatie samenhangen.

Figuur 10.2   Sterkte van de kinderwens.

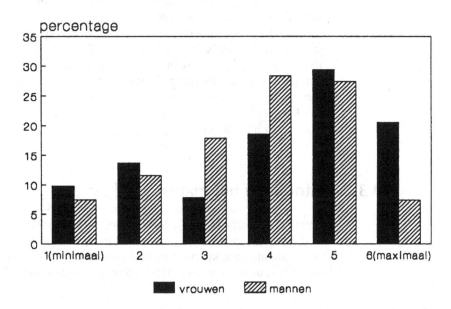

- *Vrouwen worden – in tegenstelling tot mannen – meer direct geconfronteerd met zwangere zussen en/of vriendinnen met een kind aan de borst.* Hun buik blijft leeg. Vaak wordt een zwangerschap, al dan niet bewust, als bevestiging van het vrouw-zijn gevoeld, en dit zal misschien vooral worden ervaren bij het uitblijven van een zwangerschap. Vrouwen met een onvervulde kinderwens geven nogal eens aan dat zij zich hierdoor minder vrouw voelen. Daarnaast wordt zwanger zijn en baren ondanks de lichamelijke ongemakken, als iets bijzonders ervaren. Veel vrouwen hebben de behoefte dit een keer mee te maken.
- *Vrouwen en mannen kunnen de kinderloosheid ervaren als het falen van hun lichaam.* Door het gevoel in de steek te worden gelaten door hun lichaam, kunnen ze een negatief zelfbeeld krijgen dat weer van invloed kan zijn op de relatie. Door deze verschillen kan een gevoel van eenzaamheid binnen de relatie ontstaan. De relatie kan onder druk komen te staan en leiden tot verwijdering en zelfs het beëindigen van de relatie. Een crisis kan echter ook de relatie verdiepen en versterken.

Van belang is om samen te kijken hoe men met elkaar – maar ook apart – aan dit gezamenlijke probleem kan werken. Het kan bevrijdend zijn voor de relatie als partners hun eigen weg zoeken en verantwoordelijkheid nemen voor het eigen verwerkingsproces (Van Eck 2004).

Casus
Voor het echtpaar De Jong is er nog een alternatief. Namelijk donorinseminaties. Hoewel ze in eerste instantie beiden negatief tegenover deze behandeling stonden, is met name mevrouw De Jong er toch over na gaan denken. Zo'n IVF/ICSI-behandeling is ook niet niks. Nadat ze zich uitgebreid heeft geïnformeerd, staat ze toch veel positiever tegenover inseminatie met donorzaad. Voor haar is 'de vader' degene die het kind opvoedt en verzorgt. Dat hoeft niet per se de biologische vader te zijn, vindt ze.
Maar haar man voelt er niets voor om het 'kind van een ander' op te voeden. Hij durft dit niet goed met zijn vrouw te bespreken. Het is immers zijn 'schuld'. Door hem kunnen ze samen geen kinderen krijgen. Als hij blijft weigeren moet zijn vrouw, mits ze voor IVF/ICSI kiezen, een zware hormoonbehandeling en punctie, met mogelijke complicaties van dien, ondergaan. En dan is het nog maar de vraag of het lukt om zwanger te worden.
Dan zou hij nog liever voor adoptie kiezen. Voor hem zou dat gelijkwaardiger zijn. Maar zijn vrouw wil zo graag een zwangerschap en bevalling meemaken. Hoe kan hij haar dat onthouden?

10.3   Factoren bij het maken van keuzes

Tijdens het hele traject van de fertiliteitsonderzoeken en -behandelingen wordt men doorlopend geconfronteerd met het maken van keuzes. Eigenlijk wordt de eerste keuze al gemaakt op het moment dat spontaan zwanger worden gedurende een bepaalde periode niet lukt. De keuze is dan om wel of niet het medische circuit in te gaan.

De meeste mensen die professionele hulp zoeken bij een fertiliteitsprobleem, willen graag weten wat de reden van hun ongewenste kinderloosheid is, zonder de intentie te hebben gelijk een behandeltraject in te gaan. Uit oriënterend fertiliteitsonderzoek komt niet altijd een oorzaak voor het niet-zwanger worden en dikwijls worden paren weer naar huis gestuurd met het advies het nog een bepaalde periode langs de natuurlijke weg te 'proberen'. Mocht er na bijvoorbeeld een half jaar nog geen zwangerschap zijn ontstaan, dan kan het paar opnieuw een afspraak maken, waaruit dan meestal een voorstel tot behandelen voortkomt.

De eerste onderzoeken kunnen oorzaken van het fertiliteitsprobleem aanwijzen, zoals afgesloten eileiders of semenafwijkingen. De paren die met deze diagnose naar huis gaan, krijgen vaak gelijk een behandelvoorstel te horen waar ze over na kunnen denken. Wanneer de enige optie IVF of IVF/ICSI is, zal men niet het gevoel hebben dat er veel te kiezen valt. Het alternatief is immers een leven zonder genetisch eigen kinderen, een keuze die voor de meeste patiënten onacceptabel is omdat er toch een kleine kans op zwangerschap bestaat. Maar men wil zich achteraf niet hoeven te verwijten dat men de kansen onbenut heeft gelaten. Dat wil overigens niet zeggen dat paren die jaren met IVF zijn bezig geweest, geen spijt krijgen van het feit dat ze niet eerder gestopt zijn met de behandelingen. Hun leven heeft jarenlang in het teken gestaan van het krijgen van kinderen. Kortom, de vraag is: wat is de juiste keuze? En het antwoord: die is er niet. Voor ieder paar is het anders. Ieder heeft zijn eigen karakter, zijn eigen sociale leefomgeving, zijn eigen kijk op de toekomst.

Het maken van keuzes wordt door meerdere factoren beïnvloed (Van Eck 2004).
- *Hoe ingrijpend is een behandeling?* Naar de partner toe kan druk worden ervaren. Een man met semenkwaliteit dat alleen voor een IVF/ICSI-behandeling geschikt is, kan bijvoorbeeld uit schuldgevoel instemmen met een KID-behandeling om zo zijn partner een veel ingrijpender IVF/ICSI-behandeling te besparen.
- *De omgeving kan bewust of onbewust sterk sturen in de te nemen beslissingen.* Ouders die graag grootouders willen worden, vrienden die iemand kennen die weer iemand kent die via IVF zwanger is geworden. Men is ook geneigd te denken dat bij een paar dat niet voor de geboden behandeling kiest, de kinderwens niet zo sterk zal zijn, anders had men immers wel alles geprobeerd.
- *De media kunnen met hun soms eenzijdige positieve verhalen* de indruk wekken dat als men nu maar al het mogelijke doet en vooral niet opgeeft, het uiteindelijk wel gaat lukken om een kind te krijgen.
- Velen kiezen voor een behandeling vanuit de behoefte *alles geprobeerd te hebben,* zodat ze zichzelf later niets kunnen verwijten.
- *Een vrouw wier leeftijd de kritische grens voor behandeling nadert,* zal eerder instemmen met een behandeling dan een vrouw die nog 'alle' tijd heeft.
- *Ook medici spelen in het maken van een keuze een grote rol.* Uiteraard moeten alle voor- en nadelen van de behandelingen uitvoerig besproken worden zodat het paar op basis van kennis een goed overwogen beslissing kan nemen. Maar hóe de kans op succes gebracht wordt, kan ook van invloed zijn op het nemen van een besluit.

- *De levensvisie van een paar zal van invloed zijn op de keuze voor wel of niet behandelen.* Is (de kwaliteit van) het leven nog de moeite waard als er geen (genetisch eigen) kinderen komen? Kan men leven met het feit dat er kansen onbenut worden gelaten.
- *Ook de geloofsovertuiging kan de keuze voor wel of niet behandelen beïnvloeden.*
- *Voor sommige paren speelt de financiële situatie een rol.* Niet alle zorgverzekeraars vergoeden de behandelingen automatisch, waardoor voor sommige paren een behandeling financieel niet haalbaar kan zijn. Het is moeilijk om aan te geven om hoeveel mensen dit gaat, aangezien patiënten er lang niet altijd voor uitkomen dat zij vruchtbaarheidsproblemen hebben en dat het nog moeilijker is om aan te geven dat men de behandeling niet kan betalen.

Overigens is afzien van behandeling voor veel mensen pas de allerlaatste optie: de kinderwens zit immers heel diep, is heel wezenlijk in iemands leven (Freya 2005).

Casus
Bij het echtpaar De Jong was hij uiteindelijk heel stellig geweest: KID was voor hem geen optie. Hij wilde niet alleen vader worden door verzorgen en opvoeden, maar wilde ook de eigenschappen van hem en zijn familie in zijn kind terugzien. Zijn vrouw kon zich hier goed in vinden. Er was nog een mogelijkheid om een genetisch eigen kind te krijgen, dus kozen ze voor een IVF/ICSI-behandeling.
De verpleegkundige had wel verteld dat het een zware behandeling zou zijn, maar zo zwaar hadden ze niet verwacht. Telkens moesten ze op en neer naar het ziekenhuis, en iedere keer weer konden ze op het werk uitleggen dat het echt niet anders ging. Daarna was het wachten op het bericht hoe het ging met de stimulatie en wanneer ze weer verwacht werden voor de volgende controle. Bij dit alles waren de dagelijkse injecties en de bijwerkingen van de hormonen.
De punctie was pijnlijk geweest maar had wel acht eicellen opgeleverd. Daarna was het enkele dagen wachten of er een bevruchting had plaatsgevonden en of het ontstane embryo zich goed genoeg ontwikkeld had voor terugplaatsing. Gelukkig was dat het geval en na de embryotransfer brak de zwaarste periode aan. Het was alleen maar afwachten en niets meer kunnen doen om de kans te vergroten. Mevrouw De Jong voelde van alles en vroeg zich telkens af of dit het nu was. Ze had zere borsten, maar ook een 'menstruatiegevoel.' Toen ze ongesteld werd, was het bijna een opluchting: einde onzekerheid. Daarna kwam het verdriet. Alles voor niets geweest. Hoe moesten ze nu verder?

10.4 De gevolgen van een fertiliteitsbevorderende behandeling

De hormonale en/of lichamelijke veranderingen die een vrouw ondergaat tijdens een fertiliteitsbehandeling moeten niet onderschat worden. De te gebruiken hormonen, in het bijzonder de agonisten (zie paragraaf 6.6.1) kunnen bijwerkingen geven die te vergelijken zijn met verschijnselen die kunnen optreden tijdens de overgang. Vooral hoofdpijn, misselijkheid en stemmingsstoornissen in de vorm van labiliteit kunnen optreden. De antagonist wordt een kortere periode gebruikt, waardoor er nauwelijks bijwerkingen zijn.

Het FSH zorgt ervoor dat meerdere follikels gaan rijpen waardoor de vrouw een zwaar gevoel in de onderbuik of een opgeblazen gevoel kan krijgen. Ook buikpijn komt regelmatig voor doordat de eierstokken zwaarder belast worden.

Het laatste hormoon dat verantwoordelijk is voor de laatste rijpingsfase van de eicellen en voor de eisprong wordt tot nu toe gehaald uit de urine van zwangere vrouwen (HCG). Dit zwangerschapshormoon heeft als bijwerking dat een lokale allergische reactie kan optreden in de vorm van een rode geïrriteerde en pijnlijke plek op de plaats waar de injectie is toegediend.

10.4.1   *Lichamelijke en geestelijke belasting*

De belasting is naast het dagelijks spuiten van de hormonen ook te vinden in de regelmatige controles die noodzakelijk zijn tijdens de stimulatiefase. De patiënte moet regelmatig voor echografische controles komen. Soms wordt er ook bloed afgenomen. Het steeds weer naar het ziekenhuis komen is, naast de fysieke belasting, ook emotioneel zwaar. Deze bezoeken moeten enerzijds gecombineerd kunnen worden met het privéleven (werk, andere verplichtingen), en anderzijds omdat het spannend is te horen hoe de stimulatie verloopt. Sommige paren zullen te horen krijgen dat de behandeling gestopt moet worden, bijvoorbeeld omdat de stimulatie te hard dan wel te traag verloopt. Voor veel mensen is dit een onverwachte en uiteraard onaangename verrassing. Men houdt er doorgaans nog wel rekening mee dat er na het hele traject geen zwangerschap zal optreden, maar dat een behandeling in een voortijdig stadium soms al gestopt moet worden en er dus niet eens een kans op zwangerschap is geweest, is iets waar weinig mensen rekening mee houden.

FOLLIKELPUNCTIE

De meeste patiënten zien tegen de follikelpunctie op, hoewel deze onder plaatselijke of lichte algehele verdoving (intraveneuze toediening van bijvoorbeeld morfinepreparaten, geen narcose) plaatsvindt. De dag van de punctie wordt de vrouw geadviseerd om 'rustig aan' te doen. Ook na een technisch soepel verlopen punctie kan er in de loop van de dag nog napijn ontstaan. De dag na de punctie kan de dagelijkse routine meestal weer opgenomen worden.

De hele fase rond de punctie is voor veel paren emotioneel belastend. Zeer kostbaar 'materiaal' wordt letterlijk overgegeven aan het personeel van het laboratorium. Het hele bevruchtingsproces vindt immers buiten het lichaam plaats. Vragen die door het hoofd spelen zijn dan of er bevruchting plaatsvindt en of het embryo zich volgens schema ontwikkelt en teruggeplaatst kan worden.

WACHTEN

Na de embryotransfer volgt een periode waarin men alleen maar kan wachten. Slechts enkele mensen vinden deze periode wel weer 'lekker rustig'. Men is klaar met injecteren en de controles; de punctie en de terugplaatsing zijn achter de rug.

De meeste paren vinden deze tijd echter het zwaarst, omdat er juist in deze fase enkel afgewacht kan worden. Werden patiënten in de voorafgaande periode nog actief betrokken bij het hele proces, nu is er niets meer wat men kan doen om de behandeling tot een positief einde te brengen. Daarnaast voelt de patiënte in deze periode vaak van alles dat zou kunnen wijzen op een zwangerschap (gespannen borsten, misselijkheid, vaak moeten plassen), mede als gevolg van de bijwerkingen van het hormoon progesteron dat in de luteale fase nog enkele malen wordt toegediend. Of men denkt te voelen dat er een menstruatie aankomt. Zolang er geen daadwerkelijke menstruatie optreedt, zal men in onzekerheid blijven tot een zwangerschapstest, 18 dagen na de punctie, uitsluitsel geeft.

NIET ZWANGER
Nadat de menstruatie doorzet of bij een negatieve zwangerschapstest is er de teleurstelling. Er breekt opnieuw een onzekere periode aan, met vragen: hoe nu verder, nogmaals een behandeling, of stoppen? Het is soms aan te raden een pauze van een aantal maanden in te lassen om bij te komen van de behandeling.

Casus
Na drie behandelingen had het echtpaar De Jong besloten te stoppen met de behandelingen. Ze waren nu ruim een jaar verder en hadden hun grens bereikt. Ze hadden alles geprobeerd maar het had niet mogen baten. Twee keer hadden ze nog een terugplaatsing van een diepvriesembryo gehad, maar helaas, het zat er voor hen niet in.
Het viel niet mee om de beslissing te nemen om te stoppen met behandelen. Uitgerekend nu hadden er in diverse tijdschriften verhalen gestaan van paren die na een aantal behandelingen toch zwanger geworden waren. Stralend stonden ze, met blozende baby op de arm, op de foto bij het artikel. Ook de omgeving deed een duit in het zakje met verhalen over kennissen van vrienden die na nog meer pogingen dan toch eindelijk met een kind naar huis waren gegaan. En toch hadden ze besloten te stoppen. Voordat ze (nog verder) uit elkaar gegroeid waren. Ook KID hadden ze definitief uit hun hoofd gezet. Mevrouw De Jong had zich gerealiseerd dat ze dan misschien met kind, maar mogelijk zonder haar man, verder moest.
Nu moeten ze deze onvervulde kinderwens plaatsen in hun leven. Ze moeten leren omgaan met de dagelijkse omstandigheden die hen confronteren met hun kinderloosheid, zoals verjaardagen van kinderen, vader- en moederdag, sinterklaasfeest en andere familiefeesten. Ze zullen elkaar opvangen en leren omgaan met dat sprankje hoop op een spontane zwangerschap.

10.5   Rouwproces bij blijvende infertiliteit

De gevoelens die kunnen ontstaan als blijkt dat de kinderloosheid definitief is, zijn te vergelijken met emoties rond een overlijden van een dierbaar persoon. Er zijn echter wel verschillen. Om te beginnen is er bij blijvende kinderloosheid het verlies van een droom, een ideaal en niet van iets tastbaars dat deel was van het dagelijkse leven. Er zijn geen rouwkaarten, er is geen begrafenis. De omgeving is er ook niet direct bij betrokken en dat maakt het verlies eenzaam. Het is een onzichtbaar verlies.

Tevens blijkt het een lang proces te zijn, omdat blijkt dat veel mensen hun blijvende kinderloosheid pas onder ogen kunnen of durven zien als het echt definitief is. Uit onderzoek (Verhaak 2003) blijkt dat paren ook na wat een laatste behandelingscyclus zou zijn, doorgaan met overwegingen betreffende mogelijke verdere behandelingen. Het lijkt of de definitieve erkenning van kinderloosheid pas komt op het moment van het passeren van de vruchtbare leeftijd.

Kübler-Ross beschrijft in haar boek *Lessen voor levenden* (1969) vijf emoties die, niet per se in deze volgorde, meestal doorgemaakt worden tijdens een periode van rouw:
- ontkenning;
- boosheid;
- onderhandelen;
- depressie;
- aanvaarding.

10.5.1   Fasen rouwproces

Het rouwproces met betrekking tot ongewenste kinderloosheid wordt beschreven door Van Eck (2004).

ONTKENNING

Men is geneigd in eerste instantie de situatie te ontkennen door een fout in de schoenen van de arts of analist te schuiven: deze uitslagen kunnen niet bij mij horen. Het betreft een ander. Deze ontkenningsfase wordt mede in stand gehouden door de media die overwegend succesverhalen publiceren, waardoor er een vertekend beeld ontstaat van het slagen van een fertiliteitsbevorderende behandeling. Tevens doet ook de omgeving er vaak nog een schepje bovenop. Iedereen kent wel een 'zusje van de buurvrouw' die na lang volhouden toch zwanger is geworden, of: 'dan doe je toch gewoon IVF'.

Ontkenning is eigenlijk een afweermechanisme. Het niet toelaten van gevoelens die een diagnose met zich mee kan brengen. Wat er niet is, hoeft ook niet gevoeld te worden. Men kan dit invullen door een afleiding te zoeken in een overvolle agenda, door drank of drugsgebruik maar ook door veel tv te kijken. Ook bagatelliseren komt veel voor: er zijn ergere dingen. Mijn probleem valt wel mee.

Daarnaast kan men zich intensief bezighouden met het verdriet van de ander. Ook het benadrukken van de nadelen van het hebben van kinderen, en de voordelen van het niet hebben van kinderen, kan men de kinderwens ontkennen. Op die manier ontkent men het verdriet.

BOOSHEID

De meeste mensen worden opgevoed met het idee dat goed gedrag beloond wordt. Het is een soort logisch gevolg: ik doe mijn best om een goed mens te zijn en verdien een beloning, ik verdien te krijgen wat ik zo graag wil.

Het leven blijkt echter fundamenteel oneerlijk. Men kan leven vanuit de veronderstelling dat alles maakbaar is zolang ze maar goed hun best doen en het leven zo te plannen zoals ze graag wensen. We willen nog geen kind, dus gebruiken anticonceptie. We willen wel een kind en stoppen dus met anticonceptie. Dan komt er een kind en dat is natuurlijk ook wel vaak zo.

Maar, ook ongewenste/ongeplande zwangerschappen komen voor. Mensen met een kinderwens kunnen daarom veel boosheid voelen over zoveel oneerlijkheid. Waarom krijgen zij die geen kinderen willen, ze wel, waarom wij die ze juist zo graag wensen, niet?

De moeilijkheid met boosheid is dat men niet weet op wie men boos is: het eigen lichaam, de partner, de arts, God, of andere zwangere vrouwen. Dat maakt het uiten van boosheid lastig.

Daarnaast is het zo dat de meeste mensen als kind geleerd hebben om boosheid te leren onderdrukken, waardoor men nu niet goed raad weet met deze emotie. Men kan dat bijvoorbeeld uiten door snel geïrriteerd te reageren. Toch is het belangrijk dat men uiting geeft aan deze gevoelens, zij het op het juiste moment en op de juiste manier. Het erkennen van deze emotie kan al opluchting geven.

Onderhandelen

Door middel van onderhandelen kan het gevoel ontstaan dat er nog iets aan te doen is. Men wil graag het waarom weten. Wat kan er nog gedaan worden, wie of wat heeft men nodig om dit te bereiken? Men wil er best iets tegenoverstellen. Als men zijn doel maar kan bereiken.

Men kan onderhandelen met de partner, de arts, of eventueel met God. Maar men kan ook met zichzelf onderhandelen. Wanneer iemand zich bijvoorbeeld realiseert dat hij te gespannen is, kan hij met zichzelf afspreken meer los te laten en te ontspannen. Dan komt het allemaal wel goed.

Depressie

In deze fase is er minder verzet tegen gevoelens van pijn, verdriet, eenzaamheid, zinloosheid en angst. Men is meer in staat om deze emoties te doorvoelen. Onze westerse cultuur is niet erg ingesteld op rouwen. Er zijn immers altijd ergere dingen. 'Kom op', wordt er gezegd, 'kijk eens naar wat je allemaal wel hebt.'

Toch is het belangrijk tijd en ruimte te nemen om dit rouwproces te doorlopen, ieder op zijn eigen manier en in zijn eigen tempo. Het is intussen bekend dat uitgestelde of ontkende rouw schadelijk kan zijn, zowel fysiek als emotioneel. Door het rouwen laat men oude zelfbeelden, levensinvullingen en -verwachtingen los. Om uiteindelijk te komen tot acceptatie.

Aanvaarding

Het aanvaarden of accepteren van de definitieve kinderloosheid is niet hetzelfde als niets meer voelen van boosheid, verlangen, verdriet en jaloezie. Men gaat er misschien van uit dat er op een dag het besef is dat 'het over is'. Er is onvervulde kinderwens, maar het verdriet is verwerkt. De angst is weg. De pijn is over. Echter, acceptatie is de realiteit onder ogen zien en de emoties die daarmee gepaard gaan er laten zijn en deze mogen voelen. Paren geven wel aan dat op den duur de intensiteit van de emoties afneemt en er meer rust en afstand ontstaat.

Casus

Hoewel het echtpaar De Jong in eerste instantie geen zin heeft om nog een keer naar het ziekenhuis te gaan voor een afsluitend gesprek, wordt besloten dit toch te doen. Na elke mislukte behandeling hadden ze met een verpleegkundige een afspraak gehad. Tijdens die gesprekken hadden ze de behandeling doorgenomen en gekeken wat er eventueel nog veranderd kon worden bij een vervolgbehandeling. De begeleiding van de verpleegkundigen hadden ze altijd als prettig ervaren. Omdat ze elkaar regelmatig hadden gezien tijdens de controles, was de drempel om hulp te vragen ook laag geweest. Nu was het einde verhaal en hadden ze een laatste gesprek met een arts.

10.6   Verpleegkundige interventies

Er zijn verschillende momenten voor, tijdens en na een behandeling waarin een verpleegkundige contact heeft met de patiënte en haar partner. Voor de behandeling is er een verpleegkundig spreekuur, waarbij geleerd wordt de medicatie klaar te maken en te injecteren. Daarnaast wordt er informatie gegeven over de behandeling, waaronder de praktische gang van zaken en de logistiek. Ook de emotionele belasting wordt besproken. Paren zijn doorgaans zeer gemotiveerd voor een fertiliteitsbehandeling, maar realiseren zich vooraf niet altijd de impact van een behandeling. Het is goed om daar even bij stil te staan en mensen hierop attent te maken.

In deze contacten kan de verpleegkundige eveneens aftasten hoe de patiënte en haar partner omgaan met hun fertiliteitsstoornis en -behandeling. Tevens is er de mogelijkheid om in te springen op een hulpvraag of om door te sturen naar het maatschappelijk werk verbonden aan de instelling, of hulpverlening buiten het ziekenhuis.

Ook worden mensen op de hoogte gebracht van het bestaan van patiëntenverenigingen. De meeste patiënten zijn echter al op de hoogte van deze verenigingen (mede dankzij internet).

Tijdens de behandeling is er regelmatig contact met een patiëntenpaar. In sommige instellingen doen de verpleegkundigen de echocontroles, in andere ziekenhuizen is dit voorbehouden aan fertiliteitsartsen. Tijdens een controle is er ook een moment om even te vragen hoe het met de patiënte gaat.

Dagelijks kan de patiënte tijdens het verpleegkundig spreekuur bellen met vragen over de behandeling. Ook als er behoefte is aan emotionele ondersteuning kan de patiënt bellen met de verpleegkundige.

In sommige instellingen krijgen de patiënten na het mislukken van een behandeling, een afspraak met een verpleegkundige. In andere ziekenhuizen is deze afspraak met een fertiliteitsarts. De verpleegkundige of arts evalueert met het paar hoe de behandeling is verlopen en of er een vervolgbehandeling zal plaatsvinden. Dit hangt uiteraard ook af van het paar dat natuurlijk de mogelijkheid heeft om af te zien van verdere behandelingen. Een vervolgbehandeling wordt doorgenomen en er wordt afgesproken wanneer men opnieuw met het hele traject start.

10.7   Tot slot

Zolang er medisch gezien nog mogelijkheden zijn, valt het niet mee om een punt achter de behandeling(en) te zetten. Men wil graag het gevoel hebben er alles aan gedaan te hebben, zodat er achteraf geen spijt ontstaat door onbenutte kansen. Meestal is men pas in staat te stoppen met de behandelingen als er medisch gezien geen mogelijkheden meer zijn, zoals bij het passeren van de vruchtbare leeftijd. Pas dan kan men beginnen met het verwerkingsproces, dat te vergelijken is met een rouwproces en zal leiden tot het accepteren en aanvaarden van een leven zonder (genetisch eigen) kinderen.

Kinderloosheid duurt een leven lang. Steeds weer zal men geconfronteerd worden met ongewenste kinderloosheid. Geen vader en moeder worden betekent immers ook geen opa en oma worden.

Vaak wordt het proces van verwerken van ongewild kinderloos zijn niet onderkend. Het is een onzichtbaar verlies.

Literatuur

Balen F van, Een leven zonder kinderen. Ongewilde kinderloosheid: beleving, stress en aanpassing. Assen: Dekker & van de Vegt 1991.

Eck O van. Ongewenste kinderloosheid. Een onzichtbaar verlies. Groningen: De Zaak 1997.

Eck O van. Een onvervulde kinderwens. Omgaan met vruchtbaarheidsproblemen. Amsterdam/Antwerpen: Archipel 2004.

Kübler-Ross E. Lessen voor levenden. Ambo, Baarn 1969.

Verhaak C. Emotional impact of unsuccessful fertility treatment in women. Proefschrift. Nijmegen 2003.

WEBSITE
Freya, Patiëntenvereniging voor vruchtbaarheidsproblematiek: www.freya.nl.

11 Seksuele aspecten bij fertiliteitsproblemen

W. Gianotten en A. Schade

11.1 Inleiding

Seksualiteit en vruchtbaarheid beïnvloeden elkaar (Gianotten e.a. 2004). Enerzijds zijn er seksuele problemen die de vruchtbaarheid verstoren. Zo wordt de kans op zwangerschap erg klein als er door vaginisme geen gemeenschap plaatsvindt. Aan de andere kant kan ook ongewenste kinderloosheid de oorzaak zijn van seksuele problemen. Allereerst omdat bij een kinderwens het niet-zwanger worden een flinke deuk kan geven in het zelfvertrouwen als man of als vrouw, en enkel dát kan de seksuele zin al behoorlijk verminderen. Vervolgens kunnen allerlei medische bemoeienissen en handelingen het spontane en het intieme van seks benadelen, zodat het seksuele plezier geleidelijk verdwijnt en de seks minder opwindend (lees: minder goed) wordt. Ook dat heeft weer gevolgen omdat minder opwinding bij de man en bij de vrouw de kans op zwangerschap nog weer kleiner maakt. Aan de andere kant is seks voor veel mensen belangrijk voor de intimiteit en om hun relatie goed te houden.[1] Daarnaast is het een manier om de tegenslagen en teleurstellingen van het leven aan te kunnen, waaronder dus ook ongewenste kinderloosheid.

De verpleegkundige wordt niet alleen binnen de fertiliteitskliniek, maar ook op andere afdelingen regelmatig geconfronteerd met aspecten van de ingewikkelde relatie tussen seksualiteit en infertiliteit. Daarom krijgt dit thema hier ruim aandacht.

In dit hoofdstuk zal eerst aandacht worden besteed aan de seksuele problemen als oorzaak van het niet-zwanger worden; hierna komen seksuele problemen als gevolg van het niet-zwanger worden aan bod. Vervolgens komt aan bod: 'goede seks', waarmee wordt bedoeld: 'seks om zwanger te worden'. Daarna komt het onderwerp 'goede seks' nog een keer, maar nu ligt het accent juist op de andere functies van seks, die niet zozeer met conceptie te maken hebben. Het hoofdstuk wordt afgesloten met enige probleemsituaties rond seksualiteit, die zich juist tijdens de fertiliteitsbehandeling kunnen voordoen.

11.2 Seksuele problemen als oorzaak van niet-zwanger worden

Bij ongeveer één op de 20-25 paren is een seksueel probleem de oorzaak van het niet-zwanger worden. Bij de vrouw gaat het dan vooral om vaginisme, bij de man om een erectieprobleem of een ejaculatieprobleem.

---

[1] Hoewel seksualiteit wat netter klinkt, wordt hier vaak ook het woord seks gebruikt. Dat is waar het op een gegeven moment in bed immers om gaat.

11.2.1   Vaginisme

Vaginistisch reageren is een reactie waarbij de bekkenbodemspieren rond de ingang van de vagina onwillekeurig contraheren. Deze reactie kan bij elke vrouw optreden. Zo kan bijvoorbeeld het inbrengen van een speculum pijn veroorzaken door onvoldoende ontspanning van de bekkenbodemspieren. Het bewust goed ontspannen van de bekkenbodemspieren is niet gemakkelijk, maar wel aan te leren. Met vaginisme wordt de situatie bedoeld, waarbij het niet mogelijk is om de bekkenbodem te ontspannen in een seksuele situatie, waardoor gemeenschap dus onmogelijk is. Bij deze vrouwen is het inbrengen van een tampon vaak ook niet mogelijk.

Vaginisme is de meest voorkomende seksuele oorzaak bij de vrouw voor niet-zwanger worden. Omdat de penis daarbij buiten de vagina blijft, kan het zaad onvoldoende diep in de vagina terechtkomen voor bevruchting. Veel van de paren hebben goed met het vaginisme leren leven. Vaak vrijen zij met plezier en daarbij hebben vaak beiden een orgasme, maar er is geen coïtus. Vaak ontstaat voor hen pas een echt probleem als ze kinderen willen.

Behandeling

De behandeling van de kinderwens (*zonder het vaginisme te behandelen*) is doorgaans tamelijk simpel. Het merendeel van de vrouwen met vaginisme is namelijk in staat om met een klein spuitje (of zelfs met een vinger) het zaad in de vagina te brengen. Dit heet zelfinseminatie (*bedside insemination*).[2] De kans om op deze manier zwanger te worden is ongeveer even groot als met gemeenschap. De zwangerschap verloopt normaal en het kind kan op de normale wijze geboren worden. Overigens is ook na de bevalling het vaginisme nog steeds aanwezig.

Er kan ook gekozen worden voor behandeling van het vaginisme zelf, zodat het stel kan proberen om door gemeenschap zwanger te raken. De behandeling bestaat doorgaans uit een combinatie van gesprekken bij een seksuoloog en begeleiding door een bekkenfysiotherapeut met als belangrijke thema's het vertrouwd raken met de eigen vulva en het goed leren ontspannen van de bekkenbodemspieren. De vrouw leert om geleidelijk te wennen aan het binnenbrengen van iets met steeds grotere omvang: vingers, pelotes (of 'pelottes'), vibrator en uiteindelijk eventueel de penis. Het gaat hier niet om het 'oprekken' van de vagina of van de bekkenbodemspieren. Het doel van de behandeling is om de bekkenbodemspieren naar wens te kunnen ontspannen tijdens seks of gemeenschap en eventueel tijdens gynaecologisch onderzoek of tampongebruik (Weijmar Schultz e.a. 2001).

11.2.2   Erectieprobleem

Geen erectie krijgen of houden kan bijvoorbeeld het gevolg zijn van een verstoorde circulatie of innervatie, of een bijwerking van medicatie, maar kan ook het gevolg zijn van psychologische processen. Bij dat laatste gaat het onder andere om de gevolgen van geen zin hebben en vooral faalangst. Dergelijke seksuele problemen kunnen altijd al aanwezig zijn geweest, maar ze kunnen ook juist het gevolg zijn van het fertiliteitsprobleem. De teleurstelling over het niet-zwanger worden kan zorgen dat de zin in vrijen verdwijnt en vervolgens ook de seksuele

---

[2] Bedside insemination. Hierbij komt de man klaar en daarbij vangt hij het zaad op in een bakje (zonder zeepresten en op lichaamstemperatuur). Met een 1cc- of 2cc-spuitje (zonder naald) wordt het zaad vervolgens opgezogen en in de vagina ingebracht.

opwinding en de erectie. Faalangst treedt vooral op als het erop aankomt. De spanning door het besef dat een zaadlozing nodig is juist op *dat moment* tijdens de ovulatieperiode, de fertiliteitsbehandeling of voor onderzoek, is voor sommige mannen te belastend en kan leiden tot erectieverlies en anejaculatie.

BEHANDELING

De behandeling van de kinderwens (*zonder het erectieprobleem te behandelen*) is in eerste instantie praktisch. Een erectie is niet noodzakelijk voor een zaadlozing. Bij sommige erectieproblemen kan de man toch gewoon klaarkomen. Dat geldt bijvoorbeeld voor de man die zijn erectie pas verliest als hij binnen wil komen. In dat geval kan met bedside insemination het zaad in de vagina worden ingebracht. Eventueel kan ter ondersteuning van de erectie medicatie worden gebruikt. Het gemakkelijkst is dat met de orale middelen uit de groep van de fosfodiësteraseseremmers (Viagra®, Levitra®, Cialis®). Bij een deel van de mannen maakt zo'n erectiepil ook de zaadlozing wat gemakkelijker omdat ze minder snel hun opwinding verliezen.

Bij de behandeling van het erectieprobleem, waardoor het stel kan proberen om door gemeenschap zwanger te raken, hangt de aanpak erg af van de oorzaak. Voor de meeste oorzaken heeft de huisarts, uroloog of seksuoloog wel oplossingen (Van Lankveld e.a. 2001). Dat gaat meestal in de vorm van sekstherapie, eventueel ondersteund met vacuümtherapie, intracaverneuze injecties, orale medicatie, enzovoort.

11.2.3   *Orgasmeproblemen*

Orgasmeproblemen (anorgasmie of anejaculatie) kunnen het gevolg zijn van nervositeit door de druk van de behandeling. De Engelsen noemen dat zo mooi het 'This is the night syndrome'. Er zijn ook mannen bij wie het niet met de druk van het moment te maken heeft. Sommige mannen zijn zo vertrouwd geraakt met klaarkomen door masturberen dat hen dat niet lukt bij gemeenschap. Ook dan is de oplossing simpel. Met bedside insemination kan, net als bij vaginisme, het zaad worden opgevangen en met een spuitje ingebracht.

Veel lastiger te behandelen is de kleine groep mannen die moeilijk tot helemaal niet kan klaarkomen. Dat probleem treedt nogal eens op bij mannen die erg geremd zijn grootgebracht en die weinig opwinding durven toelaten. Veel van deze mannen hebben nog nooit gemasturbeerd, waardoor zij geen ervaring hebben kunnen opdoen met leren wat voor hen opwindend is en met het opbouwen van opwinding. Het moeten produceren van zaad in een fertiliteitstraject wordt dan erg lastig.

BEHANDELING

Helemaal niet kunnen klaarkomen is een lastig op te lossen probleem, dat het beste kan worden behandeld door een seksuoloog, uroloog of androloog. Geprobeerd wordt om de geremdheid te laten verminderen en geleidelijk meer opwinding toe te laten. Ter ondersteuning worden soms medicijnen gebruikt (vooral dopaminerge of antiserotonerge stoffen zoals amantadine en cyproheptadine) en soms wordt ook een vibrator geadviseerd. Naast de gewone vibrators uit de sekswinkel of de webwinkels zijn er ook extra sterke vibrators voor gebruik in de fertiliteitskliniek.[3] Zo is er voor mannen met een dwarslaesie de FertiCare®. Deze vibrator is erg duur, maar wordt bij de dwarslaesiepatiënt vergoed door de verzekering. Deze vibrator wordt ook wel gebruikt bij mannen met psychogene anorgasmie.

11.2.4   Retrograde ejaculatie

Een bijzonder orgasmeprobleem is de retrograde ejaculatie (Gianotten e.a. 2005). Bij de eerste fase van het klaarkomen arriveert het zaad in de prostaat. Dan wordt de weg naar de blaas afgesloten met een kringspiertje en vervolgens wordt het zaad ritmisch naar buiten geperst. Als dat kringspiertje de blaashals niet afsluit is de druk naar de blaas minder groot als de druk via de lange mannelijke urethra naar buiten. Het zaad verdwijnt dan in de blaas. Dat heet retrograde ejaculatie (ofwel droog klaarkomen). De man heeft daarbij doorgaans de normale sensatie van het orgasme maar er komt geen ejaculaat naar buiten. Het zaad is dan bij de volgende mictie te zien als vlokken in de urine. Retrograde ejaculatie ontstaat meestal ofwel door beschadiging van de zenuwbaantjes die dat kringspiertje moeten besturen (bijvoorbeeld bij diabetes of na retroperitoneale lymfeklierverwijdering bij testiscarcinoom) ofwel als bijwerking van medicatie zoals antidepressiva en antipsychotica.

BEHANDELING
Soms lukt het om de behandeling van retrograde ejaculatie medicamenteus op te lossen met imipramine (Tofranil®).
Bij een kinderwens is de behandeling als volgt. Als medicamenten niet helpen wordt, na het spoelen van de blaas met een blaaskatheter, het zaad uit de blaas teruggewonnen door meteen na het klaarkomen uit te plassen. Dit vindt meestal plaats met hulp van de uroloog of androloog. Vervolgens kan het zaad worden bewerkt in het laboratorium en voor de fertiliteitsbehandeling worden gebruikt (zie paragraaf 6.6.9).

11.2.5   Ambivalentie

Overigens is een seksueel probleem soms een manier om indirect te zeggen dat een zwangerschap eigenlijk niet gewenst is (of nog niet gewenst). Dat kan bijvoorbeeld spelen bij de man of vrouw die zich zorgen maakt of de relatie wel stand zal houden. Of bij de man of vrouw die zich zorgen maakt over het al dan niet goede ouderschap van zichzelf of de partner. Ambivalentie treedt soms ook op bij de man die al kinderen heeft uit een vorige relatie en die eigenlijk geen 'nee!' durft te zeggen tegen zijn nieuwe vrouw die wél een kinderwens heeft. Een beperkte mate van ambivalente (tegenstrijdige) gevoelens is niet ongewoon. Echter, bij sterke ambivalentie kan seks (in de periode van ovulatie) vermeden worden of kunnen er seksuele problemen ontstaan in de vorm van geen erectie krijgen of anejaculatie.

[3] Vibrators en andere hulpmiddelen om de opwinding te vergroten of om klaar te komen kunnen gekocht worden in een seksshop, maar ook via internet. Bijvoorbeeld bij www.mailfemale.nl; www.shespot.nl; www.condoom.nl; www.pabo.nl.

11.3 Seksuele problemen als gevolg van niet-zwanger worden

Bij veel paren wordt het vrijen 'beter' op het moment als zij het besluit hebben genomen om zwanger te worden. Dat wil zeggen frequenter, spannender, opwindender en met meer plezier. Als dan na enige tijd nog geen zwangerschap is opgetreden, bestaat er een reële kans dat de kwaliteit van het seksuele functioneren fors achteruitgaat. Veel mensen blijken seks dan te concentreren rond de periode van de eisprong. Ze hebben op een bepaalde tijd seks 'omdat het dan moet!'. 'Moeten' is echter niet zo goed voor seks (we noemen het niet voor niets 'vrij-en'). Een deel van de mannen gaat nu ook 'sparen'. Ze stellen hun zaadlozing uit tot de ovulatieperiode (in de veronderstelling dat daardoor het zaad beter wordt), en dat vermindert de seksuele spontaniteit. Mensen raken teleurgesteld en gaan twijfelen over hun vruchtbaarheid. Daarmee verliezen zij iets van hun eigenwaarde of zelfrespect als man of vrouw. Die gedachte geen 'echte man' of geen 'echte vrouw' meer te zijn doet de zin in seks gemakkelijk verdwijnen. Vooral bij mannen kan dat een flinke deuk in hun seksuele zelfvertrouwen geven. Vruchtbaarheid, potentie en mannelijkheid blijken voor veel mannen sterk bij elkaar te horen. Bij vrouwen speelt vaker de angst niet meer aantrekkelijk te zijn voor hun partner.

Als de zwangerschap uitblijft gaan de mensen naar hun huisarts en worden vervolgens doorverwezen naar de gynaecoloog of fertiliteitskliniek. Dan kan het seksuele functioneren helemaal verstoord raken. Het *spontane* van het vrijen verdwijnt, omdat het tijdstip van gemeenschap en klaarkomen nu bepaald wordt door de arts of door het onderzoeksprotocol.
Ook het *intieme* van het vrijen kan verdwijnen. Voor de meeste vrouwen is hun genitale gebied privé en daar zit nu ineens regelmatig een arts naar te kijken en in te frunniken. Het is ook storend als men de details van het eigen seksuele gedrag moet prijsgeven aan die arts. Ook voor de man verdwijnt het vrijblijvende en spontane van het vrijen, omdat van hem nu verwacht wordt dat hij op vastgestelde tijden zal 'presteren'.
Regelmatig komt ook de relatie onder druk te staan. Onder andere door het groeiende ongenoegen van de vrouw die al die vervelende ingrepen moet ondergaan. Vaak zelfs als de oorzaak van de subfertiliteit bij de man ligt. Mannen en vrouwen kunnen in toenemende mate botsen door de spanning en de teleurstelling, maar ook omdat zij zo verschillend reageren. Vrouwen neigen ertoe negatieve gedachten over het niet-zwanger worden te herhalen en daar kunnen ze zich nogal depressief van voelen. Mannen daarentegen neigen ertoe om 'negatieve gevoelens' weg te stoppen. De vrouw is dan verbaasd en teleurgesteld dat haar man niet méér betrokken is bij hun gezamenlijke probleem. Terwijl de man zich ergert omdat zijn vrouw zich zó laat meevoeren in depressieve buien zodra haar menstruatie weer doorkomt. Dat zijn allemaal redenen om minder zin te hebben in elkaar en dus ook minder zin in seks.
Minder vrijen en minder gemeenschap betekent nóg minder kans op een zwangerschap. Want voor de meeste mensen geldt nog steeds dat gewoon gemeenschap de grootste kans geeft op zwangerschap (en dat geeft bovendien de minste complicaties!).

11.4   'Goede seks' om zwanger te worden

Bij ongeveer 15% van de ongewenst kinderloze paren is conceptie absoluut niet mogelijk zonder medische interventies. Voor die 15% van de paren maakt het, vanuit het oogpunt van conceptie, niet uit óf ze seks hebben en hoe vaak dat gebeurt. Bij de resterende 85% van de ongewenst kinderloze paren wordt de conceptiekans echter wel degelijk beïnvloed door de kwaliteit en kwantiteit van het seksuele functioneren. In dit gedeelte worden die verschillende aspecten van 'goede seks voor conceptie' bekeken (Gianotten e.a. 2005).

11.4.1   Frequentie van de gemeenschap

Vaker coïteren vergroot de kans op conceptie aanzienlijk. Bij *circa vier keer* per week wordt de kans *vier- tot vijfmaal* groter dan bij minder dan één keer per week. Bij een regelmatige cyclus is *twee tot drie keer* per week gemeenschap waarschijnlijk goed.

11.4.2   Frequentie van het klaarkomen

Bij normaal zaad is té vaak klaarkomen niet goed. Aan de andere kant is ook 'sparen' (dus lange tijd niet klaarkomen) ook niet goed, omdat daarmee de kwaliteit van het zaad achteruitgaat. Waarschijnlijk ligt de optimale frequentie rond *eenmaal per één à twee* dagen. Bij mannen met oligo- en/of asthenozoöspermie wordt de kwaliteit van het zaad daarentegen waarschijnlijk beter bij frequenter klaarkomen.

11.4.3   De timing

Vooral de timing van gemeenschap is belangrijk. De beste tijd voor coïtus ligt waarschijnlijk twee dagen vóór de ovulatie. Het uiterlijk van het cervixslijm is de meest betrouwbare maat voor het goede moment. Dat slijm verandert in de loop van de cyclus en wordt vóór de ovulatie doorzichtig (als ongekookt eiwit) en glibberig. Een andere betrouwbare (maar veel duurdere) methode is gebruikmaken van een ovulatietest.

11.4.4   De mate van opwinding van de man

Een hogere mate van opwinding gaat waarschijnlijk gepaard met een betere kwaliteit van het sperma. Goede opwinding wordt bij de meeste mannen gemakkelijk opgebouwd met visuele stimulatie. Daar hoort bijvoorbeeld bij: vrijen met het licht aan en vooral het zien van bewegende beelden, dus een erotische video of seksfilm. Ook de opwinding van de vrouw is voor de meeste mannen een sterk afrodisiacum (seksueel pepmiddel). Het opbouwen van de opwinding over iets langere tijd (dus niet meteen klaarkomen) verbetert de kwaliteit van het sperma eveneens.

Vooral als de druk om sperma 'te produceren' groot is, kan faalangst optreden waardoor de man geen goede erectie kan houden. Als dat ook met andere adviezen niet lukt, kan eventueel gebruik worden gemaakt van een van de erectiemiddelen (Viagra®, Cialis® of Levitra®). Bovenstaande adviezen gelden ook als het klaarkomen moeilijk gaat omdat de man in een kamertje in het ziekenhuis moet masturberen (ofwel 'produceren'). Dat is voor veel mannen toch al lastig. Als dan in het 'productiekamertje' te weinig privacy is en ook geen seks-dvd, seksboekjes, of vibrator, dan zal de kans dat 'het niet lukt' veel groter zijn. Goede faciliteiten bevorderen zijn opwinding en ontspanning en beïnvloeden waarschijnlijk dus ook de kwaliteit van het sperma positief.

11.4.5 De mate van opwinding van de vrouw

Naarmate haar opwinding toeneemt, maakt de vrouw meer vaginaal vocht aan. Dat 'nat worden' is goed voor de pH en de pO_2 en daarmee voor de overlevingskansen van het zaad. Bovendien glijdt de penis dan beter, zodat gemeenschap geen pijn doet. Op die manier wordt voorkomen dat een glijmiddel moet worden gebruikt. Dat is belangrijk omdat bijna alle glijmiddelen (inclusief speeksel!) een zaaddodende werking hebben.
Er is nog een ander argument voor goede opwinding, prettige seks en een orgasme, omdat daarmee de kans op herhaling van het vrijen en dus ook de kans op conceptie toenemen.

11.4.6 Orgasme van de vrouw

Of het orgasme bijdraagt aan de conceptie is nog niet helemaal duidelijk. Meteen na de ejaculatie coaguleert (ofwel: stolt) het sperma om na een tiental minuten te decoaguleren (ofwel: vervloeien). Daarna komen de zaadcellen terecht in het cervicale slijm en in de cervicale cryptes waar ze ongeveer vijf uren nodig hebben om te rijpen ('capaciteren'). Alleen gecapaciteerde zaadcellen kunnen de eicel bevruchten. Bij het orgasme komt oxytocine vrij en dat bevordert de contracties van de baarmoederwand waardoor de zaadcellen ook passief naar de tubahoek aan de kant van de ovulatie worden voortbewogen. Voor de conceptie heeft het orgasme waarschijnlijk dus pas zin als er gecapaciteerde zaadcellen zijn. Misschien ligt daar het voordeel van frequent coïtus met orgasme, omdat daardoor meer gerijpte zaadcellen van de vorige vrijage bij de eicel arriveren.

Het lijkt er dus op dat goede seks wel degelijk de conceptiekans kan bevorderen bij de mensen bij wie conceptie nog mogelijk is. Er zit ook een nadeel aan die wetenschap, want dat kan de druk om te vrijen nog weer groter maken. Het is niet gemakkelijk om op vaste tijden te vrijen en het dan ook nog 'op commando' leuk te hebben. Plezier kan immers niet afgedwongen worden. Bij seksuele problemen door te veel prestatiedrang laat de seksuoloog nogal eens stilstaan bij de betekenis van de woorden *vrij-en* en *ont-moet-en*.
In dat dilemma van vrij zijn en toch presteren lijkt het verstandig om seksualiteit en conceptie gescheiden te houden. De seksuoloog adviseert dan om weer seksuele activiteiten te ondernemen die niets met zwanger worden te maken hebben. Een belangrijk ingrediënt daarvoor is (het bevorderen van) de mogelijkheid om

het vrijen plezierig te laten verlopen. Als mensen daar op eigen kracht niet uitkomen, kan verwijzing naar een seksuoloog verstandig zijn.

Goede raad

'Zorg ervoor dat je niet gestoord kunt worden. Zet je gsm uit en trek de stekker van de bel en de telefoon eruit. Zorg voor ruimte en tijd om in de stemming te komen. Vrouwen zijn doorgaans gevoelig voor aandacht, romantiek, intimiteit en contact met elkaar. Mannen zijn doorgaans gevoelig voor variatie en voor visuele dingen zoals bloot-zijn en lingerie. En doorgaans zijn beiden gevoelig voor sfeer. Zo is een koude ongezellige slaapkamer, met de strijkplank nog uitgeklapt, niet erg erotisch.

Neem samen de verantwoordelijkheid om het seksuele aspect van jullie relatie goed te houden of nieuw leven in te blazen. Praat niet veel over wat niet goed gaat, maar vooral over wat jou zou helpen om weer meer aan het vrijen te gaan. Voor velen helpen herinneringen aan hoe opwindend het 'toen en toen' was, maar ook een romantisch boek of romantische film, en misschien de wat meer gepeperde scènes op de televisie of een dvd.'

11.5 'Goede seks' heeft ook andere functies

Voor een kleine groep mensen staat seksualiteit alleen maar in dienst van het zwanger worden. Zij willen (of kunnen) zich daar verder niet mee bezighouden. Echter, voor het merendeel van de mensen heeft bevredigende, ontspannen seks ook andere functies.

Seks is bijvoorbeeld een belangrijk *bindmiddel* tussen man en vrouw. Mannen en vrouwen verschillen nogal van elkaar. Bij veel vrouwen is seks een (min of meer onbewust) motief om een relatie te krijgen en te houden. En bij veel mannen is een relatie beginnen een (min of meer onbewust) motief om seks te kunnen krijgen. Dat is niet beter of slechter, maar gewoon anders. Er zijn veel meer terreinen waar het gedrag van man en vrouw nogal uiteenloopt. Zo valt bij een onvervulde kinderwens op hoe verschillend zij daarmee omgaan. Vaak begrijpen ze beiden niet waarom de ander zo anders reageert. In de meeste relaties blijken man en vrouw ook wat betreft vakantiebesteding, werk, uitgaan, televisie en vriendschappen weinig op elkaar te lijken. Die verschillen zijn soms teleurstellend of verwarrend, en vaak is seks dan een goede manier om die hobbels in de relatie glad te strijken.

Seks is ook een manier om te *troosten*. Ongewenst kinderloos blijven is een verdrietige zaak. Met bijvoorbeeld pijnlijk onderzoek en vervelende reacties van arts, familie of collega's. Dat geldt zeker als men hoort dat zwangerschap definitief onmogelijk is. Dergelijke momenten vragen om troost en daarbij kan seks goed helpen. Het zal duidelijk zijn dat de seks op zo'n moment anders verloopt dan tijdens een vrolijke vakantie.

Seks is bovendien belangrijk voor plezier. Ook dát is in de mens ingebouwd en hoort bij het leven. Er is niks mis met genieten om het genieten. Seks is trouwens gezonder dan de meeste andere genotmiddelen. Het ontspant en je slaapt er doorgaans goed van.

Seks is daarnaast belangrijk voor *intimiteit* in de relatie. Als bij vruchtbaarheids-onderzoek en behandeling je lichaam zo 'te grabbel ligt' voor het ziekenhuis, is het belangrijk om te investeren in herstel van de intimiteit.

Dat investeren is een vorm van 'onderhoud van de seksuele relatie'. Ook naar de toekomst toe is dat zinvol. Enerzijds voor diegenen die uiteindelijk een kind krijgen. Zij moeten zich misschien realiseren dat daarna de seks een aantal jaren minder soepel zal verlopen door een heel ander levenspatroon met verstoorde nachtrust, vermoeidheid, kinderziektes, zorgen, en misschien wel seksuele pro-blemen. Goede seks vóórdat het zover is (dus een stevige seksuele basis) kan helpen om samen die fase van kleine kinderen goed door te komen.

Die noodzaak van investeren in 'goed onderhoud' geldt misschien nog wel ster-ker voor diegenen die uiteindelijk geen kind zullen krijgen. Dat kan een zware dobber worden voor de relatie, onder andere omdat man en vrouw ook op díe boodschap vaak heel verschillend reageren. Een goede seksuele basis vergroot de kans om samen verder te kunnen gaan. Naast alle nadelen hebben de stellen zonder kinderen in ieder geval beduidend veel meer tijd en energie voor seksu-aliteit als middel tot troost, om hun intimiteit te versterken en om er hun leven mee te verrijken.

11.6 Probleemsituaties en paniek bij fertiliteitsbehandelingen

Naast de seksuele disfuncties die de conceptiekans verminderen, zijn er situaties waarbij de seksuele disfunctie ook nog invloed heeft op gecompliceerde fertili-teitsbehandelingen (Gianotten 2005). Voorbeelden zijn bij de vrouw vaginisme, waardoor geen vaginale echografieën kunnen worden gemaakt en iedere vorm van vaginale interventie onmogelijk is. Bij de man geldt dit voor anejaculatie, waardoor geen sperma beschikbaar komt voor diagnostiek of behandelingen als IVF of IUI. Hieronder kan ook vallen: de plotselinge heftige paniek tijdens de behandeling bij de vrouw die in het verleden seksueel getraumatiseerd is en bij wie sprake is van een posttraumatische stressstoornis (PTSS).

11.6.1 *Erectie- en ejaculatieproblemen*

Tijdens een fertiliteitsbehandeling kunnen erectieproblemen ontstaan als de druk om te presteren te groot wordt. Dat treedt met name op als op een bepaald moment sperma moet worden geleverd. Samen met de erectie verdwijnt meestal ook de opwinding, waardoor de kans op een ejaculatie sterk afneemt. In die situaties kunnen orale erectiemiddelen (zoals Viagra®, Cialis® of Levitra®) goed van pas komen. Na inname van zo'n middel duurt het ongeveer een half uur voordat seksuele stimulatie (weer) goed vertaald wordt in een erectie. Zo'n erec-tiepil neemt vaak de stress weg van het niet kunnen krijgen of vasthouden van de erectie en kan daardoor het klaarkomen vergemakkelijken.

Vooral het niet kunnen klaarkomen door de superstress van het moment is lastig voor alle partijen (man, vrouw en hulpverlening). Verhelpen van die faalangst zit enerzijds in verminderen van de spanning en anderzijds in vermeerderen van de stimulatie. Spanning verminderen kan bijvoorbeeld door duidelijk te maken dat er nog andere oplossingen zijn. Zo lost het probleem zich soms op als er geen tijdsdruk is of als de man weet dat er een back-up is in de vorm van cryosperma. Meer stimuleren werkt vooral met visuele stimulatie (seksboekje of een seksfilm) en een sterke vibrator, maar ook een erectiepil kan hier helpen. Voor sommige mannen gaat het klaarkomen beter als hun partner erbij kan zijn. Voor andere als ze hun eigen favoriete dvd of seksboekje kunnen gebruiken.

Met name het onpersoonlijke masturberen ofwel 'produceren' in een kamertje in het ziekenhuis is weinig opwindend. Voor een deel van de mannen kost het klaarkomen dan ook veel moeite, vooral als er in dat 'productiekamertje' weinig privacy is en geen seksfilm, seksboekjes of vibrator beschikbaar. Goede faciliteiten bevorderen de opwinding en ontspanning en beïnvloeden daarmee waarschijnlijk ook de kwaliteit van het sperma positief.

11.6.2   Vaginisme

De meeste paren met vaginisme kunnen het probleem van kinderwens oplossen door sperma op te vangen en zelf in te brengen. Daar is geen medische hulp bij nodig.

Als echter in het kader van onderzoek of behandeling een vaginale echo of speculumonderzoek nodig is, wordt het vaginisme een groot obstakel. Daarom wordt in die situatie doorgaans eerst geprobeerd om het vaginisme te verhelpen door de cliënt te verwijzen naar een seksuoloog.

Als de werkvloer in een later stadium toch te maken krijgt met vaginisme, is de vraag wat er dan nog gedaan kan worden. Algehele narcose lijkt een logische oplossing, maar is voor de meeste vrouwen met vaginisme erg bedreigend. De klinische ervaring leert dat de angst daarmee toeneemt en het probleem nog moeilijker te behandelen wordt. Datzelfde geldt voor anxiolytica (bijvoorbeeld oxazepam) en spierontspanners (bijvoorbeeld diazepam). Controle hebben over de situatie en het eigen lichaam is erg belangrijk voor de vrouw met vaginisme. Daarom helpen 'zelf-doen'-technieken bij een deel van de vrouwen. De vrouw leert dan bijvoorbeeld om zelf het speculum of de echoprobe in te brengen, of ze leert zelfontspanning of zelfhypnose toe te passen om zo de situatie aan te kunnen. Dergelijke patiënten worden het beste geholpen als zij steeds met hetzelfde team te maken krijgen (liefst met erg geduldige professionals).

11.6.3   De gevolgen van seksueel trauma en PTSS

Een deel van de patiënten heeft een seksueel trauma meegemaakt en bij een deel is dat niet, nog niet of nog onvoldoende verwerkt. Door herinneringen aan het seksueel misbruik kunnen de vaginale interventies van fertiliteitsonderzoek en behandeling als zeer bedreigend worden ervaren. De combinatie van (weer) ontkleed zijn, achteroverliggen terwijl iemand tussen haar benen staat (vooral als dat een man is), de stress van het moment ('zal ik zwanger worden?', 'zal het geen pijn doen?'), en dingen die in haar vagina worden gestoken en pijn doen, kunnen plotseling de weerstand van de vrouw breken en levendige flashbacks en herinneringen bovenbrengen. Soms leidt dat tot regelrechte panieksituaties met bijvoorbeeld een schreeuwende vrouw, een boze partner en een verward team.

Helaas zijn er geen instant oplossingen zoals algemene narcose of angstdempende medicatie. Die leiden alleen maar tot meer gevoel van controleverlies. Het is dan ook zaak om dergelijke situaties zo veel mogelijk te voorkomen (een goede intake is dus erg belangrijk). Gelukkig kunnen de meeste vrouwen wel leren om de stress van de procedures te hanteren.

- Voor mensen met een seksueel trauma (seksueel misbruikervaring) is het erg belangrijk om controle te houden. De vrouw moet daarom tevoren precies weten wat er gaat gebeuren en ze moet weten dat ze op ieder moment het proces kan stoppen. Het behandelteam zal daar dus mee moeten leren omgaan.
- Die volledige controle door de patiënte is echter niet op alle momenten van het proces mogelijk. Zij dient dan ook te leren om op die momenten toch haar angstige emoties aan te kunnen. Vooral dan is het ook verstandig om gebruik te maken van wat de partner aan emotionele steun kan verlenen.
- Als de patiënte tijdens een procedure echt in paniek raakt, weet de partner vaak wel wat de beste strategie is om haar weer 'terug te brengen'.
- Sommige vrouwen kunnen het proces goed doorstaan als zij gedurende het gehele proces worden begeleid door een psychotherapeute.
- Bij patiënten met PTSS is het belangrijk dat het team steeds dezelfde samenstelling heeft.
- Net als bij vaginisme kunnen 'zelf-doen'-technieken worden gebruikt, zoals zelf het vaginale instrumentarium inbrengen, zelfrelaxatie en zelfhypnose.
- Bij de behandeling van PTSS wordt soms angstdempende medicatie gebruikt om te zorgen voor voldoende rust, zodat de patiënte het verwerkingsproces kan doorlopen. Toch is het bij fertiliteitsproblemen doorgaans niet verstandig om naar anxiolytica te grijpen. Vaak wordt daarmee het gevoel van 'geen controle te hebben' versterkt. Een deel van de vrouwen met PTSS heeft in het verleden al geleerd hoe ze de eigen spanningsboog kunnen regelen met een snelwerkend kalmeringsmiddel. Die ervaring kan dan in de fertiliteitsbehandeling ingebouwd worden.

11.7 Seksualiteit als onderdeel van het verpleegkundig zorgproces

Tijdens het intake- of anamnesegesprek wordt de cliënt geïnformeerd over de procedure van de onderzoeken en de fertiliteitsbehandeling. Hierin dient, naast het doel de behandeling zo vlekkeloos mogelijk te laten verlopen, aandacht te zijn voor datgene wat voor de medewerker in een fertiliteitskliniek zo alledaags en dus zo gewoon is, maar bijzonder ongewoon voor de vrouw en de man. Op commando moeten vrijen, inwendige onderzoeken, vaginale echo's en het moeten produceren en inleveren van sperma zijn eigenlijk allemaal rare situaties.

Probeer bij elk onderdeel van de onderzoeken en behandeling stil te staan en uitleg te geven, probeer ruimte te geven aan de cliënte en haar partner om hierop te reageren. Uit onderzoek blijkt dat mensen niet snel geneigd zijn om zelf over seksualiteit te beginnen, en vaak zijn ze erg opgelucht als de zorgverlener dit onderwerp bespreekbaar maakt. Vraag actief of de cliënten moeite hebben en of ze mogelijk problemen verwachten tijdens de onderzoeken en behandeling. Geef ook aan dat dergelijke problemen eigenlijk heel normaal zijn en dat er gedurende het hele traject alle ruimte is om daarover te praten en vragen te stellen.

Al in het eerste contact is een belangrijke boodschap dat de cliënten weten dat seksualiteit bespreekbaar is. Zo kan men onnodige negatieve ervaringen voorkomen en de cliënten eventueel een verwijzing naar een seksuoloog aanraden. In dit hoofdstuk is beschreven voor welke problemen een seksuoloog uitkomst kan bieden. Die concrete voorbeelden kunnen goed gebruikt worden bij het gesprek en de voorlichting. Niet om mensen af te schrikken, maar om aan te geven dat het niet vreemd is als seks in deze fase van hun leven stroef verloopt.

11.7.1   *Ontspanningstechnieken voor de bekkenbodem*

Een bekkenbodem moeten ontspannen werkt niet als men gehaast is. Probeer daarom in de hulpverlening rust te creëren, vooral bij die vrouwen die moeite hebben met het ontspannen van de bekkenbodem. Laat ze eerst rechtop zitten op de gynaecologische stoel. Simpele ontspanningsoefeningen, niet alleen gericht op de bekkenbodem, maar ook de schouders, de nek en de ademhaling brengen mensen vaak meer tot rust dan verkrampt en al in liggende positie te moeten gaan ontspannen.

- Laat enkele malen het aan- en ontspannen van de bilspieren herhalen.
- Vraag de liggende vrouw om haar billen niet tegen de stoel te duwen, dan wordt de bekkenbodem juist meer aangespannen.
- Laat haar proberen te persen door niet hard maar heel lichtjes met gebolde wangen op de hand te blazen.
- Laat haar concentreren op de grote tenen en deze zachtjes bewegen. Als dat lukt zonder de gehele voet te bewegen, kunnen de bovenbeenspieren beter ontspannen.

Mocht het ontspannen van de bekkenbodem erg lastig zijn, dan kan er doorverwezen worden naar een bekkenfysiotherapeut om te leren de bekkenbodem zo goed mogelijk te ontspannen.

Literatuur

Gianotten WL The couple with sexual dysfunction. In: Macklon NS (red.) IVF in the medically complicated patient: a guide to management. London: Taylor & Francis, 2005: 73-86.

Gianotten WL, Brewaeys A. Seksualiteit, fertiliteit en infertiliteit. In: Gijs L, e.a. (red). Seksuologie. Houten: Bohn Stafleu van Loghum, 2004: 593-607.

Gianotten WL, Dohle GR. Wat zijn de gevolgen van retrograde ejaculatie na een TURP voor de seksuele beleving van man en vrouw? Vademecum Permanente nascholing huisartsen 2005; 23: 13: 1-2.

Gianotten WL, Schade AC. Vruchtbaarheidsproblemen en seksuele relatie. Freya Magazine 2004; 20 (4): 4-6.

Gianotten WL, Velde ER te. De invloed van seks op de kans om zwanger te worden. Ned Tijdschr Geneeskd 2005; 149: 1207-1210.

Lankveld JJDM van, Meuleman EJH. Erectiestoornissen: Cognitieve gedragstherapie of farmacotherapie. In: Hengeveld MW, Brewaeys AMA (eds). Behandelingsstrategieën bij seksuele disfuncties. Houten/Diegem: Bohn Stafleu van Loghum, 2001: 56-72.

Weijmar Schultz WCM, van de Wiel HBM. Vaginisme: een eenvoudige individuele gedragstherapie. In: Hengeveld MW, Brewaeys AMA (eds). Behandelingsstrategieën bij seksuele disfuncties. Houten/Diegem: Bohn Stafleu van Loghum, 2001: 144-156.

12 Maatschappelijke en ethische dilemma's

F. DERKS

12.1 Inleiding

'De arts moet zich afvragen wie er kinderen mag krijgen en wie niet.' Dit stelt vruchtbaarheidsarts Bart Fauser in een interview in het *NRC* (Hooghiemstra 2002). Hij geeft een aantal voorbeelden van stellen die om uiteenlopende redenen geen medewerking (meer) krijgen, althans niet voor een vruchtbaarheidsbehandeling. De arts is medeverantwoordelijk voor de consequenties voor de ouders en voor het leven van het te verwekken kind.

'Alleenstaanden, lesbiennes, prostituees of oudere vrouwen: alle vrouwen hebben het recht om zwanger te worden en wij moeten ze daarbij helpen met alle middelen die we tot onze beschikking hebben.' Voortplantingsgeneeskundige Roy Homburg geeft zijn mening in een interview (Mirck 2003). Door de ontwikkelingen ontstaan er weliswaar nieuwe dilemma's, maar die zijn meer medisch dan ethisch van aard.

Opvallend is dat in beide interviews het woord verpleegkundige niet voorkomt. Toch zijn er meerdere redenen waarom juist ook de verpleegkundige zich moet verdiepen in ethische kwesties.

In deze paragraaf wordt een methode beschreven om ethische kwesties te analyseren. Aan de hand van voorbeelden uit de voortplantingsgeneeskunde zal worden gedemonstreerd hoe een ethisch dilemma systematisch onderzocht kan worden.

Om deze methode in de praktijk te kunnen gebruiken is het goed om de rol als verpleegkundige in de ethische besluitvorming kritisch te beschouwen. Dit onderdeel zal in paragraaf 12.4 aan de orde komen.

12.2 Wat is ethiek?

Om duidelijk te maken wat men precies onder ethiek verstaat, staan hier drie verschillende uitspraken onder elkaar.
- *Objectief:* Roken tijdens de zwangerschap is schadelijk voor het kind.
- *Normatief:* Je mag niet roken tijdens de zwangerschap.
- *Subjectief:* Ik vind het belangrijk dat kinderen zo gezond mogelijk geboren worden.

In de ethiek gaat het om de normatieve uitspraken. Wat mag en wat niet mag, wat moet en wat niet moet. In de ethiek proberen we te formuleren wat we wel en niet acceptabel vinden in de relaties tussen mensen.

Een belangrijk uitgangspunt in de ethiek is de samenhang tussen subjectieve, normatieve en objectieve uitspraken. Het bovenstaande voorbeeld laat dit duidelijk zien. Als roken tijdens de zwangerschap goed zou zijn voor het kind, dan zou de norm niet meer aannemelijk zijn. Hetzelfde geldt wanneer ik de gezondheid van het kind niet belangrijk zou vinden. Dit uitgangspunt wordt beschreven in het analysemodel (zie paragraaf 12.3)

12.2.1   Ethische discussies

In onze samenleving volgen de ethische discussies elkaar in hoog tempo op. Mag men kinderen van school halen en opsluiten, omdat hun ouders geen verblijfsvergunning hebben? Mag een verdachte worden vrijgelaten, omdat de bewijzen niet volgens de regels verzameld zijn? Mag men een zwangere veel geld bieden om een televisieprogramma te maken waarin de bevalling kan plaatsvinden? Is het gebruik van zeer agressieve taal toegestaan om culturele of religieuze opvattingen aan te vallen?
Ook in de gezondheidszorg liggen de ethische thema's voor het oprapen. Mag het leven van ernstig zieke pasgeborenen actief worden beëindigd? Moeten schriftelijke verklaringen worden gehonoreerd? Is het toegestaan om de vrijheid van verwarde patiënten te beperken? Moet de familie gelegenheid worden gegeven aanwezig te zijn bij een reanimatie?

Naarmate er meer technische mogelijkheden zijn in de voortplantingsgeneeskunde, ontstaan er meer ethische kwesties. Het is nu mogelijk om het embryo vóór de implantatie genetisch te onderzoeken. Maar welke indicaties zijn hierbij acceptabel, zoals ernstige afwijkingen, minder ernstige afwijkingen, positieve kenmerken en geslacht.

12.3   Analyseren

Om te laten zien hoe een ethische kwestie wordt geanalyseerd, volgt eerst een voorbeeld.

> Het eerste paar bestaat uit een vrouw, 34 jaar, en een man, 39 jaar, met een secundaire fertiliteitsstoornis.
> Het tweede paar bestaat uit een vrouw, 32 jaar, en een man, 39 jaar, met een primaire fertiliteitsstoornis. Zij proberen nu anderhalf jaar een kind te krijgen. Beide paren zijn in de diagnostische fase. De man blijkt de partner te zijn van beide vrouwen. De dames weten hoogstwaarschijnlijk niet van elkaar.

Voor de analyse zijn drie vragen belangrijk.
1   Wat zijn de feiten?
2   Wat zijn de principes?
3   Wat zijn de belangen?

12.3.1   Feiten

Uiteraard is het handig om eerst de objectieve gegevens die bekend en relevant zijn, op een rij te zetten. Het gaat dan vaak om gegevens op het gebied van behandeling, onderzoek, uitslagen en voorgeschiedenis. Daarnaast zijn de uitgesproken wensen en keuzes van de patiënt en familie belangrijk.

Hierbij is het van belang om de feiten zo zuiver mogelijk te inventariseren. Feiten zijn gegevens die zintuiglijk getoetst zouden kunnen worden. 'De vrouw geeft op elke vraag een antwoord en de man zegt niets' is een objectief gegeven. 'De man is niet echt gemotiveerd' is een interpretatie. *Interpretaties* zijn vaak discutabel, voor de analyse tellen alleen de feiten.

12.3.2   Principes

Daarna is het verhelderend om afstand te nemen van de situatie. Men stelt zichzelf de volgende vraag: 'Welke overwegingen zijn gebruikelijk in een situatie als deze?' Een handig hulpmiddel is een lijst van principes, geordend per onderwerp (zie paragraaf 12.6). Op elke afdeling zou een dergelijke lijst beschikbaar moeten zijn.

Principes zijn *regels* die op allerlei niveaus te vinden zijn: internationale afspraken, nationale wetgeving (WGBO 1995), instellingsbeleid, afdelingsbeleid, beroepscodes en persoonlijke overtuigingen. Een bekend principe is: men moet vertrouwelijke informatie geheimhouden.

Principes zijn *normatieve* uitspraken. Voor het fertiliteitscentrum zijn principes op de volgende gebieden relevant:

- afzien of staken van een behandeling of onderzoek;
- de zwijgplicht;
- het informeren van de patiënt;
- het bewaren, selecteren en vernietigen van (pre-)embryo's;
- experimentele behandelingen en studies;
- draagmoederschap;
- het afbreken van de zwangerschap.

In ons voorbeeld is de *zwijgplicht* van toepassing. Het gegeven dat de man met twee verschillende vrouwen het centrum bezoekt is vertrouwelijk. Mag deze informatie over een van de patiënten worden doorgegeven aan de vrouwen? Zoek in het overzicht van principes naar een relevante overweging.

Verder is er het recht op *informatie*. De vrouwen moeten geïnformeerd worden. Valt de dubbele relatie hier ook onder?

12.3.3   Belangen

Belangen zijn zaken die behartigd moeten worden. Zo hebben niet alleen de wensouders, maar ook het toekomstige kind en eventuele andere betrokkenen belangen in een situatie. Een voor de hand liggend voorbeeld is: de wensouders hebben het belang om een gezin te stichten, om kinderen te krijgen. Een ander voorbeeld: het te verwekken kind heeft het belang van bescherming tegen een ernstige, erfelijke ziekte. Belangen zijn *subjectieve* uitspraken.

Belangen zijn in elke situatie anders. Belangen zijn specifiek in tegenstelling tot principes, want die zijn juist algemeen. Door de belangen te formuleren verdiept men zich in deze ene – unieke – situatie.

BELANGEN FORMULEREN

Bij het formuleren van belangen kunnen de betrokkenen in de eerste plaats *zelf* aangeven wat zij belangrijk vinden. In de tweede plaats kan *de ander* zich afvragen wat men bij elke betrokkene wil bereiken of juist wil vermijden. De eerste methode is het meest betrouwbaar, maar niet altijd mogelijk. Zo kan men het te verwekken kind nog niets vragen.

Belangen geven een compleet beeld van alle aandachtspunten in een ethische kwestie. In dit overzicht zien we vaak concurrerende belangen: bijvoorbeeld het belang van de wensouders om een gezond kind te krijgen, en het belang van de rokende draagmoeder om op haar eigen manier te leven. Concurrerende belangen dwingen vaak tot wegen en kiezen. Wat krijgt voorrang, wat weegt het zwaarst en wat is doorslaggevend?

We gaan terug naar het voorbeeld. Hierna staat een overzicht van de betrokkenen en hun belangen.

Betrokkenen	Belangen
Beide paren	Zelf vormgeven aan hun leven
De vrouwen	Weten wat er aan de hand is
De man	Zelf bepalen hoe hij zijn relaties inricht en welke informatie doorgegeven wordt
Het kind	Een redelijke kans op een redelijk gelukkig leven
	Niet een leven met een 'halve' vader
Het team	Niet toneel hoeven te spelen

12.3.4   Mogelijke conclusies

Welke conclusies kunnen we nu trekken uit deze analyse? We zouden kunnen stellen dat het belang van de vrouwen het zwaarste weegt, maar dat toch ook rekening gehouden moet worden met het belang van de man. Een besluit zou kunnen zijn om de man te confronteren met de bevindingen en hem de keuze voorleggen: openheid óf stoppen met het onderzoeken en dus afzien van de eventuele behandelingen. We kunnen echter ook het belang van de man voorrang geven en de ontdekking geheimhouden.

Als de analyse klaar is, moeten we dus wel nog keuzes maken. Houden we ons aan het gebruikelijke principe of maken we een uitzondering? Aan welk belang geven we het meeste gewicht? Met het analyseren bereiden we de besluitvorming voor.

12.3.5   Argumenteren

Een andere toepassing van de analyse is het uitleggen en toelichten van beslissingen. Na een goede analyse kunnen we de argumenten eenvoudig formuleren. Kijk maar naar het volgende voorbeeld.

Feiten

Een vrouw van 40 jaar heeft een dochter uit een eerder huwelijk. Haar dochter is 15 jaar en is bij haar vader ingetrokken. De vrouw heeft sinds enkele jaren een relatie met een andere man.

Ze is gesteriliseerd en vraagt nu samen met haar nieuwe man om IVF. Mevrouw slikte jaren librium in verband met psychiatrische problemen.

Principes

Hier is het afzien van de behandeling het thema. Mogen zij wel of niet in aanmerking komen voor IVF? (Zie paragraaf 12.6.1.)

	Betrokkenen	Belangen
1	Het paar	Zelf vormgeven aan het leven
2	Het kind	Een redelijke kans op een redelijk gelukkig leven

De conclusie zou kunnen zijn dat men het verzoek om behandeling niet honoreert. De argumenten zijn – zoals reeds genoemd – behulpzaam bij het uitleggen en toelichten van beslissingen.

• *Principieel*: we starten geen IVF-behandeling omdat er sprake is van een ernstig risico voor het kind.
• *Belangen*: we doen het niet omdat we het belangrijk vinden dat het kind een redelijke kans heeft op een redelijk gelukkig leven.

De conclusie zou ook kunnen zijn dat men het verzoek wél honoreert.

• *Principieel*: de psychiatrische problemen vormen geen ernstig risico voor het kind.
• *Belangen*: het kind heeft een redelijke kans op een redelijk gelukkig leven.

De analyse ondersteunt ons dus bij het formuleren van de argumenten.

12.4   De positie van de verpleegkundige

Maatschappelijke ontwikkelingen hebben invloed op de rol van de verpleegkundige in het ethische overleg. Twee veranderingen zijn hierbij belangrijk: de patiënt heeft steeds meer inspraak en de verpleegkundige is steeds meer individueel verantwoordelijk. Op macroniveau is dit goed te zien aan de wetgeving: de WGBO en de Wet BIG.

Op microniveau zijn er zeer uiteenlopende opvattingen over het aandeel van de verpleegkundige. Vaststaat dat de verantwoordelijke arts uiteindelijk een besluit moet nemen over het medische beleid. Ook is het bijna vanzelfsprekend dat de medicus dit besluit met motivatie aan de betrokken verpleegkundigen uitlegt. Op sommige afdelingen vindt men dat de verpleegkundige moet deelnemen aan de discussie, op andere afdelingen vindt men dat niet noodzakelijk.

De verpleegkundige kan een constructieve rol spelen bij de morele besluitvorming én de uitvoering daarvan. Deze bijdrage kan theoretisch in twee delen gesplitst worden: input en output.

12.4.1 Input

De input bevat de gegevens die de verpleegkundige aandraagt. Het gaat om gegevens die invloed kunnen hebben op de besluitvorming.

- Allereerst zijn dat *objectieve* gegevens: observaties, reacties, vragen en opmerkingen van de patiënt, en verkregen informatie van andere instellingen. Deze gegevens kunnen typisch verpleegkundig zijn. Het gaat dan om gegevens die juist in de verpleegkundige context verkregen kunnen worden. Hoe reageert de patiënt op stress? In hoeverre overziet de partner de consequenties? In hoeverre staat de vrouw onder druk van de donor?
- Op de tweede plaats zijn er *normatieve* gegevens: wat mag en wat mag niet verwacht worden van een verpleegkundige?
- Op de derde plaats staan de *subjectieve* gegevens: wat is belangrijk voor de betrokkenen? De thuissituatie, de culturele achtergrond, en de verwerkingsstrategieën zijn voorbeelden van verpleegkundige aandachtspunten die kunnen leiden tot typisch verpleegkundige input.

12.4.2 Output

De output bevat overwegingen die het verpleegkundig handelen mede vormgeven, nadat de morele keuzes gemaakt zijn. Het gaat hier om de motivatie en de doelstellingen van het verpleegkundig handelen. Wat zijn de intenties? Wat heeft prioriteit? Hoe kan de verpleegkundige zorgvuldig op veranderingen bij de patiënt reageren, en waarom? Welke observaties moeten extra aandacht krijgen? Wat te doen met kritische opmerkingen? Om de rol van de verpleegkundige te verduidelijken, volgt hieronder een voorbeeld.

Feiten

Een vrouw van 29 jaar heeft geen kinderen, maar wel een kinderwens. Mevrouw woont niet samen met haar partner. Mevrouw en haar partner zijn lichamelijk slecht verzorgd.

De relatie is niet stabiel. Ze zijn een poosje uit elkaar geweest. Zelf zeggen ze dat de relatie nu wel goed is, maar ze hebben vaak woorden als ze op het spreekuur zijn.

Mevrouw heeft een psychiatrisch verleden. Over het ziektebeeld staat verder niets in de status.

Bij mevrouw is sprake van vaginisme (als gevolg van een negatieve seksuele ervaring), hetgeen de behandeling bemoeilijkt. De heer heeft ejaculatieproblemen, zowel bij gemeenschap als bij masturbatie wanneer semen ingeleverd moet worden voor IUI.

Principes

Het thema afzien of staken speelt hier. Zijn er goede redenen om af te zien van IUI?

Betrokkenen	Belangen
Het paar	Zelf vormgeven aan het leven
	Een behandeling met een redelijke kans van slagen
Het kind	Een redelijke kans op een redelijk gelukkig leven

INPUT

Met deze analyse kunt u zien dat voor de morele besluitvorming een aantal vragen belangrijk zijn.

- Hebben man én vrouw weloverwogen, en zonder druk of dwang, besloten om op deze manier een kind te willen krijgen?
- Blijven ze tijdens het onderzoek en de behandeling bij dit besluit?
- Hoe groot is de kans dat de behandeling zal slagen?
- Hoe belastend zijn de behandeling en het onderzoek voor de man en de vrouw?
- In hoeverre zijn zij in staat om goed voor het kind te zorgen?

Steeds wanneer de verpleegkundige de man of de vrouw ziet, kan zij gegevens verzamelen die bijdragen aan de beantwoording van deze vragen. Deze gegevens zouden invloed moeten hebben op de besluitvorming. De verpleegkundige moet ze inbrengen tijdens het ethische overleg.

OUTPUT

De keuzes die op ethisch gebied gemaakt zijn, geven richting aan het verpleegkundig handelen.

- Stel dat men de *prioriteit bij het belang van het te verwekken kind legt*. Het handelen is dan gericht op het verminderen van de risico's voor het kind. De verpleegkundige ondersteunt de wensouders bij het minimaliseren van deze risico's. Dat is dan een belangrijke intentie.
- Stel dat men de *prioriteit legt bij het belang van het paar om zelf vorm te geven*. Het handelen is dan gericht op de manier waarop de wensouders met hun probleem, de behandelingen en de onderzoeken omgaan. De verpleegkundige ondersteunt de wensouders bij het behouden van hun grip op de situatie. Dat is dan een hele andere belangrijke intentie.
- Stel dat men de *prioriteit legt bij het belang van het paar in een behandeling met een redelijke kans van slagen*. Het verpleegkundig handelen is dan gericht op het vergroten van de kans op succes en het verkleinen of verzachten van de belastende aspecten van de behandeling. De verpleegkundige ondersteunt de wensouders bij het optimaliseren van deze kans. Dit is weer een andere belangrijke intentie.

De verpleegkundige heeft dus een belangrijke positie bij ethische kwesties, zowel vóór als ná de besluitvorming.

12.5 Principes

Zoals we al eerder in dit hoofdstuk zagen, zijn principes regels die op allerlei niveaus te vinden zijn. Op élke afdeling in een kliniek worden principes gebruikt. Ze zijn echter lang niet altijd uitgesproken en opgeschreven. Het verpleegkundig en medisch team is verantwoordelijk voor de zorgverlening. De leden van deze teams kunnen zich daarbij niet zonder meer beroepen op principes die door anderen zijn geformuleerd. Het is natuurlijk wel professioneel om de principes die op allerlei niveaus geformuleerd zijn, te bestuderen en te vertalen naar de praktijk op de afdeling. De zorgverleners zijn dus zelf verantwoordelijk voor de principes die zij op de afdeling hanteren.

Bedenkers van principes kunnen in vijf groepen verdeeld worden.

1   *Internationaal*: regeringen van verschillende landen en conferenties van beroepsgroepen.
2   *Nationaal*: de regering, de beroepsverenigingen, de gezondheidsraad, commissies, patiëntenorganisaties.
3   Op *instellingsniveau*: de ethische commissie, de directie.
4   Op *afdelingsniveau*: de opstellers van medisch-verpleegkundige ethische richtlijnen.
5   *Individueel*: bijvoorbeeld een arts die niet meewerkt aan abortus provocatus.

Op internationaal niveau staat in het Verdrag Inzake de Rechten van de Mens en de Biogeneeskunde (1997), welke vormen van IVF-onderzoek toelaatbaar zijn. In het Europees Verdrag tot Bescherming van de Rechten van de Mens en de Fundamentele Vrijheden (1950) staat het recht om een gezin te stichten genoemd.

Nationaal hebben de volgende beroepsverenigingen een groot aantal principes uitgewerkt: Vereniging voor FertiliteitsArtsen, de Nederlandse Vereniging voor Obstetrie en Gynaecologie (NVOG), de Vereniging van Klinisch Embryologen (KLEM) en de KNMG-commissie voor medische ethiek. De wetgever heeft meerdere regelingen opgesteld, zoals: het Besluit Bijzondere Functies Wet Ziekenhuisvoorzieningen (1991), de Embryowet (2002), de Wet op de Geneeskundige Behandelingsovereenkomst (1994), Wet Donorgegevens Kunstmatige Bevruchting (2002), de Wet Bijzondere Medische Verrichtingen (1997), de Wet Medisch Wetenschappelijk Onderzoek met Mensen (1998) en de Algemene Wet Gelijke Behandeling (1994).

Als gevolg van een wettelijke verplichting heeft elke instelling waar IVF wordt toegepast, een eigen protocol. Ook daarin zijn principes te vinden, zoals wie wel en wie niet in aanmerking komen voor IVF. Zo kunnen instellingen onderling verschillen op dit gebied. Die verschillen moeten uiteraard kritisch onderzocht en onderbouwd worden, zodat het voor de betrokkenen duidelijk is waarom iets in het ene ziekenhuis wel en in het andere ziekenhuis niet is toegestaan.

12.6   Veelgebruikte principes bij de voortplantingsgeneeskunde

Overzicht van veelgebruikte principes bij de voortplantingsgeneeskunde.

12.6.1   *Staken of afzien*

Men kan afzien van een behandeling of een behandeling staken als:
1   er sprake is van een ernstig risico voor het te verwekken kind;
2   de behandeling onvoldoende kans van slagen heeft;
3   de betrokken wensouders, donor of draagmoeder geen weloverwogen toestemming hebben gegeven voor de behandeling.

12.6.2 Selectie van pre-embryo's

Pre-embryo's kunnen onderzocht en geselecteerd worden:
1   als het een afwijking betreft die de kwaliteit van leven van het kind zo ernstig bedreigt dat het in het belang van het kind zelf is dit leven niet mee te maken;
2   óf als het een afwijking betreft die in zo ernstige mate de draagkracht van de ouders te boven gaat dat de ouders nauwelijks kansen hebben op een redelijk gelukkig leven;
3   als de betrokken ouders weloverwogen instemmen met het onderzoek en de selectie.

12.6.3 Wetenschappelijk onderzoek met pre-embryo's

Pre-embryo's mogen niet voor wetenschappelijk onderzoek gebruikt worden:
1   als de betreffende kennis niet noodzakelijk is om grote belangen van zeer velen te behartigen;
2   als er een andere manier is om de gewenste kennis te vergaren;
3   als het pre-embryo ouder is dan twee weken;
4   als deze pre-embryo's ontstaan zijn met de bedoeling ze voor wetenschappelijk onderzoek te gebruiken;
5   zonder toestemming van de ethische commissie van de betreffende kliniek;
6   zonder toestemming van de landelijke commissie;
7   zonder toestemming van degenen van wie het pre-embryo afkomstig is.

12.6.4 Pre-embryo's vernietigen

Pre-embryo's mogen vernietigd worden als:
1   deze pre-embryo's boventallig zijn na terugplaatsing van andere pre-embryo's; of
2   gebruikt zijn voor wetenschappelijk onderzoek; of
3   de bewaartermijn verstreken is; of
4   de betrokken ouders verzoeken om vernietiging.

12.6.5 De zwangerschap afbreken

Een verzoek om zwangerschapsafbreking bij een zwangerschapsduur van minder dan ongeveer 23 weken, kan gehonoreerd worden als:
1   de zwangere daar zelf weloverwogen om vraagt;
2   én er sprake is van een noodsituatie.

12.6.6 Zwijgplicht

Informatie over de patiënt mag alleen doorgegeven worden aan anderen als:
1   dit noodzakelijk is voor de behandeling of het onderzoek; of
2   de patiënt hiervoor toestemming heeft gegeven; of
3   het de énige manier is om anderen tegen zeer ernstig gevaar te beschermen.

12.6.7   Informatie aan de patiënt

De patiënt(en) moet(en) geïnformeerd worden over:
1   de gezondheidstoestand;
2   mogelijke behandelingen en onderzoeken;
3   de voordelen, nadelen en risico's van deze behandelingen en onderzoeken.

Literatuur

Besluit Bijzondere Functies Wet Ziekenhuisvoorzieningen. *Staatsblad* 1991, 511.

Europees Verdrag tot Bescherming van de Rechten van de Mens en de Fundamentele Vrijheden. Rome, 4 november 1950.

Hooghiemstra D. Vruchtbaarheidsarts Bart Fauser stelt grenzen aan de onbeteugelde kinderwens. NRC Handelsblad, 31 maart 2002.

Kompanje E. Over de rol van intenties en principes: Klinische ethiek in de intensive care praktijk, Deel 1 Is ethische casus afweging op de IC zinvol? Kritiek, oktober 2004, jrg 22, nr 5.

Mirck J, 'Wat nou, te duur?' Voor voortplantingsgeneeskundige Roy Homburg heeft iedereen recht op een kind. Ad Valvas, 8 mei 2003.

Verdrag Inzake de Rechten van de Mens en de Biogeneeskunde. Oviedo, 4 april 1997.

Wet van 20 juni 2002, houdende regels inzake handelingen met geslachtscellen en embryo's (Embryowet). *Staatsblad* 2002, 338.

Wet van 17 november 1994, houdende bepalingen omtrent de overeenkomst tot het verrichten van handelingen op het gebied van de geneeskunst (Wet op de Geneeskundige Behandelingsovereenkomst). *Staatsblad* 1994, 837.

Wet van 25 april 2002, houdende regels voor de bewaring, het beheer en de verstrekking van gegevens van donoren bij kunstmatige donorbevruchting (Wet Donorgegevens Kunstmatige Bevruchting). *Staatsblad* 2002, 240.

Wet van 24 oktober 1997, houdende regels betreffende bijzondere verrichtingen op het gebied van de gezondheidszorg. (Wet Bijzondere Medische Verrichtingen) *Staatsblad* 1997, 515.

Wet van 26 februari 1998, houdende regelen inzake medisch-wetenschappelijk onderzoek met mensen (Wet Medisch Wetenschappelijk Onderzoek met Mensen). *Staatsblad* 1998, 161.

Wet van 2 maart 1994, houdende algemene regels ter bescherming tegen discriminatie op grond van godsdienst, levensovertuiging, politieke gezindheid, ras, geslacht, nationaliteit, hetero- of homoseksuele gerichtheid of burgerlijke staat. (Algemene Wet Gelijke Behandeling). *Staatsblad* 1994, 230.

Bijlage 1 Afkortingenlijst

AFC	antrale follikel-counting
BMI	body mass index
BTC	basale temperatuurcurve
CAT	Chlamydia antistoffentiter
CBAVD	congenitale bilaterale agenesie
CBO	Centraal Beleidsorgaan voor Intercollegiale Toetsing
CCMO	Centrale Commissie Mensgebonden Onderzoek
COTG	Centraal Orgaan Tarieven Gezondheidszorg
Cryo	ingevroren
DES	diëthylstilbestrol
E_2	oestradiol
ET	embryotransfer
EUG	extra-uteriene graviditeit
FSH	follikelstimulerend hormoon
GnRH	gonadotrophin-releasing hormone = LHRH
HCG	humaan choriongonadotrofine
HMG	humaan menopauzaal gonadotrofine
HSG	hysterosalpingografie
ICI	intracervicale inseminatie
ICM	inner cell mass
ICSI	intracytoplasmatische sperma-injectie
IN VIVO	in het lichaam
IUD	intra-uteriene inseminatie met donorzaad
IUI	intra-uteriene inseminatie
IUI E	intra-uteriene inseminatie met eigen zaad
IVF	in-vitro fertilisatie
KID	kunstmatige inseminatie met donorzaad
KIE	kunstmatige inseminatie met eigen zaad
KLEM	Vereniging van Klinisch Embryologen
LEO	laparoscopische elektrocoagulatie ovaria
LH	luteïniserend hormoon
LHRH	luteinizing-hormone-releasing hormone
LUF	luteinized unruptured follicle
MESA	microchirurgische epididymaire sperma-aspiratie
METC	medisch-ethische toetsingscommissie
NVOG	Nederlandse Vereniging voor Obstetrie en Gynaecologie
OFO	oriënterend fertiliteitsonderzoek
OHSS	ovarieel hyperstimulatiesyndroom
PCO-syndroom	polycysteus ovariumsyndroom
PCO	polycysteus ovarium

PCT	post-coïtumtest
PEN	pre-epidemiologisch instituut Nederland
PESA	percutane epididymale sperma-aspiratie
SH	Sims-Hühner-test
SHBG	sex hormoon bindend globuline
SIS	saline infusion sonography
SORT	Studiegroep Onvruchtbaarheid en Reproductieve Technieken
TESE	testiculaire sperma-extractie
TRH	thyrotrophin-releasing hormone
VCM	volume × concentratie × motiliteit van het semen
ZP	zona pellucida

Bijlage 2 Verklarende woordenlijst

Amenorroe	Het in de vruchtbare levensperiode uitblijven van de menstruatie gedurende meer dan zes maanden.
Angioneogenese	Vaatnieuwvorming in de ovaria.
Antraal	Holte.
Aspermie	Er is totaal geen ejaculatie (volume = 0,0 milliliter).
Asthenozoöspermie	Minder dan 50% van de zaadcellen is progressief (type a + b motiliteit) of minder dan 25% van de zaadcellen vertoont type a motiliteit. De concentratie en de morfologie voldoen aan de normaalwaarden.
Azoöspermie	Er zijn in het geheel geen zaadcellen gevonden in het ejaculaat.
Cryptorchisme	Stoornis in de afdaling (descensus) van een of beide testis via het lieskanaal naar het scrotum.
Cryptozoöspermie	Tijdens de standaard semenanalyse worden geen zaadcellen waargenomen. Echter na centrifugeren van het gehele ejaculaat worden enkele zaadcellen gevonden.
Cytokinese	Is de deling van het cytoplasma van een cel en is een onderdeel van de celdeling.
Distensie	Uitzetting.
Dysmenorroe	Een zeer hevige pijn in de onderbuik of rug, soms gepaard gaand met braken, depressie en hoofdpijn, vlak voor en/of tijdens de menstruatie.
Dyspareunie	Blijvende of recidiverende pijn die optreedt vlak voor, gedurende of kort na de coïtus.
Echodensiteit van de inhoud	De echodensiteit zegt iets over de dichtheid van de cysteninhoud of de helderheid van de cyste. Op een echobeeld licht een cysteninhoud met een grote dichtheid op (wittinten); een cysteninhoud met een lage dichtheid licht niet of weinig op (zwarttinten).
Fertiliteitsonderzoek	Die diagnostische onderzoeken die noodzakelijk zijn om de oorzaak van een fertiliteitsstoornis bij een paar te vinden.
Fertiliteitsbehandeling	Die symptomatische of causale behandelingen ter bevordering van de fertiliteit van een paar. Dit geldt zowel voor fertiliteitsstoornissen met een verklaarde dan wel onbegrepen oorzaak.
Galactorroe	Melkafgifte via de tepels bij mannen en vrouwen die niet zogen.
Gonadotroop	Hormoon van de voorkwab van de hypofyse die noodzakelijk is voor het ontwikkelen en functioneren van de geslachtsklieren.

Hirsutisme	Overmatige beharing bij vrouwen op plaatsen waarvan beharing kenmerkend is voor mannen.
Hyperechogeen patroon	Lucht of bot reflecteert alle, of bijna alle, geluidsgolven en ziet er wit uit op het echobeeld.
Idiopathische infertiliteit	Onbegrepen onvruchtbaarheid.
Intracavitair	In de baarmoederholte.
Karyokinese	Deling van de celkern bij mitose.
Karyotype/karyotypering	De volgens het Denver-systeem gerangschikte chromosomen in paren, volgens hun grootte en overeenkomstig de positie van het centromeer.
Longitudinaal	In de richting van de lengte.
Myomen	Vleesbomen.
Normozoöspermie	Het ejaculaat voldoet voor wat betreft volume, concentratie, motiliteit en morfologie aan de bovengenoemde waarden en bevat dus minimaal 40 miljoen zaadcellen.
Oligomenorroe	De cyclusduur, het interval tussen menstruaties gerekend vanaf de eerste dag van het bloedverlies bedraagt meer dan zes weken en minder dan zes maanden.
Oligozoöspermie	De zaadcelconcentratie in het ejaculaat is minder dan 20 miljoen zaadcellen per milliliter. De motiliteit en morfologie voldoen aan de normaalwaarden.
Orchidopexie	Operatie ter fixatie van een (niet-ingedaalde) testis aan het scrotum.
Oviduct	Tuba uterina, eileider.
Periovulatoir	Tijdstip rond de eisprong.
Pronuclei	De mannelijke en vrouwelijke kernen zijn in het cytoplasma zichtbaar.
Pulsatility index (PI)	Mate van elasticiteit van de bloedvaten.
Resistance index (RI)	Mate van weerstand van de bloedvaten.
Sagittaal	Van voor naar achter.
Teratozoöspermie	Minder dan 15% van de zaadcellen vertoont geen afwijkingen aan kop, middenstuk of staart. De concentratie en motiliteit voldoen aan de normaalwaarden.
Totipotent	Embryocellen hebben nog geen differentiatie ondergaan en kunnen uitgroeien tot een compleet mens.
Uterus bicornis	Tweehoornige baarmoeder.
Uterus septus	Baarmoeder met tussenschot.
Uterusstand AVF	Anteversie-flexie.
Uterusstand RVF	Retroversie-flexie.
Varicokèle	Spataderbreuk, een in het scrotum gelegen tumor, bestaande uit een kluwen uitgezette aderen van de plexus pampiniformis.

Illustratieverantwoording

Afbeelding 3.1, 3.2, 3.3, 3.4, 3.5	Rijnders, P.M. *IVF LAB: laboratoriumaspecten van in-vitro-fertilisatie*. Oss: Organon Nederland 1993-1994
Afbeelding 3.6	*WHO laboratory manual for the examination of human semen and sperm-cervical mucus interaction, third edition*. Geneva: World Health Organization 2001
Afbeelding 10.1 en 10.2	Balen, F. van. *Een leven zonder kinderen. Ongewilde kinderloosheid: beleving, stress en aanpassing*. Assen: Koninklijke Van Gorcum 1991

Register

Printed in the United States
By Bookmasters